中医舌诊研究与临床应用

许朝霞　王忆勤　主编

上海科学技术出版社

图书在版编目(CIP)数据

中医舌诊研究与临床应用 / 许朝霞,王忆勤主编.
—上海：上海科学技术出版社,2020.4(2023.1重印)
ISBN 978-7-5478-4790-9

Ⅰ.①中… Ⅱ.①许… ②王… Ⅲ.①舌诊—研究
Ⅳ.①R241.25

中国版本图书馆 CIP 数据核字(2020)第 030624 号

中医舌诊研究与临床应用
许朝霞 王忆勤 主编

上海世纪出版(集团)有限公司
上海科学技术出版社 出版、发行
(上海市闵行区号景路 159 弄 A 座 9F-10F)
邮政编码 201101 www.sstp.cn
上海当纳利印刷有限公司印刷
开本 787×1092 1/16 印张 14.75 插页 4
字数 220 千字
2020 年 4 月第 1 版 2023 年 1 月第 4 次印刷
ISBN 978-7-5478-4790-9/R·2019
定价：68.00 元

内容提要

舌诊是通过观察舌质和舌苔的变化，了解机体生理功能和病理变化的诊察方法，是望诊的重要内容，也是中医诊法的特色之一。舌与脏腑气血津液关系密切，其变化与体内的各种变化相应，所以舌象是反映人体生理、病理变化的“镜子”。随着现代科学技术在中医诊断学中的应用，以及计算机科学、图像处理技术、数据挖掘、模式识别等技术在中医领域的渗透，舌诊的客观化研究得到了较大的发展。

本书以舌诊客观化、标准化研究为主线，系统介绍了舌诊的理论源流、舌诊术语标准化研究、舌象形成机制研究、舌诊客观化研究及常见病证舌诊特征研究等方面的内容。基于历代文献，叙述了舌诊的历史发展源流，并对中国古代重要医学典籍，如《黄帝内经》《敖氏伤寒金镜录》《伤寒舌鉴》等记载的舌诊相关内容进行了梳理和分析；对舌诊名词术语的规范化、标准化研究进行了归纳和评述；结合现代生物学理论和技术，从细胞因子、细胞凋亡、口腔局部环境及组学等方面探讨了舌象形成机制；阐述了基于图像处理、传感器、计算机及数据处理等理论和技术的舌象特征参数提取和分类识别，以及舌诊仪的研发及其在不同病证的临床应用和验证；介绍了物联网 e+时代舌诊研究在医疗中的应用发展趋势等。

本书重点介绍了舌诊客观化研究，特别是舌色、苔色、舌形、苔质参数的提取、分类识别和临床常见病证的舌诊特征，以及结合互联网技术、计算机技术研制舌诊系统等内容，体现了舌诊发展的与时俱进，对促进舌诊的现代化发展具有重要作用。

编委会名单

主　编　许朝霞　王忆勤

副主编　夏春明　颜建军

编　委

郭　睿　燕海霞　郝一鸣　刘国萍　徐　琏
钱　鹏　许文杰　付晶晶　王又闻　闫秀丽
李学良　李雪平　徐玮斐　尚倩倩　顾巍杰
王寺晶　王　蕾　宋雪阳　杨德才　陈　佳
季　杰　陈　聪　骆　震　丁晓东　朱穆朗玛
赵婷婷　张晓丹　王庆盛　解天骁　冯　晓
高　慧　刘　璐　冯　路

前　言

舌诊，亦称望舌，是最具中医特色和代表性的诊法之一，一直被医家所重视。传统舌诊由于受环境、温度、医生的临床经验等因素的影响，其临床应用和继承发扬受到限制。随着近代科学技术的进步，特别是计算机科学、图像处理技术、数据挖掘、模式识别等技术的发展和融合，许多中医、中西医结合以及其他学科的研究人员对舌象进行了广泛的研究，舌诊的现代化、客观化、标准化研究得到了较大的发展。

本书作者及研究团队先后承担并完成了"十五"国家科技攻关计划、国家重点基础研究发展计划("973"计划)、"十一五"国家科技支撑计划、国家自然科学基金、上海市科委专项等项目 10 余项，本书是课题组数十年舌诊研究的成果总结。全书分为五章：第一章介绍舌诊的理论溯源，包含舌诊历史源流以及重要舌诊专著的梳理研究；第二章论述舌诊名词术语的规范化、标准化研究，介绍了术语规范化研究的方法以及术语名称和内涵的界定；第三章介绍舌诊的现代化研究进展，包含舌象的形成机制研究、舌诊细胞生物学研究、舌诊仪研究、舌诊客观化研究、舌诊图谱的计算机图像处理等；第四章主要论述临床不同病证的舌诊特征研究，并介绍了舌诊在慢性病管理及预警中的作用；第五章主要介绍结合互联网技术的舌诊研究的发展趋势。本书图文并茂，条理清晰，内容具有较强的科学性和实用性，涉及中医学、生物学、计算机科学、数理统计学等多学科知识的交叉，从新的视觉寻找现代科学技术与传统舌诊的结合点，为中医诊断学、中医学的现代化研究提供了新的思路和方法，对推动中医舌诊及中医学的现代研究具有重要意义。

本书可作为中医、西医、中西医结合医师，以及生物学工程、生命科学、图像信息处理、医疗仪器开发专业人员研究与工作的参考读物，亦可作为在校研究生、本科生科研和学习的教材。希望本书能够帮助读者更加深入地了解中医舌诊及其客观化、标准化研究现状。由于编者水平有限，书中难免有不妥和疏漏之处，恳请专家、同道和广大读者提出宝贵意见和建议，以便今后不断修改、完善。

王忆勤

2019 年 12 月

于上海中医药大学

目 录

第一章

舌诊的理论溯源

舌诊，又称望舌，是中医望诊的重要内容，亦是中医诊法的特色之一，指以舌质和舌苔状态来探究体内气血阴阳运行、脏腑功能变化的诊察方法。临床上通过观察舌象能了解人体生理功能和病理变化，并据此辨证论治。中医理论认为“心开窍于舌，舌为脾之外候，苔为胃气上蒸所成”。通过舌诊能够认识脏腑功能的现象和本质、局部和整体的变化，舌诊被认为是中医诊疗对于人体功能全息及黑箱现象最具特色的诊察方法。

舌诊具有悠久的历史，早在《黄帝内经》中就有关于望舌诊病的记载，“肺热病者，先淅然厥起毫毛，恶风寒，舌上黄”，指出表邪传里，肺胃热盛，舌苔变黄的转化规律。至汉代《伤寒杂病论》将舌诊作为中医辨证论治的一个重要组成部分。元代出现了舌诊专著《敖氏伤寒金镜录》，图文并茂，结合临床进行病机分析，并进行治则方药的确定及预后的判断。明清时期尤为重视辨舌验齿，此时医家总结了一套对温病辨证论治非常重要的“温病辨舌”方法。舌诊受到历代医家的重视，已成为中医理论指导下的一种独特的诊断方法，在中医诊断学中占有重要地位。

第一节　舌诊的历史源流

舌诊理论体系的形成和发展经历了一个很长的历史时期，舌诊理论是在临床实践中得出的，是中医诊断体系中不可缺少的一部分。

一、舌诊的萌芽

真正把望舌作为临床诊病的方法且有文字记载的，首推我国现存的医学著作《足臂十一脉灸经》《阴阳十一脉灸经》和《阴阳脉死候》。这三部古医书是马王堆二号墓出土的无名氏著作，均早于《黄帝内经》，其中提出了肾脉络于舌本，肾脉有病可见舌干、裂纹和肾脉气绝可见“舌卷卵缩”等舌象[1,2]，舌诊的应用初露端倪。

春秋战国时期著名医家扁鹊，记载和运用了舌诊，《脉经・扁鹊脉法第三》曰：“相病之法，视色、听声、观病之所在，候脉要诀，岂不微乎？”司马迁《史记・扁鹊仓公列传》中称其能“切脉、望色、听声、写形，言病之所在”。扁鹊舌诊的内容虽不多，但包含着诊察舌质和舌苔两方面内容，在诊舌质方面有舌出血，后世称舌衄，可因心火燔灼或脾肾虚火上炎引起；舌卷，伴见卵缩，是肝经热极所致的“筋绝”重候，故谓之“必死”[3]。

二、舌诊理论的形成

在舌诊理论形成的过程中，《黄帝内经》从理论上奠定了四诊及后世辨证学的基础，其中涉及舌诊的条文达 60 余条，舌诊的系统性、理论性初步形成[1,2]。首先，《黄帝内经》记载了许多舌与经络的联系，其中经脉的论述提示舌与足太阴脾经、手少阴心经、足少阴肾经、足厥阴肝经均有联系，当中叙述舌诊理论最多的内容是舌与经络的关系。《灵枢・脉经》曰：“脾足太阴之脉，起于大趾之端……连舌本，散舌下。”《灵枢・经别》曰：“足太阴之正，上至髀，合于阳明，与别俱行，上结于咽，贯舌中，此为三合也。”“足阳明之正，上至髀，入于腹里属胃，散之脾，上通于心上循咽出于口，上頞颅，还系目系，合于阳明也。”《灵枢・经筋》：“手少阳之筋，起于小指、次指之端……当曲颊入系舌本；其支者，上曲牙，循耳前，属目外眦，上乘颔，结于角。其病当所过者，即支转筋，舌卷。”《灵枢・热论》：“五日少阴受之，少阴脉贯肾络于肺，系舌本，故口燥舌干而喝……十一日少阴病衰，渴止不满，舌干已而嚏。”《灵枢・脉经》：“足少阴之脉……其直者，从肾，上贯肝、膈，入肺中，循喉咙，挟舌本。”《灵枢・营卫生会》：“上焦出于胃上口，并咽以上，贯膈……还至阳明，上至舌，下足阳明。”这些记载都提示了舌与经络的相关。其次，《黄帝内经》对舌的生理功能和病理变化认识准确。《灵枢・忧恚无言》：“舌者，声音之机也。”《灵枢・脉度》：

"心气通于舌,心和则能知五味矣。"这些是对舌的味觉和辅助发音功能的描述。《黄帝内经》对舌的病理认识主要有两大特点[1,2]:一是重视从经脉络属关系和是动病、所生病等方面进行分析,如脾足太阴之脉"夹咽,连舌本,散舌下""是动则病舌本强",所生病则为"舌本痛";肾足少阴之脉,"循喉咙,夹舌本",所生病则是"口热、舌干、咽肿、上气、嗌干及痛"等。二是把舌象变化作为判断疾病预后吉凶的重要依据。《黄帝内经》把舌象的变化用于外感热病中,既把舌诊作为判断病程阶段的依据之一,如"五日,少阴受之,少阴贯肾,络于肺,系舌本,故口燥、舌干而渴""十一日,少阴病衰,渴止,不满,舌干已而嚏""肺热病者,先淅然厥,起毫毛,恶风寒,舌上黄,身热"等;又把舌诊作为判断疾病轻重预后和临床治疗的重要依据,如"六日,舌本烂,热不已者死……喉痹舌卷,口中干,烦心,心痛,臂内廉痛,不可及头,取手小指、次指爪甲下,去端如韭叶""舌纵,涎下,烦悗,取足少阴"等。

汉代张仲景著《伤寒杂病论》,继承了《黄帝内经》及前医家对舌诊的认识,将舌诊作为中医辨证论治法则的一个组成部分,作为辨证施治、审察病因、辨别病机、确定治则以及判断转归愈后等的重要依据,且观察到舌质和舌苔代表了不同的病理、生理变化,在诊察三阳病及六脏病变时,注重观察舌苔的变化,而在三阴病及五脏病变中,则特别注重舌质的形态改变等[4]。《伤寒杂病论》论六经中就有四诊涉及舌诊,将舌诊的运用提高到一个新的阶段。舌诊虽可指导辨证、确定治疗法则,但张仲景临诊应用极为灵活,不拘于一舌一苔,大大丰富了《黄帝内经》中的舌诊理论。主要表现有几个方面[1,2]:提出舌苔的概念;提出"舌青";诊病中尤其重视舌苔、舌觉及舌的运动等方面的变化,把舌象变化作为诊病辨证以及判断轻重预后的重要依据之一;在杂病方面,不仅用舌象来指导辨证论治,而且还根据舌象阐释病机;把舌象作为疾病诊断与鉴别诊断的依据。

三、舌诊的发展及升华

唐代舌诊的发展无论从理论还是临床应用都比汉、晋、隋有长足的进步,代表医家孙思邈提出的舌象变化属病在脏腑理论,为后世医家察舌辨证提供了理论依据,其所著《千金方》[5]是我国最早的医学百科全书,书中记载:"若脏热则舌生疮,引唇揭赤;若腑寒则舌本缩,口噤唇青。寒宜补之,热宜泻之,不寒不热,依脏腑调之。"强调在察舌辨脏腑时,以察舌质为主,注重舌质、舌态的变化;察六淫病变时,以察舌苔为主,苔黄、燥、焦、黑为热,舌青、苔黑为寒。《千金方》还把刺舌下大脉出血的治法用于治疗舌卒肿,其法:“刺舌下两边大脉出血,勿使着舌中央脉,血出不止杀人。不愈,血出数升,则烧铁蔑令赤,熨疮数过以绝血也。”

北宋时期舌诊得到进一步发展,把舌象变化作为脏腑辨证的依据。典型代表有北宋翰林医馆王怀隐等历时十四载编纂而成的《太平圣惠方》,其舌诊在中医舌诊学说的历史发展中具有重要地位。对脏腑病证观舌尤其细致,几乎达到诊病必论舌,舌面津液、舌态、舌体病变、舌形在《太平圣惠方》中出现的频率较大,且对脏腑辨证起着重要作用,如肝中风则见“舌强语涩”,肝壅热则见“心烦口干”,胆实热则见“口中多苦”;心实热则见“口舌生疮”,心中风则见“心烦语涩”,心壅热则见“口舌干燥”,久积风热则见“口干舌缩”,心气不足则见“舌本强”;脾中风则见“舌强语涩”,脾胃气虚则见“口干舌焦”,脾实热则见“舌本强”。

金元四大家中的补土派李东垣对病理舌象的机制分析亦多从脏腑的联系进行考虑。《脾胃论》中对“舌干”的形成机制进行分析时认为,饮食不节,损伤脾气,精气不归于肺,心火上攻则“口燥咽干”;肝木妄行则“胸胁痛、口苦、舌干,往来寒热而呕”;脾胃虚则“体重节痛,口苦舌干,食无味”;心与小肠乘脾胃则见“口苦、舌干、咽干”等。

晋代葛洪著《肘后备急方》,书中记载其将舌诊运用于辨治虚黄等病。隋代巢元方将观察舌下脉络用于对疾病的诊断,如《诸病源候论 · 黄病诸候》记载“身面发黄,舌下大脉起,青黑色,舌噤强不能言”“舌下白垢生,其人身热发黑黄,视其唇黑、眼黄、舌下脉黑”等。此处的“舌之大脉”“舌下脉”都是指舌下静脉,均明确提示舌下络脉在病变中的变化,属我国舌下望诊法的最早记录。

元代出现了舌诊专著敖氏所著《金镜录》,乃论舌的第一部专著。舌诊的临床应用与受重视程度均达到了空前的水平,为舌诊理论的系统、完善和专著的问世酿造了肥沃的土壤。该书原本虽已散佚未存,但其内容通过杜清碧增补整理后得以保留。杜清碧对该书增补后,冠名《敖氏伤寒金镜录》以刊行于世,成为我国现存最早的整理研究舌诊的专著,该书载舌象图 36 幅,结合临床,进行病机分析,并确定方药及推测预后。该书的问世标志着舌诊已发展成为一种独立的诊法,该书对我国舌诊发展具有深远的影响。

四、舌诊的鼎盛

明清时期是舌诊发展的鼎盛时期，舌诊在伤寒病和六经辨证的框架内发展，同时温病学派亦注重察舌。

明代申斗垣著《伤寒观舌心法》，该书记录了135个病变舌象，采用六经辨证框架体系探讨舌象与证候的关系，除了妊娠总论中记录的16个舌象未进行六经分证外，其他的八类舌象(白胎、红舌、紫舌、黄舌胎、黑舌胎、霉酱衣色胎舌、蓝色胎舌、灰色舌)涉及119个病变。存在两种以上颜色时，以异常最显著、能够反映疾病症结的颜色作为主色来进行归类。在论述每一类舌色、苔色之前，都对该舌色、苔色进行病位、病机的综合分析[6]。该书第一次尝试将舌诊纳入伤寒病的理论体系，内容概括起来主要有两条主线：一是以舌色和苔色为核心的诊法分类；二是以六经辨证为纲领的证候分类。

明清时代温病学派兴起，对辨舌验齿尤为重视，许多学者在研究温热病的过程中，总结出一套"温病察舌"的方法，对温病的辨证论治起到了重要的指导作用。代表医家有叶天士，他根据舌象判断病因和病变部位及疾病的转归，重视察舌以察津液的盈亏，强调"必验之于舌"。其著作对于温热病之验舌辨证有较多的经验和体会，成为温病诊断的重要依据。

清代舌诊著作较多，舌诊理论得到鼎盛发展。周学海著《形色外诊简摩》曰："苔乃胃气之所熏蒸，五脏皆禀气于胃，故可借以诊五脏之寒热虚实也。"杨云峰著《临证验舌法》云："内外杂证，无一不呈其形、著其色于舌。"说明舌与脏腑气血津液关系十分密切，其变化与体内的各种变化相应，舌象是反映人体生理、病理变化的非常灵敏的"窗户"，也有人将其比作反映内脏变化的"镜子"。临床实践证明，舌诊可为医生临床诊断提供重要依据，观察舌象能推断体质禀赋的强弱、正气的盛衰、病情的浅深、预后的吉凶。张登著《伤寒舌鉴》在序中提到了《伤寒舌鉴》与《伤寒观舌心法》之间的继承关系，即"由是取《观舌心法》，正其错误，削其繁芜，汰其无预于伤寒者，而参入家大人治案所纪，及已所亲历，共得一百二十图"。因此，《伤寒舌鉴》对舌象分析依然以六经分证为依托，但其中属于其他类的舌象数目较《伤寒观舌心法》又有所增加[6,7]。傅松元著《舌胎统志》，改苔色分门为舌色分门，认为舌为本、苔为标，内容丰富且多经验之谈。刘以仁著《活人心法》，择录一百四十九舌，对温热病之辨舌经验有所补充。刘恒瑞著《察舌辨证新法》，是清代舌诊研究的巨著，主要论述伤寒病和温病、杂病的舌象特征，特别提到白、黄、黑三种舌苔的诊断法，诊断与治法并提，颇能指导临床。

五、中华人民共和国成立后舌诊研究得到进一步发展

中华人民共和国成立后，在党和国家政策的支持下，对舌诊进行了一系列的研究工作，舌诊的发展也取得了长足的进步，出版了许多舌诊方面的专著及研究专集，其中具有代表性的北京中医学院(现北京中医药大学)编写的《中医舌诊》[8]，是中华人民共和国成立后的第一部舌诊专著，博采中医学和西医学有关舌诊的科研成果，详细地描述了舌诊发展史、舌的构造与脏腑的关系、舌苔的诊察方法，并将舌色与苔色结合诊察。陈泽霖和陈梅芳著的《舌诊研究》是第一部中西医结合舌诊专著，不仅对古代舌诊经验进行了概要的总结，同时也对应用现代科技手段研究舌诊所取得的成就做了介绍。该书总结中医学和西医学有关舌诊的科研成果，有机地结合，引进和创造了许多关于舌的新的研究方法，如荧光检查、舌活体显微镜检查、舌尖微循环研究等，是一部较为理想的参考书，对中西医结合舌诊研究事业的发展起到了抛砖引玉的作用。费兆馥等编著的《中医望诊图谱》，舌图片数量较之前明显增加，色彩逼真，对中医教学具有重要作用。

通过对各时期舌诊的发展源流进行梳理，我们可以看出舌诊由理论雏形经历数千年发展到拥有完整的理论体系，是在临床实践中得出的，使之成为中医诊断体系中不可缺少的一部分。舌诊发展源流见表1-1。

表1-1　舌诊发展源流

发展阶段	历史时期	主要内容	代表性著作	代表性医家
萌芽阶段	春秋战国及之前	提出肾脉络于舌本，肾脉有病可见舌干、裂纹等舌象；切脉时注重望色，望色包含望舌；出现舌血出等病症	《足臂十一脉灸经》《阴阳十一脉灸经》《阴阳脉死候》《脉经·扁鹊脉法第三》	扁鹊
理论形成阶段	秦、汉	舌的解剖结构及生理功能；舌与经络的关系；舌象的病理机制；把舌诊运用到外感热性病的诊治中；提出舌苔(舌胎)的概念；重视舌象变化；根据舌象阐释病机；把舌象作为疾病诊断及鉴别诊断的依据等	《黄帝内经》《伤寒杂病论》	张仲景

续　表

发展阶段	历史时期	主 要 内 容	代表性著作	代表性医家
理论升华阶段	唐、宋、元、晋、隋	察舌辨脏腑时注重察舌质、舌态的变化；舌象变化属病在脏腑理论；对脏腑病证几乎达到诊病必论舌；从脏腑的联系分析病理舌象的机制；将察舌下络脉用于对疾病的诊断等。至此，舌诊发展成为独立的诊法	《千金方》《脾胃论》《肘后备急方》《诸病源候论》《金镜录》	孙思邈、王怀隐、李东垣、葛洪、敖氏
鼎盛阶段	明、清	第一次尝试将舌诊纳入伤寒病的理论体系；对每类舌(苔)色进行病位、病机分析；总结出一套“温病察舌”的方法，对温病的辨证论治起到重要指导作用；论述白、黄、黑三种舌苔的诊断法，诊断与治法并提；初步以西医学的解剖、组织、生理学来阐明中医学的舌诊原理	《伤寒观舌心法》《形色外诊简摩》《临证验舌法》《伤寒舌鉴》《舌胎统志》《活人心法》《彩图辨舌指南》《外感温热篇》	申斗垣、周学海、杨云峰、张登、傅松元、刘恒瑞、刘以仁、曹炳章、叶天士
发展阶段	新中国成立后	系统梳理了舌诊发展史，舌的结构及其与脏腑的关系，舌诊的诊察方法等；将舌色与苔色结合诊察；将中医学和西医学有机结合，对舌诊进行研究	《中医舌诊》《舌诊研究》，相关中医诊断教材	各中医学院及研究机构的专家学者

（王又闻　许朝霞）

第二节　舌诊的古代文献记载

一、《黄帝内经》舌诊理论及察舌辨病证分析

《黄帝内经》中舌相关的内容不多，且较分散，但其对“舌”相关的论述成为中医舌诊理论的基石，为之后的医家研究舌诊理论提供了有价值的资料。《黄帝内经》总结了周秦之际的舌诊理论与经验，奠定了后世舌诊学说的良好基础。

（一）舌与经脉的关系

舌与经络的关系是《黄帝内经》中舌诊理论论述内容最多的一部分。《黄帝内经》中的论述提示舌与足太阴脾经、足少阴肾经、足厥阴肝经、手少阴心经均有联系。舌象的变化与脾、肾、肝、心的生理功能变化相关，与脾、肾关系最为密切，所对应的正是足太阴经及足少阴经。舌本从西医学的角度来看即舌根部；"舌本"的另一层含义为风府穴的别称，风府穴为督脉之气吸湿化风之所，其物质为天部的水湿风气，与至柔之性的舌部气血同性，故又名舌本，《黄帝内经》中对舌本的理解更多倾向于前者。

1. *舌与足太阴脾经的关系*　脾在五行属土，舌位于口腔，《素问·金匮真言论》云："中央黄色，入通于脾，开窍于口，藏精于脾，故病在舌本。"《灵枢·经脉》曰："脾足太阴之脉，起于大趾之端……连舌本，散舌下。"舌与脾胃关系密切，足太阴本经虽不循于舌，但脾之经别与舌相连，《黄帝内经》亦认为足太阴之本应"标在背腧与舌本也"。《灵枢·经别》曰："足太阴之正，上至髀，合于阳明，与别俱行，上结于咽，贯舌中，此为三合也。"脾在体合肉，《黄帝内经》中亦有记载"唇舌者，肌肉之本也"。与脾病相关的舌象多表现为舌体变化，例如脾虚则津液输布障碍，水湿停滞则舌体胖大有齿痕，心脾热盛则舌肿胀色红绛。在《黄帝内经》中亦有"脾者主为卫，使之迎粮，视唇舌好恶，以知吉凶"的提示。舌与脾经关系密切，因此，舌有病变时可取脾经腧穴进行治疗，如《灵枢·经脉》言："是主脾所生病者，舌本痛，体不能动摇，食不下。"

2. *舌与足阳明胃经的关系*　与足太阴经相表里的足阳明胃经同样与舌关系密切。从足阳明胃经的循行路线看，《灵枢·经别》认为"足阳明之正，上至髀，入于腹里属胃，散之脾，上通于心上循咽出于口，上頞颇，还系目系，合于阳明也。"胃经从体前部由头走足，环于口唇。后世认为，舌苔为胃中津液蒸腾所产生，舌苔正常与否直接体现的是胃气的充盈与否，在《灵枢·邪气脏腑病形》中有类似的观点："其浊气出于胃，走舌唇而为胃。"

3. *舌与手少阴心经的关系*　舌为心之外候，手少阴心经与舌的联系更为复杂、深入。《黄帝内经》中多处记载了心与舌的密切联系。《灵枢·五阅五使》："舌者，心之官也。"《素问·阴阳应象大论》亦有"南方生热，热生火，火生苦，苦生心，心生血，血生脾，心主舌……在窍为舌"。心与舌的关系与其生理功能密切相关。一方面，心主神，而神是形成知觉的前提条件，因此心主神明的功能正常则"心气通于舌，心和则舌能知五味矣"。且只有神才能驱动舌体的运动自如，《灵枢·忧患无言》中提到"横骨者，神气所使，主发舌者也"。即横骨只有在神的主导下才能控制舌，可见神与舌的关系密切；另一方面，心主血，舌得血之充养而呈淡红，血虚或失血都会直接导致舌色淡白、舌体僵硬，《素问·五常政大论》对五行中"火"的描述为"其藏心，心其畏寒，其主舌……其色赤，其养血"。

4. *舌与足少阴肾经的关系*　舌与足少阴肾经有诸多联系。《灵枢·脉经》中讲到："足少阴之脉……其直者，从肾，上贯肝、膈，入肺中，循喉咙，挟舌本。"这里的"挟舌本"与前文足太阴经的"连舌本"有所不同。所谓挟，又同"夹"，有绕、抓住的含义；所谓连，即相接，联系的深度没有"挟"那么紧密，因此舌与肾经的关系较脾胃更加密切。此外，《素问·卫气》中讲到："足少阴之本，在内踝下上三寸中，标在背输与舌下两脉也。"所谓"舌下两脉"是指舌下络脉，即足少阴肾经与舌下络脉亦有联系。肾经与舌的运动及语言能力也有联系，《灵枢·忧患无言》中提到："足之少阴，上系于舌，络于横骨，终于会厌。"上文提到，横骨在心神的驱动下运动，同时足少阴经络于横骨，与舌的运动和人体正常的语言能力亦密切相关。

心与肾关系密切，心肾交则水火既济，从阴阳理论来看，肾阴充盈则心阴充盈，肾病伤及肾阴则易导致心烦、口舌干燥。足少阴肾经感受温热会损伤肾阴，致口舌干而心烦，随着病情的加重，舌部的症状也有所不同，如《灵枢·热论》中讲到："五日少阴受之，少阴脉贯肾络于肺，系舌本，故口燥舌干而渴……十一日少阴病衰，渴止不满，舌干已而嚏。"

舌与足少阴肾经有密切的联系，因此临床常用足少阴肾经经穴治疗舌部病症，如《灵枢·经脉》曰："是主肾所生病者，口热舌干，咽肿上气，嗌干及痛，烦心心痛。"

5. *舌与足太阳膀胱经的关系*　足太阳膀胱经本经由头后从头走足，与舌无直接联系，其经别、经筋与舌相连。足太阳膀胱经经别与肾经经别相接，同挟舌本，所谓："足少阴之正至腘中，别走太阳而合，上至肾，当十四椎出属带脉；直者，系舌本，复出于项，合于太阳此为一合。""足太阳之筋……上挟脊上项；其支者，别入结于舌本。"

6. *舌与足厥阴肝经的关系*　足厥阴肝经的循行部位较复杂，在《灵枢·脉经》中讲到："去腕一寸半，别而上行，循经入于心中，系舌本，属目系。"所谓系，即"相关联"，程度并没有"连"或者"挟"紧密，肝经络脉从胸腹入咽喉而至巅顶与目,并未直接络属于舌。然而舌之运动与筋密切相关,而肝在体为筋,正所谓:“厥阴者,肝脉也,肝者,筋之合也,筋者,聚于阴器,而脉络于舌本也。”筋可以控制人体的运动,亦可以控制舌体运动,从而影响语言能力。因此,当肝经遭受病邪,如中风时,便会丧失语言能力,《素问·至真要大论》中有翔实的解释:“厥阴司天,风淫所胜,则太虚埃昏……鬲咽不通,饮食不下,舌本强,食则呕。”这里的“舌本强”指舌体僵硬无法活动,提示肝之所主“筋”与舌的关系密切。

7. 舌与手少阳三焦经的关系　三焦位于人体躯干,为决渎之官,作为水液通道,与津液丰富的舌部有一定联系。《灵枢·营卫生会》提及上焦位置时说到:“上焦出于胃上口,并咽以上,贯膈……还至阳明,上至舌,下足阳明。”《灵枢·经筋》中讲到了手少阳三焦经与舌的关联:“手少阳之筋,起于小指、次指之端……当曲颊入系舌本;其支者,上曲牙,循耳前,属目外眦,上乘颔,结于角。其病当所过者,即支转筋,舌卷。”另在《素问·缪刺论》中也有“邪客于手少阳之络,令人喉痹舌卷,口干心烦”的论述。

(二) 察舌辨病证

1. 望舌质　中医诊断中,望舌质包括望舌神、舌色、舌形、舌态等内容。通过对《黄帝内经》中 64 条舌相关内容进行分析发现,《黄帝内经》中主要阐述了通过观察异常的舌体动态变化(即舌态)来诊察病证,有关观察舌色、舌形等变化的内容缺如。《灵枢·经脉》中对于脾经的病变中就主要提及舌态的变化:“是动则病舌本强,食则呕,胃脘痛,腹胀,善噫。”

《黄帝内经》中还提及了“舌卷”,类似于现代中医所讲的短缩舌,其以舌体卷短紧缩为特点。《黄帝内经》中有多处提及“舌卷”,其症状描述内容基本相似。舌卷病机多与足厥阴经与手少阴经病变相关。《素问·诊要经终论》有“厥阴终者,中热嗌干,善溺心烦,甚则舌卷,卵上缩而终矣”的说法,其中“舌卷”为厥阴经病变所致。藏象学说中认为肝在体为筋,筋聚于阴器而络于舌本,因此筋的病变会伤及舌,《灵枢·脉经》中就提到过:“故脉弗荣,则筋急;筋急则引舌与卵,故唇青舌卷卵缩,则筋先死。”心气通于舌,因此心之病也会影响舌。《灵枢·热病》中:“喉痹舌卷,口中干,烦心,心痛,臂内廉痛,不可及头,取手小指、次指爪甲下,去端如韭叶。”《灵枢·五阅五使》中:“心病者,舌卷短,颧赤。”《素问·脉要精微论》中提到:“心脉搏坚而长,当病舌卷不能言;其软而散者,当消环自已。”这里的舌卷与手少阴经病变有关。

有关望舌态的内容,《黄帝内经》中还提及了痿软舌,如《灵枢·经脉》中提到:“足太阴气绝者,则脉不荣肌肉,唇舌者肌肉之本也。脉不荣,则肌肉软;肌肉软,则舌萎人中满;人中满,则唇反;唇反者,肉先死。甲笃乙死,木胜土也。”所述即是足太阴脾经之气竭绝之时,无以濡养肌肉所致舌体的萎缩。脾在体合肉,因此脾虚则无以濡养肌肉致痿软舌。现代中医同样也认为,痿软舌的病机多为伤阴或气血亏虚所致,属虚证。

2. **望舌苔**　《素问·刺热》载:“肺热病者,先淅然厥,起毫毛,恶风寒,舌上黄,身热。”其中“舌上黄”指苔色黄,主病为肺热病,属望舌苔的内容,与现代中医诊断中的黄苔的主病基本一致。

除了望苔色,《黄帝内经》对苔质也有一定的论述。《素问·评热病》讲到人体内水谷精气及元气过剩,内热导致舌苔苔质的变化,如“真气上逆,故口苦舌干,卧不得正偃,正偃则咳出清水也”。《灵枢·五味论》中讲到:“少俞曰:咸入于胃;其气上走中焦,注于脉,则血气走之,血与咸相得则凝,凝则胃中汁注之,注之则胃中竭,竭则咽路焦,故舌本干而善渴。”其中所讲的则是直接从五味方面解释,过食咸味导致舌苔干燥的机制。从五味和五脏六腑的阴阳属性来看,咸味所对应之五行为水,脾胃所对应之五行为土,土克水,因此当咸入于胃,会制约其所胜之水,土必会耗其气以达到平衡,因此致津液减少,津液无法上承,则见舌干而口渴。

3. **舌部病证**　《黄帝内经》中记载了与舌相关的诸多病证,分析了其病因病机及常用的治法。《黄帝内经》中对舌的病理认识较深入,主要体现在十分重视舌与经脉络属关系以及把舌象变化作为判断疾病预后吉凶的重要依据[10],如章楠所说:“故五脏病则有各证各色现于外,而可验也,其或目不明,耳不聪,鼻不利,口不欲食,舌不知味者,亦可知其病发于何脏,而审其所因以治之也。”[11]。

一般来说,阳经病变多为表证,而阴经病变多为里证,六经辨证中太阴病、少阴病均为里证。舌诊对里证变化的表达更加直观;因表证所侵袭的部位较浅,发病快,对于经脉的影响也较小,故外感表证一般不会引起舌象的骤然变化。

(1) 舌卷不能言:对于“不能言”“难以言”的论述,《黄帝内经》中所占篇幅不少,重点是对其病因病机的论述。现代中医认为失音分为“金实不鸣”与“金破不鸣”,金所对应五脏为肺,这两种情况主要与肺相关,前者为新病肺气不宣,清肃失司所致,后者为久病肺气虚衰,咽失于濡养所致。而在《黄帝内经》

中,对于喑哑有着很多不同的理解,《灵枢·忧恚无言》记载:“舌者,声音之机也。悬雍垂者,声音之关者。”强调了舌与发声的联系。《黄帝内经》中也指出了导致舌卷不能言的原因,如曰:“昌阳之脉,令人腰痛,痛引膺,目䀮䀮然,甚则反折,舌卷不能言。”昌阳之脉是足少阴经在小腿部的支脉。一种解释是小腿部之交信穴,另一种说法是复溜穴之别称,两者位置接近,《黄帝内经》中更多取其复溜别名之意,这里的䀮䀮是目不明的意思,而舌卷不能言则是其并发症之一,因少阴络脉出人迎之前,至喉咙,故舌卷不能言。

《素问·至真要大论》:“岐伯曰:厥阴司天,客胜则耳鸣掉眩,甚则咳;主胜则胸胁痛,舌难以言。”《灵枢·奇病论》中也讲到:“胞络者系于肾,少阴之脉,贯肾系舌本,故不能言。”前者认为喑哑病因在于阴经主气过剩导致,厥阴经气盛,则肝气旺盛,因而胁痛且失声,后者强调了舌本与肾经的联系,认为舌本是调控语言能力的结构。厥阴经与舌的联系也非常密切,厥阴经络于舌本,肝又主筋,因此厥阴经病证常引起舌态的变化,例如《灵枢·脉经》中:“筋急则引舌与卵,故唇青舌卷卵缩。”但也应注意到,常见的哑大多和声带相关,发病病位在咽部,症状为无法发出声音,而与舌相关的哑症较少见,且症状并不是无法发声,是无法言语,辨证上也应该有所不同。

除了因病所致的喑哑,《黄帝内经》中也记载了因刺舌治疗不当引起的喑哑。在针刺舌下络脉时,如果操作不当,舌脉受损,也会导致喑哑。舌下络脉与舌本相接,肾经与舌本相连,因此针刺治疗时会出现损伤络脉的诊疗失误。在《素问·禁刺论》中讲到:“刺足少阴脉,重虚出血,为舌难以言。”与“刺舌下,中脉太过,血出不止为喑。”两者皆是诊疗失误所致的喑哑,前者因损伤舌体,导致出血;后者因针刺力度过大或针刺部位过深,伤及舌部神经。

(2) 自啮舌:是指由于实证或虚证伤及人体经脉气血导致气逆,口唇不自觉运动所致的不自主嚼咬舌头。《黄帝内经》中对于自啮舌的论述,既有其病因病机,又有提到其治法。

《灵枢·口问》记载:“黄帝曰:人之自啮舌者,何气使然?岐伯曰:此厥逆走上,脉气辈至也,少阴气至则啮舌,少阳气至则啮颊,阳明气至则啮唇矣。”值得注意的是,此处强调“少阴气至”是因为足少阴肾经对于舌的运动起到主导作用,少阴经驱动横骨,气逆则舌本气过盛,盛则运动无常,所以会自啮舌。《灵枢·口问》中记载的自啮舌病机亦涉及虚证,如“自啮舌,视主病者,则补之”。

(解天骁　燕海霞)

二、《敖氏伤寒金镜录》中常见舌象论述

中医观察舌象的起源十分久远，中医奠基之作《黄帝内经》中，就有“厥阴终者……甚则舌卷，卵上缩而终矣”[12]“心脉搏坚而长，当病舌卷不能言”[13]等多处关于舌象的论述。《伤寒论》中亦可见“太阳病……舌上燥而渴”[14]等以舌辨病的例子。宋代成无己的《伤寒明理论》中，更是有专门论述“舌上胎”的篇章。成书于公元1341年的《敖氏伤寒金镜录》是我国目前已知最早的验舌专著。该书第一次真正地把舌诊作为一个独立的诊断方法来研究，其中收入了病理舌象36种。该书由两位作者著成，第一位为“敖氏”，撰写有12种舌象，具体姓名、生平已轶，原撰时间不详；另一位作者杜本，在敖氏的基础上增补有24种舌象，整合而成此书。

（一）《敖氏伤寒金镜录》的特点

1. 立足经典，博采众长　薛己在《敖氏伤寒金镜录》原序中写道，“伤寒一书……乃万世之龟鉴……晋叔和成其章序，成无己《明理论》，刘河间五运六气，参同仲景钤法，则病之所变，预可知也……敖氏辨舌三十六法，传变吉凶，深为妙也”。纵观《敖氏伤寒金镜录》也可发现，全书总体框架立足于张仲景的《伤寒杂病论》，有诸多如“少阳半表半里之证”“脏结”等证，并大量引用《伤寒论》中的原方，如承气汤、白虎汤、小柴胡汤等。同时又不单局限于医圣的经典，亦有汲取后世大家的理论与思路，如“白胎舌”的论述中“舌见白胎滑者……乃少阳半表半里之证也，宜用小柴胡汤”与成无己《明理论》“舌上胎”一节中“舌上白苔者，可与小柴胡汤，是邪气在半表半里者也”，两者间的承袭关系一目了然。《敖氏伤寒金镜录》更是借用了金元时期著名医家刘河间的五运六气学说与五行生克制化理论，来解决一些舌象提示的证候与《黄帝内经》理论相矛盾的地方。如“中焙舌”的“黑形”提示“热结于里”，这与《黄帝内经》五色主病中，黑色对应水相矛盾，敖氏用“君火炽盛反兼水化”来阐述其病机，这与刘河间解释“六气皆从火化”时的说理工具相同[15]。

2. 四诊合参，辨证细致　《敖氏伤寒金镜录》虽总体以辨舌象为主，但并没有轻视脉诊与问诊、闻诊等。如“十五舌”可见“舌尖白胎二分……必有身痛、恶寒”，“三十舌”中述有“其证必渴、谵语”等，可看出作者对问诊、闻诊的重视。“三十五舌”中“脉滑者可下之。脉浮者，当养阴退阳。若见恶风寒者，微汗之，用双解散。若下利，用解毒汤”的论述表明，作者在突出舌诊的诊断价值之时并未夸大其作用，在舌诊基础上充分结合了其他诊断方法，将辨证过程阶段

化、细致化，以增加辨证的准确与用药的精准。

3. **图文并茂，简洁易懂** 初版《敖氏伤寒金镜录》中收录36舌象，且在传统医书的文字叙述之外，更“本皆绘以五采”，创造性地为每一种舌象都配上了彩图，以图为鉴，充分发挥出了舌诊相对于脉诊更加形象直观的优势，大大降低了对该书的理解难度，也使此书能更加原本地流传于后世。但该书的第一位公开刊刻者，明代薛己“恐其久而色渝，因致谬误，乃分注其色放上，使人得以意会焉”，将彩图替换为黑白线条图，并在各部位用文字标注色彩，以防日久颜料老化而变色产生歧义。此后该书皆以此种方法绘图流传[16]。

4. **阐释病机，方证对应** 《敖氏伤寒金镜录》沿袭了《伤寒论》的风格，采用了方证对应的思维模式，行文格式十分简洁，字数少而精。基本上以开头描述舌象特征，再简述病机转归，最后给出方药为总体格式，十分贴合临床。如“生斑舌”的论述为“舌见红色而有小黑点者，热毒乘虚入胃，蓄热则发斑矣。宜用玄参升麻葛根汤、化斑汤解之”。短短36字写明了舌象，阐明了病机，且给出了治疗方案，结合配图，当时的读者不需要花费太多的学习时间，就可将其应用于临床治疗。

（二）《敖氏伤寒金镜录》中的36种病理舌象

1. 白胎舌

【特征】舌苔白滑。

【主证】邪初入里，丹田有热、胸中有寒的半表半里少阳证。

【方药】小柴胡汤、栀子豉汤。

2. 将瘟舌

【特征】舌质红。

【主证】热蓄于内。

【方药】透顶清神散。

3. 中焙舌

【特征】舌质纯红，中有黑苔形如小舌。

【主证】邪热结于里。

【方药】凉膈散、大柴胡汤。

4. 生斑舌

【特征】舌质红，伴黑色瘀点。

【主证】热毒趁虚入胃，积蓄其中。

【方药】玄参升麻葛根汤、化斑汤。

5. 红星舌

【特征】舌质淡红，其上可见鼓起的红疮。

【主证】少阴君火热盛。

【方药】茵陈五苓散。

6. 黑尖舌

【特征】舌质红，伴舌尖青黑。

【主证】阳明热盛，肾阴已伤，水虚火实之肾热。

【方药】竹叶石膏汤。

7. 里圈舌

【特征】舌质总体淡红，边缘呈纯黑色，且舌面上可见一圈红色的环形。

【主证】余毒遗于心胞络之间，与邪火郁结的二火亢极之证。

【方药】承气汤。

8. 人裂舌

【特征】舌质红，伴人字状裂纹。

【主证】君火燔灼，热毒炎上。

【方药】凉膈散。

9. 虫碎舌

【特征】舌质红，其上散见细小红点。

【主证】热毒炽甚，水火不济，心肾不交。

【方药】小承气汤。

10. 里黑舌

【特征】舌质红，内有干硬黑苔覆盖，可见舌上芒刺。

【主证】热毒炽甚，且肠中结有燥屎。

【方药】调胃承气汤。

11. 厥阴舌

【特征】舌质红，内有黑纹。

【主证】阴毒厥于肝经。

【方药】理中合四逆汤。

12. 死现舌

【特征】舌黑。

【主证】病已入里，脏腑极热或极寒。

【方药】原文述“患此者百无一治”,未说明治法。

13. 黄胎舌

【特征】舌尖白,舌根黄。

【主证】伤寒入里而表邪尚存。

【方药】大便秘结者,用凉膈散加大黄、朴硝。小便涩者,用五苓散加木通合益元散加姜汁,以白开水调服。

14. 黑心舌

【特征】舌边缘白,中心黑。

【主证】原文未述。

【方药】脉浮滑者,汗。脉沉实者,下。发病初始即呈此舌象者,调胃承气汤。原文还有“脉沉微者难治”的论述,未给出治法。

15. 十五舌

【特征】舌前二分白苔,舌根一分黑苔,伴身痛、恶寒。

【主证】原文未述。

【方药】饮水不多者,五苓散。自汗、渴者,白虎汤。下利者,解毒汤。

16. 十六舌

【特征】苔白,其内散见小黑点。

【主证】伤寒入里急迫,且尚有表证。

【方药】先以凉膈散解表,后用调胃承气汤。

17. 十七舌

【特征】舌呈灰色,其上隐现两条边界模糊的黑色条状苔。

【主证】热乘肾与命门。

【方药】急服解毒汤,初服可酌情加酒浸大黄。

18. 十八舌

【特征】舌见微黄色。

【主证】初病。如伴谵语,则为未及时发汗所致表邪入里之证。

【方药】上述表邪入里之证,汗下并用,双解散合解毒汤。

19. 十九舌

【特征】舌中部白苔,外包一圈微黄苔,伴泄泻。

【主证】原文未述。

【方药】解毒汤。如兼有恶寒,五苓散。

20. 二十舌

【特征】舌见微黄色。

【主证】表邪未解。

【方药】小柴胡汤合天水散。可下者,大柴胡汤。

21. 二十一舌

【特征】舌苔黄

【主证】表邪入里,热已入胃。

【方药】调胃承气汤。

22. 二十二舌

【特征】舌体左侧苔白,伴自汗。

【主证】原文未述。

【方药】白虎汤加三钱人参。

23. 二十三舌

【特征】舌体右侧苔白滑。

【主证】病邪在肌肉,在半表半里之间。

【方药】小柴胡汤。

24. 二十四舌

【特征】舌体左侧苔白滑。

【主证】脏结之证,病邪已入脏。

【方药】原文述此证难治,未给出方药。

25. 二十五舌

【特征】舌边尖白而中间黄,伴烦渴、呕吐。

【主证】原文未述。

【方药】有表证者,五苓散合益元散。黄苔消失后,用下法。

26. 二十六舌

【特征】舌苔黄,有小黑点。

【主证】邪遍六腑,将入五脏。

【方药】急服调胃承气汤,再服和解散。

27. 二十七舌

【特征】舌黄而尖白。

【主证】表里兼病,表少而里多。

【方药】天水散一服、凉膈散二服。如脉弦者，防风通圣散。

28. 二十八舌

【特征】舌苔黄燥，可见干裂成碎块状舌苔。

【主证】热已入胃，邪毒已深。

【方药】心火烦渴，大承气汤。身发黄者，茵陈汤。下血，抵挡汤。水在胁内，十枣汤。结胸甚者，大陷胸汤。痞，大黄牡丹汤。

29. 二十九舌

【特征】舌边微红，中间有灰黑色苔。

【主证】失下所致之证。

【方药】大承气汤。

30. 三十舌

【特征】舌苔黄而上有散乱小黑点，伴口渴，谵语。

【主证】原文未述。

【方药】脉实者生，脉涩者死。循衣摸床者，不治。若下之，见黑粪亦不治。下宜大承气汤。

31. 三十一舌

【特征】两侧舌苔黄，中间苔黑至舌尖。

【主证】热气已深，阴阳俱伤，表里同病。

【方药】恶寒甚者，死。不恶寒而下利者，调胃承气汤。

32. 三十二舌

【特征】舌边淡红，舌中心淡黑。

【主证】如有恶风，则为表邪未除。

【方药】双解散、解毒汤各取一半剂量，微汗之，汗罢，急下之。如结胸、烦躁、目直视者，不治。

33. 三十三舌

【特征】舌见灰色，舌尖黄。

【主证】原文未述。

【方药】不恶风寒，脉浮者，可下之。若恶风、恶寒者，用双解散加解毒汤主之。三四下之，见粪黑，不治。

34. 三十四舌

【特征】舌见灰黑色而有黑纹。

【主证】原文未述。

【方药】脉实者，急用大承气汤下之。脉浮，渴饮水者，用凉膈散解之。

35. 三十五舌

【特征】舌根微黑，舌尖黄。

【主证】原文未述。

【方药】脉滑者，可下之。脉浮者，当退阴养阳。若恶风寒者，微汗之，用双解散。若下利，用解毒汤。

36. 三十六舌

【特征】舌根微黑，尖黄隐见，或有一纹。

【主证】原文未述。

【方药】脉实，用大承气汤下之。脉浮，渴饮水者，用凉膈散解之。

《敖氏伤寒金镜录》作为我国现存最早的中医舌诊专著，被明代薛己誉为“虽不期乎仲景之书，而自悉合乎仲景之道”。它立足于中医经典，汲取众长，用简洁的文字，图文并茂地让中医舌诊学迈出了重要的一步。不仅影响了后世的《伤寒舌鉴》《望诊遵经》等中医诊断学专著，同时也对后世温病学说的形成与发展有着不可忽视的作用[17,18]。

（王庆盛）

三、《伤寒舌鉴》中常见舌象论述

我国另一部极具影响的伤寒舌诊专著为《伤寒舌鉴》，由清代张登于公元1668年在《伤寒观舌心法》的基础上，“正其错误，削其繁芜，汰其无预于伤寒者，而参入家大人治案所纪，及已所亲历”著成，共论述舌象120种，该书所载舌图主要来源于《伤寒观舌心法》及《敖氏伤寒金镜录》[19]。

（一）《伤寒舌鉴》论舌的特点

1. 舌象种类丰富，图文并茂　《伤寒舌鉴》共载9类伤寒舌象，并附舌象图共计120幅，其中白苔舌图29幅、黄苔舌图17幅、黑苔舌图14幅、灰色舌图11幅、霉酱色苔舌图3幅、蓝色苔舌图2幅，此6类主论舌苔；有红色舌图26幅、紫色舌图12幅，该两类主论舌质；另外还附有妊娠伤寒舌图6幅。

张氏指出，仲景之书论及舌象，只言舌白、苔滑，并无黄、黑、刺、裂。而《伤寒舌鉴》，有言多种舌苔如白、黄、灰、黑、蓝、霉酱色等，多种舌色如红、紫等，每种苔色或舌色又有深浅、兼杂、润燥、偏全之分，其中不乏涉及刺、裂、斑、胖、舌之动态如弄、硬、战者;亦言妊娠伤寒舌如孕妇伤寒白苔舌、黄苔舌、灰黑舌、纯赤舌、紫青舌、卷短舌。可见此书专论舌象,发仲景之未述,且所载舌象种类丰富。

张氏每论一种舌象,均冠总论,简要概述其成因、变化规律及辨证论治等;总论之下,逐一附图,不过寥寥几句便可述其形色,阐其病因病机,列其治法用方,判其预后等,可谓简明扼要,图文并茂。如白滑苔黑心舌,“白苔中黑,为表邪入里之候。大热谵语,承气等下之,倘食复而发热,或利不止者,难治”。书中对其他舌象的描述,也大多是以这种形式。

2. 望舌辨证论治　舌诊作为中医四诊之一,是重要的诊病依据。张氏认为:“邪气入里,其虚实寒热之机,必现于舌,非若脉法之隐而不显也。况阴盛格阳,与邪热郁伏,多有假证假脉,惟验舌上胎色之滑、燥、厚、薄,昭若冰鉴,无所遁形。”他的论述明确地指出舌诊较脉诊更能准确地反映出疾病的本质。

《伤寒舌鉴》察舌辨证论治,是先以伤寒立论,分阴阳、识表里、定寒热、辨虚实[20]。如灰色舌有阴阳之异,若直中阴经,则实时舌便灰黑而无积苔,若热传三阴,必四五日表证罢而苔变灰色也;再如微白滑苔反映寒邪初入太阳,薄白滑苔属太阳里证或太阳与少阳合病,白苔变黄反映少阳证罢、初见阳明里证,白苔黄心舌反映太阳经初传阳明腑病,白苔双黄属阳明里证……可见此书以舌苔变化,概括六经辨证诸候。其次,阐述可能导致病舌产生的病因病机,书中涉及的病因有饮食不节、过汗、延治误治、瘟疫等,并且简明扼要地对大多数舌象的病机有所论述,如“舌边紫而中心赤肿,足阳明受邪,或以下,便食酒肉,邪热复聚所致”。最后是定则选方,书中附有相应的治则及药方的舌象超过90种,药方有单用、联用、化裁等多种运用方式,并且多次明确指出必死之证切勿用药,如“舌黑烂而频欲啮,必烂至根而死,虽无恶候怪脉,切勿用药”。当然,此书根据舌象辨证论治,却并不单纯依据舌诊而放弃脉诊、患者症状情况,亦多有结合症状及脉诊者,如“舌根灰色而尖黄……无烦躁直视,脉沉而有力者,大柴胡加减治之”。可见《伤寒舌鉴》既重视舌诊,又注意舌、脉、证相参,用以指导诊断辨证,定则选方。

3. 判断疾病预后及妊娠母子吉凶　《伤寒舌鉴》中记载疾病的预后可分为可治、难治、不治、危候、坏证及必死等几大类[21],相关用语有“可救十之一二”“十中可救三四”“十可全五”“多凶”“难治”“难救”“恶候”“死证”等。书中关于“死证”“死候”的舌象多达20余种,有熟白舌、纯黑舌、边灰中紫舌等。与辨证论治一样，张氏据舌象判疾病预后却并不仅仅局限于舌象，有结合证候判断者，如“瘟疫二三日，舌根灰黑……至四五日后，火极似水，逐渐深黑……若邪结于咽，目瞑脉绝油汗者，一二日内死”；亦有结合脉象判断者，如对红色紫疮舌的描述有“尺脉无者必死”；还有同时结合证候与脉象判断者，如“舌见干黄，里热已极，急下勿缓。下后脉静身凉者生，反大热而喘脉燥者死”。

《伤寒舌鉴》中还专设一篇论妇人妊娠之舌，结合面色与舌象预测母子生死吉凶，张氏认为“面以候母，舌以候子，色泽则安，色败则毙”，可见色泽之润败可预测母子存亡。

（二）《伤寒舌鉴》中对常见病舌的论述

1. 对常见舌苔的论述

（1）白苔舌：伤寒邪在皮毛，初则舌有白沫，次则白涎白滑，再次白屑白疱。有舌中、舌尖、舌根之不同，是寒邪入经之微甚也。舌乃心之苗，心属南方火，当赤色，今反见白色者，是火不能制金也。初则寒郁皮肤，毛窍不得疏通，热气不得外泄，传至阳明经，则有白屑满舌。在少阳经者，则白苔白滑。白舌亦有死症，不可忽视也。白苔舌附有 29 种舌象，于《伤寒舌鉴·白苔舌总论》中分别论述，详见表 1-2。

表 1-2　白苔舌的分类、特征及临床意义

分　类	特　征	临床意义
微白滑苔舌	舌色微白有津	寒邪初入太阳
薄白滑苔舌		太阳里证。邪入丹田渐深，或太阳与少阳合病
厚白滑苔舌	苔纯白而厚，而不干燥	病三四日，其邪只在太阳
干厚白苔舌	苔白干厚，满口白屑	病四五日，未经发汗，邪热渐深；过饮生冷，停积胸中，营热胃冷
白苔黄心舌	微黄，或润或燥	太阳经初传阳明腑
白苔黄边舌	舌中见白苔，外有微黄	必作泄
干白苔黑心舌	苔边白，中心干黑	阳明腑兼太阳舌。因汗不彻，传至阳明所致；如二三日未曾汗，有此舌必死
白滑苔尖灰刺舌		阳明腑兼少阳舌。三四日自利脉长者生，弦数者死
白苔满黑刺干舌	白苔中生满干黑芒刺	少阳之里证。其证不恶寒反恶热者。然亦危证也

续 表

分 类	特 征	临 床 意 义
白滑苔黑心舌	白苔中黑	表邪入里之候
半边白滑舌	白苔见于一边	无论左右,皆属半表半里
藏结白滑舌	或左或右,半边白苔,半边或黑或老黄	寒邪结在脏,或结在咽
白苔黑斑舌	白苔中有黑小斑点乱生	水来克火
白苔燥裂舌	舌上白苔,燥裂	伤寒胸中有寒,丹田有热,过汗伤营,舌上无津,内无实热
白苔黑根舌	舌苔白而根黑	火被水克之象
白尖黄根舌	尖白未黄	邪已入里
白苔双黄舌	舌有双黄	阳明里证舌。黄乃土之色,因邪热上攻,致令舌有双黄
白苔双黑舌	白苔中见黑色两条	太阳、少阳之邪入于胃,土气衰绝
白苔双灰色舌		夹冷食舌
白尖中红黑根舌	舌尖白而根灰黑	少阳邪热传腑。热极而伤冷饮
白苔尖红舌	满舌白滑而尖却鲜红	热邪内盛,复感客寒入少阳经
白苔中红舌		太阳初传经之舌
白苔变黄舌	苔变黄色	少阳证罢,初见阳明里证
白尖红根舌	舌尖苔白	邪在半表半里
白苔尖灰根黄舌		太阳湿热并于阳明
白苔尖根俱黑舌	舌根尖俱黑而中白	金水太过,火土气绝于内,虽无凶证,亦必死也
熟白舌	白苔老极,如煮熟相似	心气绝而肺色乘于上,始因食瓜果冰水等物,阳气不得发越所致,为必死候
淡白透明舌	淡白透明,似苔非苔	年老胃弱。虽有风寒,不能变热;或多服汤药,伤其胃气
白苔如积粉舌		瘟疫初犯募原

(2) 黄苔舌:黄苔者,里证也。伤寒初病无此舌,传至少阳经,亦无此舌。直至阳明腑实,胃中火盛,火乘土位,故有此苔。初则微黄,次则深黄有滑,甚则干黄焦黄也。或因失汗发黄,或蓄血如狂,皆湿热太盛,小便不利所致。大

抵舌黄证虽重，若脉长者，中土有气也，下之则安；如脉弦下利、舌苔黄中有黑色者，皆危证也。黄苔舌附有17种舌象，于《伤寒舌鉴·黄苔舌总论》中分别论述，详见表1－3。

表1－3　黄苔舌的分类、特征及临床意义

分　类	特　征	临床意义
纯黄微干舌	舌见黄苔	胃热之极，土色见于舌端也；若黄老变黑，为恶候
微黄苔舌	舌微黄而不甚燥	表邪失汗而初传里
黄干舌	舌见干黄	里热已极
黄苔黑滑舌	舌黄而有黑滑者，不干燥	阳明里证
黄苔黑斑舌	黄苔中乱生黑斑	其证必大渴谵语
黄苔中黑通尖舌	黄苔从中至尖通黑者	火土燥而热毒最深。两感伤寒必死，恶寒甚者亦死
老黄隔瓣舌	舌黄干涩而有隔瓣	邪热入胃，毒结已深
黄尖舌	舌尖苔黄	热邪初传胃腑
黄苔灰根舌	舌根灰色而尖黄，虽比黑根少轻，如再过一二日，亦黑	难治
黄尖红根舌	根红而尖黄	湿热乘火位，瘟热初病，多有此舌
黄尖黑根舌	舌黑根多而黄尖少	虽无恶证恶脉，胃气竭绝，诚恐暴变一时
黄苔黑刺舌	舌苔老黄极而中有黑刺	失汗所致，邪毒内陷已深
黄大胀满舌	舌黄而胀大者	阳明胃经湿热
黄尖白根舌	舌根白尖黄，其色倒见	少阳经传阳明腑病
黄根白尖舌	舌尖白根黄	表邪少而里邪多
黄根灰尖舌	根黄尖灰	土来侮火
黄根白尖短缩舌	舌见根黄尖白而短硬，不燥不滑，但不能伸出	痰挟宿食占据中宫，证多谵妄烦乱

(3) 黑苔舌：伤寒五七日，舌见黑苔，最为危候，表证皆无此舌。如两感一二日间见之，必死。若白苔上渐渐中心黑者，是伤寒邪热传里之候。红舌上渐渐黑者，乃瘟疫传变，坏证将至也。盖舌色本赤，今见黑者，乃水来克火，水极似火，火过炭黑之理。然有纯黑、有黑晕、有刺、有隔瓣、有瓣底红、瓣底黑者。

大抵尖黑犹轻,根黑最重,如全黑者,纵使神丹,亦难救疗也。黑苔舌附有14种舌象,于《伤寒舌鉴·黑苔舌总论》中分别论述,详见表1-4。

表1-4 黑苔舌的分类、特征及临床意义

分类	特征	临床意义
纯黑舌	遍舌黑苔	火极似水,脏气已绝。脉必代结,一二日中必死
黑苔瓣底红舌	黄苔久而变黑	实热亢极之候
黑苔瓣底黑舌	瓣底黑者	虽无恶候,脉亦暴绝。必死不治
满黑刺底红舌	满舌黑苔,干燥而生大刺,揉之触手而响	掘开刺底红色者,心神尚在,虽火过极,下之可生
刺底黑舌	刺底黑者,言刮去芒刺,底下肉色俱黑	不必辨何经何脉,虽无恶候,必死勿治
黑烂自啮舌	舌黑烂而频欲啮	必烂至根而死,虽无恶候怪脉,切勿用药
中黑边白滑苔舌	舌见中黑边白而滑	表里俱虚寒,脉必微弱,证必畏寒
红边中黑滑舌	舌黑有津	表证时不曾服药,不戒饮食,冷物结滞于胃
通尖黑干边白舌	两感一二日间,便见中黑边白厚苔	恐无济矣
黑边晕内微红舌	舌边围黑,中有红晕	邪热入于心胞之候
中燥舌	舌苔中心黑厚而干	热盛津枯之候
中黑无苔干燥舌	舌黑无苔而燥	津液受伤而虚火用事
黑中无苔枯瘦舌	舌无苔而黑瘦	伤寒八九日,过汗,津枯血燥
黑干短舌	舌至干黑而短	厥阴极热已深,或食填中脘,䐜胀所致

(4) 灰色舌:灰色舌有阴阳之异。若直中阴经,则实时舌便灰黑而无积苔,若热传三阴,必四五日表证罢而苔变灰色也。有在根在尖在中者,有浑舌俱灰黑者。大抵传经热证,则有灰黑干苔。灰色舌附有11种舌象,于《伤寒舌鉴·灰色舌总论》中分别论述,详见表1-5。需要注意的是,此书并没有明确指出所论舌象之灰色,是指舌质的颜色还是舌苔的颜色,尤以“灰根黄尖中赤舌”最难分辨,从“纯灰舌”“灰中舌”两者来看,灰色更偏向于舌质的颜色,而从剩下的8种舌象来看,灰色更偏向于舌苔的颜色。纵观此篇,描述舌苔的居多,故暂将“灰色舌”下设于论舌苔一类。

表 1-5　灰色舌的分类、特征及临床意义

分　类	特　征	临 床 意 义
纯灰舌	舌灰色无苔者	直中三阴而夹冷食
灰中舌	灰色现于中央	消渴、气上冲心、饥不欲食、食即吐蛔者。热传厥阴之候
灰黑苔干纹裂舌	舌见灰黑纹裂	土邪胜水
灰根黄尖中赤舌	舌根灰色而中红尖黄	肠胃燥热
灰色重晕舌		瘟病热毒，传遍三阴。热毒传内一次，舌即灰晕一层，毒盛故有重晕，最危之证。一晕尚轻，二晕为重，三晕必死。亦有横纹二三层者，与此重晕不殊
灰黑干刺舌	灰黑舌中又有干刺	邪热结于少阴
灰黑尖舌	已经汗解而舌尖灰黑	有宿食未消，或又伤饮食，邪热复盛
灰黑尖干刺舌	舌尖灰黑有刺而干	得病后犹加饮食之故
灰中墨滑舌	淡淡灰色中间，有滑苔四五点如墨汁	热邪传里，而中有宿食未化
灰黑多黄根少舌	舌灰色而根黄	热传厥阴，而胃中复有停滞
边灰中紫舌	舌边灰黑而中淡紫，时时自啮舌尖为爽	少阴厥气逆上，非药可治

(5) 霉酱色苔舌：霉酱色苔者，乃夹食伤寒。一二日间即有此舌，为寒伤太阴，食停胃腑之证。轻者苔色亦薄，其苔色浓而腹痛甚不止者，必危。舌见酱色，乃黄兼黑色，为土邪传水。证必唇口干燥大渴，虽用下夺，鲜有得愈者。霉酱色苔舌附有 3 种舌象，于《伤寒舌鉴·霉酱色苔舌总论》中分别论述，详见表 1-6。

表 1-6　霉酱色苔舌的分类、特征及临床意义

分　类	特　征	临 床 意 义
纯霉酱色舌	舌见霉色	饮食填塞于胃，复为寒邪郁遏，内热不得外泄，湿气熏蒸，罨而变此色
中霉浮浓舌	苔如酱饼浮于舌中	伤寒不戒荤腻，食滞中宫之象
霉色中黄苔舌	舌霉色中有黄苔	湿热之物郁滞中宫

(6) 蓝色苔舌：蓝色苔者，乃肝木之色发见于外也。伤寒病久，已经汗下，胃气已伤，致心火无气，胃土无根据，肺无所生，木无所畏，故乘膈上而见纯蓝色，是金木相并，火土气绝之候，是以必死。如微蓝，或稍见蓝纹，犹可用温胃健脾，调肝益肺药治之。如纯蓝色者，是肝木独盛无畏，虽无他证，必死。蓝色苔舌附有 2 种舌象，于《伤寒舌鉴・蓝色苔舌总论》中分别论述，详见表 1-7。

表 1-7　蓝色苔舌的分类、特征及临床意义

分　类	特　征	临床意义
微蓝舌	舌见纯蓝色	中土阳气衰微，百不一生之候，切勿用药
蓝纹舌	舌见蓝纹	胃土气衰，木气相乘之候

2. 对常见舌质的论述

(1) 红色舌：夫红舌者，伏热内蓄于心胃，自里而达于表也。仲景云，冬伤于寒，至春变为温病，至夏变为热病，故舌红而赤。又有瘟疫疫疠，一方之内，老幼之病皆同者，舌亦正赤而加积苔也。若更多食，则助热内蒸。故舌红面赤，甚者面目俱赤而舌疮也。然病有轻重，舌有微甚。且见于舌之根尖中下左右，疮蚀胀烂，瘪细长短，种种异形，皆瘟毒火热蕴化之所为也。红色舌附有 26 种舌象，于《伤寒舌鉴・红色舌总论》中分别论述，详见表 1-8。

表 1-8　红色舌的分类、特征及临床意义

分　类	特　征	临床意义
纯红舌	舌见纯红色	瘟疫之邪热初蓄于内
红中淡黑舌	舌红中见淡黑色而有滑	太阳瘟疫也。如恶寒，有表证；如结胸烦躁直视者，不治
红中焦黑舌	舌见红色，中有黑形如小舌	瘟毒内结于胃，火极反兼水化
红中黑斑舌	见小黑斑星于红舌上	瘟热乘虚入于阳明
红内黑尖舌	舌本红而尖黑	足少阴瘟热乘于手少阴
红色人字纹裂舌	舌红甚而又有纹裂者	阳明热毒熏蒸膈上
红断纹裂舌	舌红燥而纹裂作痛	相火来乘君位
红内红星舌	舌见淡红色。又有大红星点如疮瘰	湿热伤于脾土，罨而欲发黄之候

续 表

分 类	特 征	临床意义
深红虫碎舌	舌红更有红点,坑烂如虫蚀之状	水火不能既济,热毒炽盛
红色紫疮舌		瘟疫多有此舌,其证不恶寒,便作渴烦躁,或咳痰者
红中微黄根舌	舌根微黄	热入阳明胃腑
红中微黄滑舌	舌中有黄苔	阳明证
红长胀出口外舌	红长大胀出口外	热毒乘心
红活舌	舌频出口,至鼻尖上下或口角左右	为恶候
红痿舌	舌痿软而不能动者	心脏受伤
红硬舌	舌根强硬失音,或邪结咽嗌以致不语	死证
红尖出血舌	舌上出血如溅	心脏邪热壅盛
红中双灰干舌	瘟热病而舌见两路灰色	病后复伤饮食
红尖白根舌	红尖,白苔	红尖是本色,白苔为表邪
红战舌	舌颤掉不安,蠕蠕瞤动	汗多亡阳,或漏风所致
红细枯长舌	舌色干红而长细	少阴之气绝于内,不上通于舌
红短白疱舌	口疮舌短有疱	声哑、咽干、烦躁者,乃瘟疫强汗,或伤寒未汗而变此证
边红通尖黑干舌	舌心干黑	瘟病不知调治,或不禁饮食,或不服汤药
红尖紫刺舌	红尖紫刺	汗后食复,证甚危急
红尖黑根舌		火极似水,逐渐变黑,下无济矣
红嫩无津舌	舌色鲜红柔嫩如新生,望之似润,而实燥涸	汗下太过,津液耗竭

(2) 紫色舌：紫舌苔者,酒后伤寒也,或大醉露卧当风,或已病而仍饮酒,或感冒不服药,而用葱、姜、热酒发汗,汗虽出而酒热留于心胞,冲行经络,故舌见紫色。而又有微白苔也,苔结舌之根尖,长短浓薄,涎滑干焦,种种不同。紫色舌附有 12 种舌象,于《伤寒舌鉴 · 紫色舌总论》中分别论述,详见表 1-9。

表 1-9　紫色舌的分类、特征及临床意义

分　类	特　征	临 床 意 义
纯紫舌		伤寒以葱、酒发汗，酒毒入心，或酒后伤寒
紫中红斑舌	舌浑紫而又满舌红斑，或浑身更有赤斑	
紫上白滑舌	舌紫而中见白苔	酒后感寒，或误饮冷酒
淡紫青筋舌	舌淡紫带青而润，中伴青黑筋	直中阴经
紫上赤肿干焦舌	舌边紫而中心赤肿	足阳明受邪，或已下，便食酒肉，邪热复聚
紫上黄苔干燥舌	舌紫，上积干黄苔	嗜酒之人伤于寒
紫短舌	舌紫短而团圞	食滞中宫而热传厥阴
紫上黄苔湿润舌	舌淡青紫而中有黄湿苔	食伤太阴
紫尖蓓蕾舌	舌色淡紫，尖生蓓蕾	感寒之后，不戒酒食，酒湿伤肺
熟紫老干舌	舌全紫如煮熟	热邪传入厥阴，至笃之兆
淡紫带青舌	舌色青紫无苔，且滑润瘦小	直中肾肝阴证
淡紫灰心舌	舌淡紫而中心带灰，或青黑，不燥不湿	邪伤血分

(3) 妊娠伤寒舌：妊娠伤寒，邪入经络，轻则母病，重则子伤，枝伤果必坠，理所必然。面以候母，舌以候子，色泽则安，色败则毙，面赤舌青者，子死母活；面舌俱青沫出者，母子俱死；亦有面舌俱白，母子皆死者，盖谓色不泽也。妊娠伤寒舌附有 6 种舌象，于《伤寒舌鉴・妊娠伤寒舌总论》中分别论述，详见表 1-10。

表 1-10　妊娠伤寒舌的分类、特征及临床意义

分　类	特　征	临 床 意 义
孕妇伤寒白苔舌	面赤舌上白滑 面舌具白	孕妇初伤于寒 因发热多饮冷水，阳极变阴所致
孕妇伤寒黄苔舌	妊娠面赤舌黄 面舌俱黄	五六日里证见 失于发汗，湿热入里所致
孕妇伤寒灰黑舌	妊娠面舌俱黑	水火相刑。不必问其月数，子母俱死

续　表

分　类	特　征	临床意义
	面赤舌微黑 灰黑 面赤	当保胎 邪入子宫,其胎必不能固 当急下以救其母
孕妇伤寒纯赤舌	面舌俱赤 伤寒面色皎白,而舌赤 面黑舌赤	妊娠伤寒温热 母气素虚 非吉兆,若在临月,则子得生而母当殒
孕妇伤寒紫青舌	面赤舌紫 淡紫戴青 面赤舌青	酒毒内传 阴证夹食 母虽无妨,子殒腹内
孕妇伤寒卷短舌	妊娠面黑而舌干卷短,或黄黑刺裂	里证至急。不下则热邪伤胎,下之危在顷刻

《伤寒舌鉴》论舌用语简明扼要,且逐一附有图文,所论舌象种类丰富,既论舌苔,又论舌质,还论妊娠伤寒之舌,且针对大部分舌象根据其特征进行辨证定则选方,具有较高的学术价值,是重要的舌诊专著,在临床上具有一定程度的指导意义。

（冯晓）

第三节　舌的形态结构

北京中医学院在1960年、1977年编著的《中医舌诊》一书中,对舌的构造及与脏腑的联系做了初步介绍。陈泽霖等于1965年和1982年出版的《舌诊研究》对舌的大体解剖及组织观察做了较详细的介绍,从舌黏膜、肌肉、神经、血管、腺体等方面阐释了舌的组织结构,并对淡红舌的形成机制做了初步探讨。王赤兵1985年编撰的《中医舌诊学》、赵志春等1985年编撰的《舌诊与论治》、李乃民等1987年编撰的《望舌诊病》、费兆馥1987年编撰的《中医诊法图谱》等都对舌的解剖和生理做了介绍。

舌是口腔中的一个肌性器官,由黏膜和舌肌组成。《灵枢·经脉》谓:"唇舌者,肌肉之本也。"舌的主要功能与味觉、发音、搅拌食物协助吞咽有关。舌呈扁平条状,附着于口腔底部下颌和横骨。舌的上面称舌背,舌背以人字沟分为舌体和舌根两部分;舌的下面称舌底。望舌时一般只能看到舌体,习惯上将舌体的前端称为舌尖,舌体的后部人字形界沟之前称为舌根,舌体的中部称为舌中,舌体的两边称为舌边。

舌尖向上抬起时可看到舌底,其正中线上有条连于口腔底的皱襞,称为舌系带。舌系带终点两侧有一对圆形黏膜隆起,称为舌下肉阜,有腺管开口于此,左侧的称为金津,右侧的称为玉液,是胃津、肾液上潮的孔道。

在舌面上覆盖着一层半透明的特殊黏膜,它皱折成许多细小突起,构成舌乳头。根据乳头形态不同,分为 4 类:① 丝状乳头。细而长,呈白色丝绒状,遍布舌体表面,其浅层上皮细胞不断角化脱落,并和食物残渣共同附着在舌黏膜的表面形成舌苔。② 蕈状乳头。散布在丝状乳头间,顶端稍膨大而钝圆,肉眼看呈红色点状。③ 轮廓乳头。形状最大,排列在界沟的前方,乳头顶端特别膨大,呈圆盘状,周围有环状沟环绕。④ 叶状乳头。位于舌侧缘后部,呈皱襞状。其中丝状乳头与蕈状乳头对舌象形成有密切关系,轮廓乳头、叶状乳头与味觉功能有关。丝状乳头与蕈状乳头对舌象形成有着密切联系。丝状乳头数目最多,形如圆锥状的白色软刺,呈角化树状,遍布于舌面。脱落细胞、食物残渣、细菌、黏液等填充其间隙,形成白色苔状物,称为舌苔。蕈状乳头数目较少,上部圆钝如球,根部细小形成蕈状。蕈状乳头主要分布在舌尖和舌边,其余散布于丝状乳头之间。乳头表面的上皮细胞透明,透过上皮隐约可见乳头内的毛细血管,肉眼所见为一个个的小红点。蕈状乳头的形态、色泽改变,是舌质变化的主要因素。舌的形态结构见图 1-1。

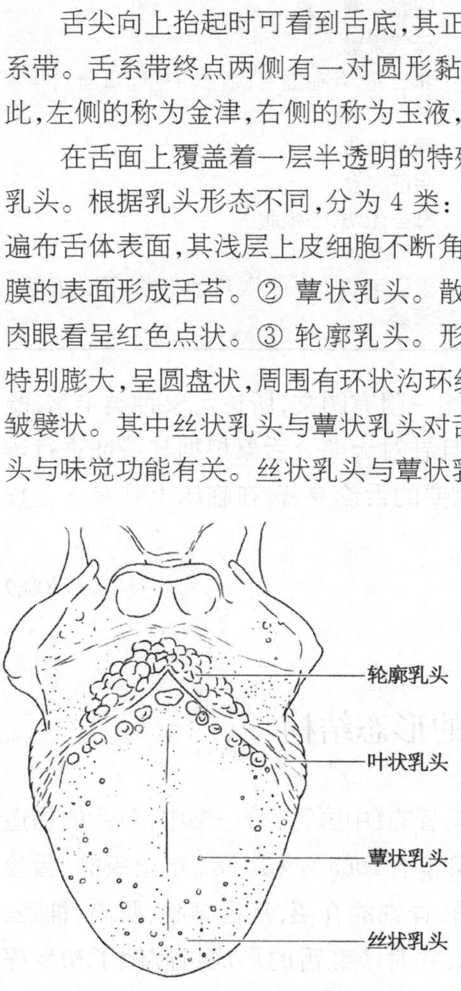

图 1-1 舌的形态结构图

(许朝霞)

第四节 望舌的原理

舌与脏腑、经络、气血、津液有着密切的联系。

一、舌与脏腑经络的关系

舌诊属于中医诊断望、闻、问、切中的望诊，其最早记录在《黄帝内经》中，记载了察舌辨证和治疗。经络，是运行全身气血，联络脏腑肢节，沟通表里上下内外，调节体内各部分功能活动的通路。它通过连及舌本，挟舌本，或在经脉循行中虽未系舌本，但有关舌病者亦属其经脉所主等形式。五脏皆系根于心，通过经络，手、足阴阳脉气亦通于舌，正如清代傅耐寒在《舌胎统志》序中论述："盖舌为五脏六腑之总使，如心之开窍为舌，胃咽上接于舌，脾脉挟舌本，心脉系于舌根，脾络系于舌旁，肾肝之络脉，亦上系于舌本。夫心为神明之府，五脏之主；胃为水谷之海，六腑之源；脾主中州，四脏赖心灌溉。是以脏腑有病，必变见于舌上也，故舌辨脏腑之虚实寒热，犹气口之辨表里阴阳。"

舌与人的五脏六腑都存在着联系，脏腑的精气可以上营于舌，而一旦脏腑出现病变，也会在舌上反映出来。所以观察舌质和舌苔，可以得到脏腑及气血的病理变化，为辨证论治提供依据。当今学者对舌与脏腑的论述也进行了相关的现代整理和研究。

（一）舌脏腑分区法的形成及发展

最早提出舌脏腑分区法[22]的是1528年明代薛己在《口齿类要》中谓："以部分言之，五脏皆有所属。"此外，1723年清代林之翰在《四诊抉微》中首次提出了"察舌部"，但未提出具体部位。至1780年清代沈月光、胡宪丰在《伤寒第一书·舌上三图总论》提出："舌之尖属心经，中心至根属肾经，两旁肝胆，四边脾经，铺面白苔是肺经，满舌皆是胃经。"为之后舌五脏分区法奠定了基础。1796年清代吴坤安在《伤寒指掌·察舌辨证法》部位中提出："满舌属胃，中心亦属胃，舌尖属心，舌根属肾。两旁属肝胆，四畔属脾。"使舌脏腑分区逐渐确定。其后1824年清代江函暾在《笔花医镜》、陈修园在《医医偶录》、曾伯渊在《古欢室医学篇》、李文荣在《知医必辨》中都重复了以上的提法。1888年清代张振鋆在《厘正按摩要术》中说："舌根属肾，舌中属脾胃，中左属肝，舌右属肺，舌尖属心。”1894年梁玉瑜在《舌鉴辨证》中重复以上观点时提出：“舌前面中间属肺。”1930年秦伯未在《诊断学讲义·辨舌之部位》中提出：“脉发三部，舌分五部。一曰舌尖，以候上焦心肺之疾；二曰舌中央，以候胃与二肠之疾；三曰舌根，以候肾与二便之疾；四曰舌旁，左以候肝胆之疾，右以候脾肺之疾；五曰舌边，以候三焦原膜与两胁之部。”1960年，北京中医学院编著的《中医舌诊》[23]进一步将舌部位变化与脏腑病变相对应，划分为舌尖(心、肺)，舌中(脾、胃)，舌根(肾、膀胱)，舌旁(肝、胆左右)五个部分。之后，邓铁涛、刘燕池等先后编著的《中医基础理论》《中医诊断学》《中医学基础概论》中都讨论了五脏在舌定位问题，但基本都沿用了以上分类，当前的中医诊断学教材也一直沿用，舌诊脏腑部位分属见图1-2。

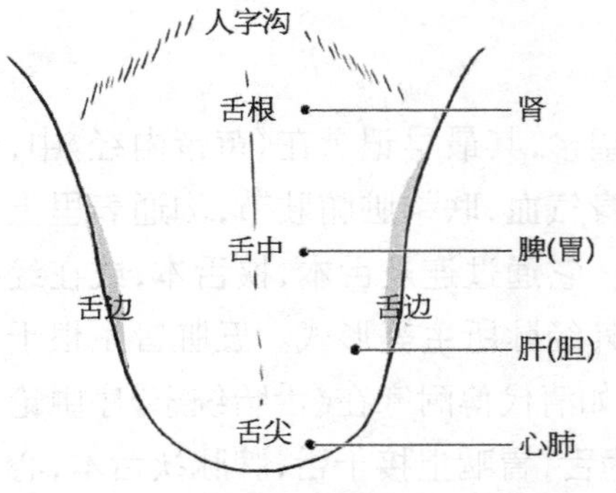

图1-2 舌诊脏腑部位分属图

（二）舌诊脏腑部位分属的现代研究

有些学者在舌象与疾病关系观察中发现了一些舌病理变化部位与脏腑相关情况，如李乃民在《望舌诊病》中提到舌尖红赤除提示心肺病变外，甲状腺功能亢进、急性阑尾炎、女性经期都可能发生[24]。此外，他对2 000余例诊断明确的急性阑尾炎，肠梗阻，胃、十二指肠穿孔，胆囊炎，胆石症，急性胰腺炎的舌象观察中，发现阑尾炎舌尖心肺区出现红赤或粗或细呈颗粒状刺状物；肠梗阻苔变迅速，白厚、白腻苔布满舌中前区(脾胃肠区)；胃、十二指肠穿孔舌黄干、黑焦苔出现舌中部，舌前区乳头脱落光滑明亮；胆囊炎、胆石症舌边着色深于其他部位，病史长者舌边出现瘀斑点和条纹线并以右边为著[25]。之后，他所在的舌象研究室经20多年研究，系统观察了内外科疾病30种，中医证型38种，共12 000多例患者舌象变化。此外，对近万名健康人群舌象普查，进一步证实和完善了舌病理变化部位与人体脏腑病理变化的对应关系[26]，并初步认定舌是人体全息胚投影。即舌是一个俯卧人体投影，腹在前、背在后，俯卧于口腔底部，其脏腑分区即按此全息胚所应处位置形成，并结合临床提出了脑区的存在事实[27,28]。此外，唐亚平等[29]将文献研究和临床研究相结合，对7 680例当代名医医案及1 018例临床病例中舌边出现异常，并涉及脏腑病位证素的病例进行频数、频率统计，得出舌边与肝胆的关系较为密切，舌边主肝胆的理论有一定的实际临床意义;同时探讨了舌中与脏腑的关系[30],指出舌中与脾胃的关系可能并不密切,需要做更进一步的深入研究。王春勇等[31]采集舌形尖和舌体胖大患者共340例,分别对舌形尖、舌体胖归属心、脾分组比较,显示舌形尖和脏腑辨证心系关系密切,舌形胖大同脏腑辨证脾系关系密切。

二、舌与气血津液的关系

舌为血脉丰富的肌性组织,有赖气血的濡养和津液的滋润。心主血并为五脏六腑之大主,脾藏营而为诸脏后天之本。舌为心之苗、脾之外候,故诸脏营血之盈亏必显于舌。舌苔为胃气熏蒸水谷浊气上潮所生,诸腑气化之动静亦易显于苔。另外,舌下有金津、玉液,为胃津、肾液上潮之孔道,《灵枢·胀论》:"廉泉玉英者,津液之道也。"舌体的形质和舌色与气血的盈亏和运行状态有关;舌苔和舌体的润燥与津液的多少有关。舌下肉阜部有唾液腺腺体的开口,中医认为唾为肾液、涎为脾液,为津液的一部分,其生成、输布离不开脏腑功能的作用,尤其与肾、脾胃等脏腑功能密切相关,所以通过观察舌体的润燥,可以判断体内津液的盈亏及病邪性质寒热的轻重[32,33]。舌与内脏气血紧密联系,故能客观灵敏反映脏腑气血的生理功能和病理变化,正如《伤寒指掌·察舌辨症法》谓:"病之经络、脏腑、营卫、气血、表里、阴阳、寒热、虚实,毕形于舌。"

(刘国萍)

参考文献

[1] 严惠芳,马居里,刘诤.历代舌诊的应用特点(上)[J].中国中医药现代远程教育,2004,2(3):32-34.
[2] 严惠芳,马居里,刘诤.历代舌诊的应用特点(下)[J].中国中医药现代远程教育,2004,2(4):28-29.
[3] 孟宪友,黄水清.中医舌诊源流探析[J].辽宁中医杂志,2016,43(5):946-948.
[4] 张伟,曹江鹏.舌诊源流探究[J].河南中医学院学报,2008,23(135):19-20.
[5] 曹云霖.试论《内经》舌诊[J].浙江中医杂志,1982(1-12):111-112.
[6] 梁嵘.明末清初时期的舌诊研究特征分析[J].江西中医学院学报,2005,17(3):14-16.
[7] 王永刚,王爱民,沈兰荪.舌象分析仪舌色重现方法的研究[J].照明工程学报,2000,12(2):42.
[8] 北京中医学院中基教研室.中医舌诊[M].北京:人民卫生出版社,1999.

[9] 王忆勤.中医诊断学[M].北京：高等教育出版社，2016：28-32.
[10] 严惠芳，马居里.《内经》舌诊理论探究[J].中医药学刊，2006，24(2)：2204-2205.
[11] 翟双庆，王长宇.王洪图教授《内经》临床运用[J].中国中医药现代远程教育，2005，3(2)：42-44.
[12] 史崧.黄帝内经灵枢[M].北京：学苑出版社，2014.
[13] 王庆其.黄帝内经[M].上海：上海中医药大学出版社，1999.
[14] 张仲景.伤寒论[M].北京：中医古籍出版社，2018.
[15] 梁嵘，王召平.《敖氏伤寒金镜录》学术渊源探讨[J].中华医史杂志，2002，32(3)：148-150.
[16] 甄雪燕，王利敏，梁永宣.舌诊开山之作《敖氏伤寒金镜录》[J].中国卫生人才，2013，(9)：88-89.
[17] 刘毅，董利利，谢敬.《元敖氏捷径伤寒金镜录》与《彩图辨舌指南》辨舌察脏腑比较研究[J].天津中医药大学学报，2013，32(2)：69-71.
[18] 梁嵘，(希)秦济成.《敖氏伤寒金镜录》师生读书笔记[M].北京：中国中医药科技出版社，2017：22.
[19] 张登.伤寒舌鉴[M].上海：上海卫生出版社，1958：1-33.
[20] 聂惠民.《伤寒舌鉴》的学术成就及临证意义初探[J].国医论坛，1989(4)：34-36.
[21] 王怡.《伤寒舌鉴》初探[J].陕西中医，2003，24(5)：472-473.
[22] 李乃民.中国舌诊大全[M].北京：学苑出版社，1994：858-864.
[23] 北京中医学院.中医舌诊[M].北京：人民卫生出版社，1978：36.
[24] 李乃民，王艳芳.望舌诊病[M].哈尔滨：黑龙江科学技术出版社，1987：66-67.
[25] 李乃民，林晓东，王淑英.急腹症舌象图谱[M].哈尔滨：黑龙江科学技术出版社，1987：13-28.
[26] Naimin Li, Dapeng Zhang, Kuanquan Wang, et al. Tongue Diagnostics[M]. Beijing: Academy Press (Xue Yuan), 2006：127-270.
[27] 李乃民，张永丰，王淑英.有关舌脏腑分区法的思考[C].中国中西医结合诊断专业学术研讨会，2009：19-23.
[28] 李乃民，曲晓峰，刘珊，等.有关舌脏腑分区法的探讨[J].光明中医，2014，29(5)：895-898.
[29] 唐亚平，戴芳，贾微，等.舌边与脏腑关系的研究[J].中华中医药杂志.2011，26(1)：47-49.
[30] 黄娜，唐亚平，戴芳，等.舌中与脏腑关系的研究[J].时珍国医国药，2015，26(9)：2213-2214.
[31] 王春勇，姜良铎，康雷.舌形诊法辨识患者脏腑归属的中医临床应用研究[J].中国中医基础医学杂志，2014，20(3)：333-337.
[32] 朱文锋.中医诊断学[M].北京：人民卫生出版社，2004.
[33] 王忆勤.中医诊断学[M].北京：高等教育出版社，2016：33-35.

第二章

中医舌诊术语规范化研究

中医药名词术语规范化是中医药标准化、现代化、国际化的基础性工作。20 世纪 90 年代以来,国家有关部门高度重视并大力支持,实现术语国家标准、名词国家规范两大系列成果。但中医药名词术语的规范化研究是个很复杂的问题,涉及中医理论和临床的诸多方面[1]。中医学理论概念的内涵与外延相对稳定,为中医名词术语规范化研究提供了可能,而且也正是源于这种相对的稳定,决定了这种规范不是一成不变的。随着对中医理论认识及学科发展的不断完善与深入,中医名词术语在有效指导临床实践的原则下而渐次校正,日臻完善。

中医名词术语的规范化研究得到了广大学者的重视,学者从名词术语的层级结构、术语标准的制定原则、术语翻译方法和原则等方面对研究方法进行了研究。中医舌诊作为中医诊法的重要组成部分,具有源远流长的发展史,临床应用广泛,其名词术语从古到今经历着不断发展变化的历程,不少医家也从不同方面对其进行了研究,取得了一定的进展。

一、术语规范化研究的方法

近年来,中医药术语规范化研究已经做了很多工作,但仍存在一些问题,如对中医学的核心名词术语的解释不明确;现行名词术语标准之间存在很大差异,相互之间的歧义与矛盾之处较多;中医药术语同名异义、同义异名的现象仍十分普遍。针对这些问题,在研究上可充分发挥中医药学名词审定委员会的统一协调作用;采用术语学方法,研制《中医药术语标准编制通则》;加强考证研究,为规范提供有力支撑;及时修订规范标准;建设中医药同义词查询数据库、多语种检索系统；加强国内外相关动态研究和咨询服务；加强理论研究，创建中医术语学，为中医药发展和创建术语学中国学派做出应有的贡献[2]。

（一）使用语言系统来规范名词术语

近年来，国内卫生医学领域的名词术语规范研究也有一些进展，尤其在中医药学名词术语标准规范方面有了很大发展，包括相关的国际、国家、行业标准，工具书、中医药学语言系统，中医药学临床术语集，中医药学名词等。

1. **目前已有的医学语言系统** 目前国际医学名词术语规范标准有统一的医学语言系统(Unified Medical Language System, UMLS)、系统化医学术语集(Systematized Nomenclature of Medicine, SNOMED)、疾病及相关健康问题国际统计学分类系统(International Classification of Diseases, ICD)、美国观测指标标识符逻辑命名与编码系统(Logical Observation Identifiers Names and Codes, LOINC)等[1]。在传统医学名词术语规范方面，WHO 西太区组织成立了传统医学疾病分类、传统医学主题词表、传统医学临床术语研究小组。

2. **中医名词术语的各级标准** 目前已发布了中医病证、中医临床诊疗、中医基础理论、腧穴、针灸、内外妇儿科、中药等门类的各级标准[2,3]。这些名词术语标准为中医药学名词的应用提供了非常重要的依据，使中医药及传统医学一义多词的现象得到解决。缺点是规范术语量及涉及面少，不能满足中医药学需求，如常用的中药、方剂等基本名词术语没有相应标准出台，临床应用仍存在一定混乱现象。

3. **工具书** 各类教材、辞典等工具书是名词术语规范工作的基础。近几十年，除了一系列中医药学教材外，还有各类工具书，如《中医名词术语选释》《简明中医辞典》《中医大辞典》《中药大辞典》《针灸大辞典》《中国医学百科全书》中医学分卷、《中国大百科全书·中国传统医学》《中医药学主题词表》《汉英双解中医大辞典》《中医药学名词》《中华人民共和国药典》等。这些工具书的编写在一定程度上起到规范名词术语的作用，补充了中医药名词术语标准领域的不足，在中医药信息整理、传递、交换等方面起着重要作用，但也存在一定的不足之处：① 辞典一般采用笔画或拼音编排，不能体现中医药学的概念体系，也容易出现重要遗漏，如《中医大辞典》早期版就查不到“中医”。② 释义不够简洁，定义不合要求。③ 有时单个学科问题不明显，而将各学科整合在一起，就会发现学科之间不一致、不协调。④ 因各种工具书的编撰目的不同，出版者知识水平不一，各类工具书之间有知识交叉、重复、冲突与空白，无法满足中医药教、科、研各方面的应用。

4. **高等中医院校教材的编纂和出版**　高等中医院校教材的编纂和出版，对名词术语的内涵进行了一定的界定，为名词术语的规范奠定了一定的基础。

5. **科研过程中形成的名词术语规范**　随着计算机技术在中医药科研中的普及，许多科研工作也需要规范一定范围的名词术语，这就形成了分散在各科研单位和课题组的名词术语规范。

（二）中医药名词术语的层级设计

中医药名词术语分类、分层、分级的编码设计，是由复杂系统层级结构理论和语言符号学的层级理论启发而来，依据当代复杂系统层级理论和语言符号学层级理论，运用多学科知识和方法，对中医药基本名词术语进行梳理、分析、整合，从多维视野诠释其原质内容，将其分类、分层、分级编码，并进行逻辑界定，探索人工语言相对规范的方式，以控制中医学中富含科学内容的自然语言的多义性、歧义性和模糊性[4]。

1. **层级结构的特征**　诺贝尔奖获得者、美国著名科学家 Herbert A. Simon 认为层级结构是指“由相互联系的子系统组成的系统，每个子系统在结构上又是层级式的，直到我们达到某个基本系统的最低层次”[5]。层级结构的主要特点是逐级构成所带来的逐级递进，以及逐级相干所带来的逐级集约，即层级结构就是层与层、层与级、级与级紧密相连，上级单位按照一定规则分支成各种下级单位，同一层或级中相互并列，并同属于上级单位，最终形成一个复杂而井然有序的层级结构体系。要构建一门关于复杂系统的比较正规的理论，有一条路就是求助于层级理论(theory of hierarchy)。层级结构的可分解性大大地简化了层级结构的行为，也简化了复杂系统的描述，使人们较易理解系统发育或繁殖所需信息何以能够在合理的范围内储存起来。

为了理解一个复杂的大系统，认知科学通常是先把一个复杂的大系统分解成几个复杂程度较低的子系统，研究子系统的功能和各个系统之间的关系，从而达到理解大系统的目的[6]。语言学家们认为，认知的阶层性与语言的层级性有着全息的联系。语言的层级性刚好对照了物理现象中的微观、中观、宏观，整个宇宙是个大套盒，这种套盒关系从根本上报告了层级性的来源。语言的层次性重演了宇宙的层次的全息性[7-9]。中医药名词术语博大精深，一个单薄的词语，蕴藏着的是无穷的信息，因此可以用层级结构理论进行研究。

2. **中医名词术语层级结构的初步探讨**　中医药名词术语分类、分层、分级的编码设计，是由复杂系统层级结构理论和语言符号学的层级理论启发而来，对名词术语进行层级分类研究是客观存在的。有研究[5]基于复杂系统层级结构理论和语言符号学层级理论，在现有中医药名词术语规范化研究基础上，运用多学科交叉方法，把复杂系统层级理论和语言符号学层级理论及其方法作为有效工具，运用计算机技术和统计学、数学、文化哲学、语言学等多学科知识和方法，对中医药基本名词术语进行梳理、分析、整合，从多维视野和多个层面诠释中医术语的原质内容，把中医药名词术语分类、分层、分级编码。然后，通过中医药数字化信息开发，把中医药学的文化哲学内容进行适度的剥离，将其科学内核原来定性的内容做定量分析，以促进中医药知识属性的形式化，使之逐步纳入相对统一的逻辑体系，从而进一步推动中医药术语的规范化、标准化、通用化研究，逐步实现中医药学术语言及其理论体系的现代转型。

近 40 年来，语言符号学理论作为普通语义学或文化逻辑学，在国际学术界有很高的声誉。国内有学者指出，应当使符号学研究成为中华传统文化现代化和国际化的有效工具[10]。语言的层级结构是理论符号学十分重要的内容，而计算机则是称为符号系统的重要人工物族中的一员。许多学者的大量研究和语言学的几种逻辑语法理论(包括广义量词理论、情境语义学、动态语义学和关于自然语言理解的加标演绎理论等)表明，自然语言与逻辑语言本质上是相通的，都可以用形式化方法描述，运用计算机技术进行信息处理[11-13]。中医药名词术语的层级分类研究，为中医药名词术语的规范化提供了一定的思路。

(三) 中医名词术语概念的标准化策略研究

中医药基础概念的标准化是进行中医药诊疗规范化的前提与基础。目前，中医药术语标准化方面的研究工作取得了一定的进展，但也存在“对中医学的核心名词术语的释义不明确；已有的名词术语标准之间存在较大差异，相互之间有较多的歧义与矛盾之处；同名异义、同义异名的中医药术语比较普遍”等不足之处。因此，中医药名词术语领域亟须制定标准项目类别和相应标准应遵循的共性原则与方法，为制定出符合中医药自身特点的术语标准提供指南[14]。

1. *归类方法*　有学者[15]认为，中医诊断学名词术语的规范研究，应遵循以下基本原则：① 任何名词术语的解释和定义都不能脱离该名词术语字词的本身含义，要以其在中医诊断学的固有含义及其引申含义为依据。② 基于中医诊断学术深化、创新的需要及与西医等其他自然学科的沟通、与国际接轨的趋势，有些名词术语的定义可做有据而适当的限定、引申或改动。③ 每条名词术语及其解释要求用词得当，语意确切，表述简洁、清晰。④ 每条名词术语应界定明确、范围清楚，避免名词术语之间内涵重叠、界限模糊。

基于以上的原则，中医名词术语的归类方法有：① 按名词术语本身所具有的属性归类。② 按该名词术语拼音的第一个字母排列顺序进行归类。③ 按该名词第一个汉字的笔画进行排列归类。④ 按系统归类，如对症状主要四诊排列的顺序进行归类，作为中医诊断学学习的工具参考书，便于查阅学习。

2. 处理策略　① 通过中医古籍文献研究，进行正本清源。需要对中医症状用词的使用情况做全面调查研究，根据症状词汇在各个不同时期的含义和使用频率，客观地展示其内涵和使用状况，在此基础上，提出规范的方案，按照一定的原则，来规范中医的症状名称、概念、内涵，并对与其相关的各种名称、概念做出解释。对一些混乱的症状，应进行正本清源的讨论[16]。② 通过临床研究，增强症状量化标准的可操作性。加强临床研究，对症状范围、轻重程度做出分级、分度的量化划分。必须增强量化标准的可操作性，对每一个症状的轻、重信息程度进行具体的规定和量化。从症状出现的频率、持续时间、性质程度与外界刺激关系等方面进行综合量化[17]。③ 加强四诊客观化研究。利用各种检测仪器辅助诊断，以便尽量得到客观的依据和数据。④ 加强微观辨证研究。借用现代新科技、新材料，设计出能反映中医理论的有关检测手段，对四诊进行补充[18]。开展症状的量化分级、利用各种检测仪器辅助诊断、加强微观辨证研究是中医药科研的必然趋势，但是由于科研成果的限制，目前尚不具备制定达成共识的统一标准的可行性。

（四）中医名词术语标准制定的原则和方法

中医名词术语标准建立的过程中需要遵循的共性原则和方法[19]有：① 符合科技名词术语的共性要求，即中医名词术语标准必须具有科学性、简明性、系统性、单一性、习惯性、内涵特性、国际性、学术性。② 基于现代中医临床病案及历代中医文献的整理，运用循证医学方法，将相关文献在收集汇总的基础上依照可信度分级。尽量参考已颁布的国际标准、国家标准、权威工具书和统编教材，兼选一些质量较高的专著、期刊及会议等各种论文。先基于现代中医临床病案获得的信息，对中医药名词术语进行规范化，使修订的标准能够很好地服务于临床,然后再考虑与古代术语的衔接。③ 中西医术语融合,中医药术语标准与 SNOMED CT 具有相同的研究目标与应用环境,均服务于信息化临床科研工作,为病历书写与数据挖掘提供标准化术语支持,其在主体上同样适用于中医药术语标准。因此,应吸取 SNOMED CT 先进的理念和管理方式,建立符合中医药发展规律的术语规范[20]。④ 保持中西医术语的差异,遵循中医药理论是制定中医药名词术语标准的指导思想,要保持中医药特色。在理解中医学理论和临床诊疗思路的基础上形成具有完整系统的中医学术语标准。⑤ 重视有效的研究方法,综合运用文献调研、专家咨询、会议咨询、数字统计等研究方法,充分利用现代技术手段,如网络会议、融智系统等,可以快捷、经济、方便地聚集广大专家的智慧,从而得到更为科学专业、更有价值的结论。⑥ 建立术语质量控制体系,通过设置多级质量控制环节,建立中医药术语采集、编码、术语集编制的质量控制体系,保证术语集的高质量[21]。⑦ 权威性寓于广泛性之中的原则,在规范的过程中,邀请相关专家参与,组织反复多次的专题研讨,广泛征求专家的意见和建议,最后产生共识。⑧ 核心术语优先的原则,首先基于中医药理论的整体构架挑选本学科的核心术语进行解释,而不是把成百上千的偏词纳入名词术语标准中。⑨ 术语定义应突出其医学含义,而非哲学内涵。因中医学兼具自然科学与人文科学的双重属性,致很多名词术语包含了丰富的哲学内涵,对其进行定义时应突出其医学含义,而非哲学内涵。

二、中医舌诊名词术语的规范化、标准化研究进展

(一) 舌诊术语源流考

1. “舌色”源流考　舌色是中医舌诊的主要内容之一,“舌色”一词最早见于《敖氏伤寒金镜录》,历代著作中,明确出现“舌色”的著作有《四诊抉微》《望诊遵经》《形色外诊简摩》《辨舌指南》等。

舌色的内涵从元代至今有所不同,“舌色”既包含舌质的颜色,又指舌苔的颜色,如《敖氏伤寒金镜录·原序》中云“舌色变为白苔而滑”,此处“舌色”指舌苔颜色,《敖氏伤寒金镜录·将瘟舌》曰“舌色如淡红、嫩红,或白中带红”,此处“舌色”指“舌质颜色”。清代诊法著作《四诊抉微》《形色外诊简摩》中仍存在。到近现代,“舌色”则专指舌质颜色,包括淡白舌、淡红舌、红舌、绛舌、紫舌、青舌等。其词义更加容易理解,更贴切于望舌质理论的内容,有助于后世对舌诊

理论的整体理解和传承，符合“望文生义”的术语定名原则，标志着“舌色”作为中医学名词术语开始被使用。“舌色”名词术语内涵的变迁，也体现了舌诊理论的一个发展过程。早期的舌诊理论将舌质的颜色和舌苔的颜色杂合在一起进行描述，确实说明当时虽然开辟了辨舌用药的新方法，但在很多理论方面还不够完善，有待于后世的进一步充实和补充[22]。以后的著作中，几乎都以“舌色”这一规范名来称舌质颜色，现代有关著作中也均以“舌色”作为规范名，如《中医诊断学》《中医药常用名词术语辞典》《中国中医药学主题词表》《中医大辞典》《中医药学名词》等。《中医大辞典》：“舌色，舌质的颜色，舌诊的重要内容之一。正常的舌色是淡红色，活泼光润。临床常见有淡白、红、绛、紫等色。一般来说，白主血虚、阳虚，红色主热证，热在卫分、气分；绛色主热在营分、血分。如非热性的疾病出现红绛舌而无苔或少苔，则表示阴虚火亢，多见于慢性消耗性疾病。紫色在温病中表示热入营分、血分，在杂病中则表示有瘀血瘀滞，常见于心脏病、血液病、死胎或中毒等。今人通过临床观察，认为舌色的变化与舌的血循环关系密切，如贫血及水肿则色淡，充血及血管增生则色深红，瘀血或缺氧则青紫。”

2.“舌苔”术语变化　在历史发展过程中，舌诊相关的术语有一系列发展变化，舌、舌上胎、舌胎、舌苔这一系列的字词变化与发展的深度相关。有研究从舌诊发展对“胎”和“苔”术语变化的意义进行了阐述[23]。

舌诊起源很早，但在中早期发展缓慢，称谓也只是“舌”或“舌上胎”。汉唐时期着重于舌体与舌态的变化，对于舌苔的所用术语为“舌”“舌上胎”。张仲景在今本《伤寒论》与《金匮要略》中与舌诊相关的描述有：舌本燥、口舌干燥、口干舌燥、舌上燥、舌青、舌上胎、舌上胎滑、舌黄、舌萎黄等，其中可以见到“舌上胎”的提法，而关于“舌青”的描述，证明张仲景已经开始注意到舌质，语虽寥寥，足以启后人之思。至元代出现第一部舌诊专著《敖氏伤寒金镜录》，并提出“舌胎”一词。至明代中期，舌诊开始受到广泛关注，然多局限于诊视伤寒。明末吴又可首引舌诊以辨温疫，清初卢之颐提出“舌苔”一词。

张景岳《景岳全书》述伤寒舌色变化及相应治法之基本规律，此言辨舌色，实际上以辨“胎色”为主，包括舌上胎白、舌上胎黄、舌上胎黑，其最重要的发挥在于辨“黑胎”。张景岳认为“舌上黑苔而生芒刺者，则为邪实热深；苔色虽黑滑而不涩者，则乃虚寒之证。若黑色连地，而灰暗无神，此其本原已败，必死无疑；舌心焦黑，而质地红活，则未必皆为死证”。按语中张景岳提到察舌之根本,当观其有神无神。"舌神"之说以此为始。此后清代叶天士等温病学家深入辨舌,舌诊有了较大发展。吴鞠通首作"舌胎"与"舌苔"之辨,强调舌上长苔如"土坂之阴面生苔者然",因此舍"肉"从"草",受到诸多医家的追随。自此"舌苔"逐渐取代了"舌胎",以"舌苔"之"有根"与"无根"分辨虚实的方法亦被广泛用于温病临床。清中期舌诊运用还由温病扩展至中医内外科杂症,并涌现出大量舌诊专著。"舌胎"与"舌苔"是两个含义不同的舌诊术语,反映了舌诊在不同时期的发展状况。

总之,《黄帝内经》时期的舌诊偏重"舌本",统称为舌。《伤寒论》有"舌上胎"之谓,注意到"舌"与"胎"的区别。元代出现"舌胎",清初创用"舌苔"一词,清中晚期,吴鞠通受叶天士影响,作"舌胎"与"舌苔"之辨,强调舌上长苔如"土坂之阴面生苔者然",因此,舍"肉"从"草",受到诸多医家的认可,自此"舌苔"逐渐取代了"舌胎",以"舌苔"之"有根"与"无根"分辨虚实的方法亦被广泛用于温病临床。"舌胎"与"舌苔"是两个含义不同的舌诊术语,反映了舌诊在不同时期的发展状况,故在古籍整理中不可随意将"舌胎"改为"舌苔"。

(二) 舌诊术语的翻译

舌诊是中医四诊的关键一环,舌象能正确地客观反映脏腑器官的内在生理、病理变化,正确的翻译为外国留学生来华学习中医和中医对外传播推广奠定了基础。广州中医药大学孟宪友等[24]对中医舌诊术语翻译的标准化进行了深入的研究,该研究挖掘了多位国外著名翻译家的理论,对舌诊术语翻译的特点、原则和方法进行了深入探讨,从研究的内容到研究译法和翻译理论进行挖掘分析。翻译理论主要借鉴德国翻译学家费米尔的目的论和美国翻译学家尤金·A·奈达的功能对等理论以及英国的纽马克的语义翻译和交际翻译的理论,对舌诊术语进行分析比较,找出能体现中医特色的英译方法。研究内容包括舌质和舌苔两个大方面,通过对中医舌诊术语翻译教材的搜索,对 9 本教材进行分析,供临床、科研、教学应用。研究结果显示:中医术语特别是舌诊术语深奥难懂,译法灵活多样,译者应加强中医知识的学习和语言功底的锤炼,既懂中医又懂外语才能把中医翻译准确;中医术语涉及许多古代哲学典故和目的语国家文化知识的背景,要深入了解目的语文化与中国哲学知识,重视理论对实践的指导作用。

(三) 舌诊术语国际标准研究

在中医舌诊国际标准化研究领域,中、日、韩三国抗争激烈。在国际标准化组织 ISO／TC249 成立之初(2009 年),三个国家就舌诊仪研究的相关的技术和设备标准先后向 ISO／TC249 的第四工作组(WG4)和第五工作组(WG5)提案。按照术语优先原则,舌象术语标准的制定应优先于舌象仪的相关标准,但该项研究争议激烈,成果难产。目前已出版舌诊仪相关国际标准 1 项(中医计算机舌象分析系统-第二部分：光源环境,中国,2017)。已立项的舌诊仪国际标准提案 3 项：ISO／FDIS 20498－1(中医计算机舌象分析系统-第一部分：一般要求,韩国)、ISO／NP TS 20498－3(中医计算机舌象分析系统-第三部分：颜色色卡,日本)、ISO／NP TR 20498－4(中医计算机舌象分析系统-第四部分：外部视觉设备,中国)[25]。

因国际市场上中医舌诊仪众多,其中计算机舌象分析方法各不相同,为了规范中医行业内计算机舌象分析系统中舌色、苔色客观获取与表示的通用方法,2015 年王忆勤向 ISO／TC 249 递交了中医舌象颜色获取与表示方法的标准提案,该提案经过讨论后于 2016 年通过委员会投票予以立项制作。该课题组规范了一种舌色、苔色的获取和表达的方法,在 Lab 颜色空间,通过色卡标定采集设备的色差,并拟合出色彩校正曲线,以此为依据获得该设备所拍摄舌图像真实的颜色数据;采用各类别聚类中心的色彩值(L、a、b 值)和对应的统计直方图表达某类舌色或苔色。制定共历时 30 个月,有来自中国、澳大利亚、加拿大、泰国、捷克 5 个国家的提名专家参与项目团队共同制定标准。

2018 年 12 月,国际标准化组织(ISO)正式发布了由上海中医药大学上海市健康辨识与评估重点实验室王忆勤团队主导制定的中医舌诊仪舌色与舌苔获取与表示方法的国际标准(ISO／TR 20498－5 Traditional Chinese medicine — Computerized tongue image analysis system — Part 5：Method of acquisition and expression of tongue colour and tongue coating colour)。此次发布的 ISO 20498－5 提供了一种标准化的舌象颜色的数字化表达方法,该表达方式是基于客观的颜色空间,且与显示设备无关。应用该标准,用户在符合要求的设备中采集舌图像后,可在其他符合要求的设备中直接进行分析,解决了重复采集和数据无法互通的问题。该标准与诊断结果无关,仅客观地表示舌色、苔色的颜色属性。该标准促进了中医计算机舌象分析系统的规范化,并将在推动中医舌象仪国际贸易中发挥重要的作用。

(许朝霞　李娜)

参考文献

[1] 贾李蓉,杨硕,董燕,等.中医药学名词术语规范化现状[J].中国数字医学·卫生信息化论坛,2012: 1-4.

[2] 朱建平.中医药名词术语规范化现状问题与对策[J].中华中医药杂志,2017,32(4): 1633-1637.

[3] 贾李蓉,刘丽红,杨硕,等.中医药学名词术语规范化问题与建议[J].中国数字医学·信息化论坛,2013: 12-14.

[4] 殷平善,庞杰.中医药名词术语的规范化研究及其层级处理[J].中国中医基础医学杂志,2008,14(12): 901-902.

[5] Herbert A. Simon. The Sciences of the Artificial[M].上海: 上海科技教育出版社,2004.

[6] 赵南元.认知科学揭秘[M].北京: 清华大学出版社,2002: 181.

[7] (法) 罗兰·巴特.符号美学[M].沈阳: 辽宁人民出版社,1987: 6.

[8] 袁毓林.语言信息的编码和生物信息的编码之比较[J].当代语言学,1998(2): 5.

[9] 钱冠连.语言全息论[M].北京: 商务印书馆,2002: 168.

[10] 李幼蒸.理论符号学导论[M].北京: 社会科学文献出版社,1996.

[11] 邹崇理.逻辑、语言和信息[M].北京: 人民出版社,2002.

[12] 曼宁.统计自然语言处理基础[M].北京: 电子工业出版社,2005.

[13] 方美琪,张树人.复杂系统建模与仿真[M].北京: 中国人民大学出版社,2005.

[14] 付强,王益谊,郭春莉,等.基于深度访谈与问卷调查法研究中医药名词术语标准制修订原则[J].辽宁中医杂志,2011,38(4): 593-595.

[15] 郭小青,郝保华.中医诊断学名词术语规范化研究思路探讨[J].四川中医,2004,22(7): 1-3.

[16] 秦玉龙.从信息学的角度论中医证候规范化研究[J].天津中医药,2003,20(6): 35.

[17] 李福凤,王忆勤.在证候标准化研究中数理统计思想和方法的应用概况[J].辽宁中医杂志,2007,34(2): 148-149.

[18] 李晶,赵莉娟.证的规范化研究临证意义及思路[J].中医药学刊,2003,21(6): 938-939.

[19] 许银珊,徐晖,刘清国.针灸名词术语规范化研究方法论初探[J].四川中医,2006,24(11): 100-101.

[20] 郭玉峰,刘保延,姚乃礼,等.基于 SNOMED CT 核心构架研究的中医临床术语集标准化特征要素初探[J].中国中医药信息杂志,2008,15(9): 96-97.

[21] 杨阳,李园白,崔蒙.建立中医临床术语集探索性研究[J].中国中医药信息杂志,2006,13(12): 105.

[22] 杜松,刘寨华,于峥,等."舌色"源流考[J].中国中医基础医学杂志,2018,24(9): 1188-1190.

[23] 张志斌.从舌诊发展看“胎”与“苔”术语变化的意义[J].中医杂志,2015,56(1)：4－8.
[24] 孟宪友.中医舌诊术语翻译的标准化研究[D].广州：广州中医药大学,2016：4.
[25] 王忆勤.中医诊断技术发展及四诊信息融合研究[J].上海中医药大学学报,2019,33(1)：1－7.

第三章

中医舌诊的现代化研究

自20世纪50年代中期以来,许多中医、中西医结合和其他学科的研究人员都致力于舌诊现代化的研究。计算机技术迅猛发展带动的信息技术革命,为舌诊现代化研究注入了新的活力。随着光学技术、数码技术和生物科学技术的发展,开展了利用多种色彩模式及其他模式对舌质和舌苔的颜色、舌苔的润燥、裂纹的深浅等舌象指标的舌象客观化研究;利用细胞学、免疫学、代谢组学、蛋白组学等技术探索舌苔的形成机制和本质[1],舌诊的现代化研究取得了一定的进展。

第一节　舌象形成机制研究

舌象包括舌质和舌苔两方面,《灵枢 · 经脉》曰"唇舌者,肌肉之体也",舌质指舌的肌肉脉络组织,依赖气血的充养,为脏腑气血之所荣;舌苔是指附着在舌面上的一层苔状物,是由脾胃之气上蒸胃阴而成,由舌质与舌苔两部分的色泽形态所构成的形象即为舌象[2]。舌诊是中医望诊中的一个重要组成部分,通过观察舌象的变化来了解机体生理功能和病理变化,对于临床辨证有着重要意义。历代医家都非常重视舌象形成机制研究,并且都取得了一定的进展,现将舌象形成的中西医研究进展介绍如下。

一、舌象形成的中医理论

早在《黄帝内经》中即有舌诊记载,《素问 · 刺热》曰:"肺热病者,先淅然厥起毫毛，恶风寒，舌上黄。”提示体内有热与黄苔的相关性。清代杨云峰《临证验舌法》曰：“内外杂证，无一不呈其形，着其色于舌。”指出舌象的变化能客观反映人体气血的盛衰、病邪的性质、病位的深浅、病情的进退以及判断疾病的转归与预后[3]。舌象是反映人体生理、病理变化的灵敏标尺，亦是窥测内脏变化的“窗口”。

正常舌象为舌体柔软灵活，舌色淡红明润，舌苔薄白均匀，舌质干湿适中，简称“淡红舌，薄白苔”[4]。《舌鉴总论》曰：“舌乃心苗，心属火，其色赤，心居肺内，肺属金，其色白，故当舌地淡红，舌苔微白，红必红润内充，白必苔微不厚，或略厚有花。然皆干湿适中，不滑不燥，斯为无病之舌，乃火藏金之象。”中医理论认为脾主肌肉，舌质是由数块肌肉所组成的，肌肉由舌所主，脾的功能就可反映于舌质。《伤寒论本旨·辨舌苔》记载：“舌苔由胃中生气所现，而胃气由心脾发生，故无病之人常有薄苔，是胃中之生气，如地上之微草也。”所谓“胃中生气”，即脾胃的生理功能，脾主运化、胃主受纳，两者的生理功能运行正常，舌上才可显现出一层薄润的舌苔[5]。《辨舌指南》曰：“舌之苔，胃蒸脾湿上潮而生。”正常舌象的形成与心、肺、脾胃等脏腑功能密切相关。

外感邪气侵袭，或情志不遂、饮食不节等内伤均能导致机体脏腑经络的气血、津液等发生变化，舌象亦会随之发生各种不同的变化。临床实践证明，体质禀赋强弱、正气的盛衰、病情的浅深、预后的吉凶等均能客观地从舌象上反映出来，为疾病诊治提供重要依据。《诸病源候论·唇口病诸侯·口舌干燥候》指出：“脏腑虚热，气乘心脾，津液竭燥，故令口舌焦干也。”《辨舌指南》云：“其胃肾津液不足者，舌多赤而无苔。”《形色简摩·舌质舌苔辨》曰：“苔乃胃气之所熏蒸，五脏皆禀气于胃，故可借以诊五脏之寒热虚实也。”提示病苔乃胃气挟邪气上蒸而成，苔由薄转厚，为病邪渐次增加，或伏邪开始暴露；苔由厚变薄，则为正气来复，邪气减退。故舌出现形态、染色等异常变化可以反映出病位的深浅、疾病的性质、津液的存亡及胃气的有无[6]。

二、舌象形成的西医理论

现代医学[6,7-9]认为，舌苔是舌背上的一层薄白而润的苔状物，其形成主要与舌丝状乳头分化有关，丝状乳头的复层扁平状上皮分化成完全角化或不全角化的角化树，在角化树分支的空隙中填有脱落的角化上皮细胞，并与唾液、细菌、真菌、食物碎屑及渗出的白细胞等混合而形成舌苔。生理状态下，舌黏膜上皮细胞的新陈代谢、生长、增殖、分化、衰老、死亡都保持动态平衡，舌苔上皮细胞从基底层规律性的转化为角化脱落细胞，这一过程的周期为3～7日，以维持一般正常人的舌苔呈薄白苔；而当病邪入侵时，舌黏膜上皮细胞就会出现异常的增殖、分化和衰老、死亡，从而导致病理舌苔的产生。近年来，国内外学者利用现代科学技术对舌苔的形成进行了大量的研究，都取得了一定的进展。

（一）表皮生长因子及转化生长因子与舌苔形成的研究

表皮生长因子（epidermal growth factor，EGF）是最早发现的生长因子，对调节细胞生长、增殖和分化起着重要作用，转化生长因子（transforming growth factor，TGF）与EGF生物活性相似，并和EGF竞争性结合EGF受体，在上皮细胞的分化发育过程中具有重要作用。

1. EGF和TGF与舌苔形成的关系　周坤福等[10]通过皮下注射EGF，观察小鼠舌上皮细胞生长和EGF-R的表达，发现EGF促进小鼠舌上皮增厚、基底层细胞数增多、EGF-R表达增多，EGF可通过EGF-R机制影响舌苔形成。詹臻等[11]通过口腔滴注EGF，观察小鼠舌上皮细胞生长和表皮生长因子受体（EGF-R）的表达，发现EGF可能通过EGF-R机制进行信号传导，促进小鼠舌上皮细胞增生、舌黏膜增厚、EGF-R表达增多，故推测表皮生长因子可能是消化道分泌的一种影响舌苔形成的因子，通过自分泌或旁分泌机制作用于EGF-R，进行信号传导，调控舌苔形成的动态平衡。张军峰等[12]运用基因芯片和实时荧光定量RT-PCR技术检测TGF-αmRNA在常见舌苔中的表达水平，发现TGF-αmRNA在常见舌苔中表达水平具有显著性差异，由高到低依次为黄厚苔＞薄白苔＞黄薄苔＞剥苔＞白厚苔＞胎儿薄白苔。

2. 不同病证患者唾液中和血清中EGF表达变化　有学者检测并分析慢性肝炎和慢性胃炎患者唾液中EGF含量，发现其表达与病证相关。刘建新等[5]选取184例慢性乙型肝炎患者进行放射免疫法检测受试者唾液、血清h-EGF含量，免疫组化法检测舌苔上皮细胞h-EGFR表达，发现病理厚苔组唾液、血清h-EGF含量明显升高，乙肝组白厚（腻）苔、黄腻苔舌h-EGFR表达增强，唾液、血清h-EGF含量明显升高。刘家义等[13]检测慢性胃炎各证型患者唾液中EGF含量及舌苔上皮细胞表皮生长因子受体（EGFR）蛋白，发现脾胃湿热证组舌苔上皮细胞EGFR胞浆颗粒、着色比例、着色强度3项指标均较其他证型组升高；唾液GEF含量及GEFR表达呈现脾胃湿热证＞肝胃不和证>脾胃虚弱证>胃阴不足证的趋势。

3. *EGF和TGF对癌症患者舌黏膜上皮细胞的影响* 许冬青等[14]研究EGF对舌鳞癌细胞Tca-8113株粘附分子CD29、CD54、CD106表达的影响，发现EGF可能通过促进CD29、CD54的表达影响舌苔形成。有学者[3]运用现代分子生物学技术，从细胞模型、临床肿瘤患者两个角度，探讨EGF对舌黏膜上皮细胞增殖、凋亡、粘附分子及EGF-R表达的影响，结果发现：① EGF作用于舌黏膜上皮细胞的EGF-R，促进细胞增殖，同时诱导细胞表达更多的EGF-R。② EGF对舌黏膜上皮细胞凋亡基因*Fas*及增殖分化相关基因*c-myc*的表达都有促进作用，可以使舌上皮细胞过度增殖，舌黏膜上皮细胞凋亡指数降低，进而形成病理性厚苔。③ EGF可能通过促进舌黏膜上皮细胞CD29、CD54的表达，介导细胞与细胞间、细胞与细胞外基质间的粘附，从而影响舌苔形成。④ 在基因芯片的研究中，发现离子通道和运输蛋白基因、细胞周期蛋白类基因、细胞骨架和运动基因等基因可能是舌苔形成或影响患者舌苔变化的相关基因。张军峰[15]发现ECG和TGF-α对细胞的作用效果类似，但强度不同，差异在于TGF-α刺激细胞有丝分裂的能力更强，推测正常人群的舌苔厚薄可能与较低浓度的ECG和TGF-α相关，而肿瘤患者的舌苔厚薄可能与较高浓度的ECG和TGF-α相关。佟书娟等[16]采用免疫组化S-P法检测21例口腔舌鳞癌患者不同舌苔黏膜组织中EGF-R表达的情况，发现EGF-R在薄白苔中表达最高，正常对照和剥苔中无表达。

（二）口腔局部环境与舌苔形成的研究

口腔局部环境，如口腔唾液的pH值、淀粉酶活性、免疫球蛋白含量及舌背微生物菌群等，均在舌苔的行程中发挥着一定的作用。

陈泽霖等[17]测定并分析口腔唾液pH、淀粉酶活性及各类舌苔中菌群的分布情况，结果发现，黄厚苔、白腻苔和光剥苔者的口腔pH呈酸性，薄黄苔及薄白苔与正常组的口腔pH都呈中性；除薄白腻苔外，其他病理舌苔患者唾液淀粉酶活性>9 000单位的百分比，并且光红舌患者唾液淀粉酶的活性升高最显著；80%正常苔都是单一菌种——草绿色链球菌，病理苔2种以上菌种百分率明显增高。

马伯龙等[18]采用琼脂平板打孔法分析患者口腔唾液溶菌酶含量，发现病理舌苔组显著低于正常对照组；采用免疫单向扩散法测定唾液免疫球蛋白(secretory immunoglobulin A, SIgA)、IgA、IgG、IgM的含量，发现唾液中

SIgA、IgA、IgG 显著高于正常对照组，正常人和光苔组不能测定出 IgM，在其他病理性舌苔组能够检测出 IgM 的例数较少。唾液溶菌酶含量的显著减少及免疫球蛋白含量不同程度的增多，说明病理舌苔形成过程与口腔免疫的情况及程度有关。

李福凤等[19]利用 16SrRNA 基因变性梯度凝胶电泳技术检测慢性胃炎患者的舌苔微生物菌群，发现慢性胃炎腻苔组、非腻苔组与健康对照组舌苔的微生物组成存在差异。朱莲娜等[20]用镜检法对湿热证舌苔微生物群总量和种类进行分析，发现湿热证黄腻苔组细菌总数明显多于正常薄白苔组，并且湿热证黄腻苔中革兰阳性小球菌和微球菌差的量较多。王菁等[21]利用基因测序方法分析口臭患者舌背微生态的菌群结构，结果发现链球菌在舌苔中检出率最高，有 17 种细菌为口臭患者舌苔特有。

脂多糖(lipopolysaccharide, LPS)是革兰氏阴性菌的重要活性物质，口腔普遍存在。有研究[22,23]将不同浓度的 LPS 作用于撤血清舌鳞癌 Tca－8113 细胞，发现口腔 LPS 的剂量变化可以影响舌鳞状上皮细胞的增殖活性，并且存在剂量依赖性，是参与舌苔形成的重要外源性因素，同时对 NF－κB 信号通路也具有重要作用。

（三）钙黏蛋白与舌苔形成的研究

詹臻等[24]运用基因芯片和实时荧光定量 RT－PCR 技术检测 E－钙黏蛋白(E－cadherin, E－cad)mRNA 在不同舌苔中的表达水平，发现 E－cad mRNA 在常见舌苔中的表达水平从高到低依次为黄厚苔＞黄薄苔＞剥苔＞白厚苔＞薄白苔＞胎儿薄白苔，E－钙黏蛋白基因的表达水平可能是舌苔形成过程中的一个重要下游事件，直接参与舌苔的厚薄形成。王景叶等[25]采用免疫组化 S－P 法检测空腔舌鳞癌切除术患者不同舌苔黏膜组织中 E－cad 和 CD29 表达情况，发现 E－cad 在白薄苔中表达最高，在剥苔中表达最低；按舌苔厚薄比较，CD29 在厚苔中的高表达，E－cad 在薄苔中高表达，对于苔色而言，两者在白苔中的表达均高于黄苔。

（四）细胞凋亡与舌苔形成的研究

细胞凋亡就是程序性细胞死亡，在生理或病理条件下，由基因调控的细胞主动程序化死亡过程。董伟等[26]将 COCI2 作用于撤血清舌鳞癌 Tca－8113 细胞，建立化学性缺氧模型，以观察缺氧对舌苔形成相关细胞凋亡的影响，发现 COCI2 能抑制撤血清舌鳞癌细胞增殖，并能引起撤血清舌鳞癌细胞凋亡，其发生机制可能受核因子-κB(nuclear factor kappa B, NF-κB)、Bax、热激蛋白70(heat shock protein 70, HSP 70)的调控。张莉等[27]使用 H_2O_2 作用于舌鳞癌细胞 Tca-8113 模拟氧化应激,发现撤血清舌鳞癌 Tca-8113 细胞增殖活性显著下降,并具有剂量和时间依赖性;细胞周期分布变化显著,促进细胞凋亡;下调撤血清舌鳞癌细胞 NF-κBp50、Bcl-2 和 Bax 的表达水平,上调撤血清舌鳞癌细胞 NF-κBp65 和 COX-2 的表达水平;同时,舌鳞癌细胞 PGE2 分泌量也表现为剂量依赖效应。冯颖等[28]把周氏克金岩方作用于体外培养的人舌鳞癌细胞 SAS 和 Tca-8113 细胞,发现周氏克金岩方丁醇部位能够降低舌鳞癌细胞的增殖活性,促进 SAS 和 Tca-8113 细胞凋亡率升高,抑制细胞分泌 PGE2,且具有剂量和时间依赖性,说明周氏克金岩方正丁醇部位促进舌苔形成相关细胞凋亡与抑制 PGE2 合成相关。佟书娟等[29]观察 22 例口腔舌鳞癌患者不同舌苔形成与 *Fas*(CD59)基因表达的关系,发现各组舌苔 *Fas* 表达强度顺序为黄厚苔>薄白苔>剥苔>薄黄苔>白厚苔>胎儿舌苔。

(五) 舌苔形成机制的组学研究

舌苔反映机体生理、病理状态,开展舌苔形成分子机制研究对推动中医舌诊客观化具有重要意义。现代组学技术非常适合开展舌苔的形成机制研究,包括舌苔基因表达谱、蛋白组学、微生物组学和代谢组学方面的研究,可为中医舌诊客观化研究提供新的思路[30]。组学研究的不断深入将为系统医学在中医药研究的应用提供条件,组学研究需要保证样本的质量,特别是信息的完整性,同时设计合理。随着科学技术的不断发展,基因组研究的不断拓展,新理论和新技术方法的不断突破,蛋白组学、代谢组学分析技术不断完善和标准化,将会给舌苔研究提供更加广阔的空间,使舌苔诊断达到真正客观化,为走进临床应用奠定坚实的理论基础[31,32]。舌苔形成的蛋白组学研究对中医舌苔原理和证候本质的全面揭示,有赖于功能基因组与功能蛋白质组研究的结合,蛋白质组学技术和生物信息学研究方法在中医药现代研究中有着重要价值和广阔前景。

1. *舌苔的蛋白组学研究* 有研究[33,34]将蛋白质组学技术运用于中医舌苔原理与微观辨证学的研究,结果发现不同病理舌苔的蛋白质组学特征不同,与正常舌苔的蛋白质表达谱之间亦存在明显差异。张晓丽等[35]构建重复性的舌苔蛋白质双向电泳图谱,进行了正常舌苔和病理性薄苔、厚苔和剥苔组各 20 例的舌苔蛋白质组检测,结果发现筛选到的 36 个差异表达的蛋白质可能与病理舌苔的发生发展有关[36]；对慢性胃炎患者和胃癌患者的唾液标本进行比较分析，共得到了 77 个蛋白质峰，其中 1 个具有显著统计学差异[37]；通过对正常薄白苔与常见消化系疾病病理薄苔、病理厚苔、病理剥苔 4 组唾液样本的研究[33]，发现消化系疾病患者不同舌苔的唾液蛋白指纹质谱，并建立了用以区分正常舌苔与消化系疾病不同病理舌苔的唾液蛋白表达质谱的诊断模型；采用蛋白质组学基辅助激光解吸电离飞行时间质谱得到相应的肽质指纹图谱，并运用弱阳离子磁珠检测胃癌患者和健康者唾液，初步建立了胃癌的唾液蛋白指纹质谱，建立了以 1 472.78 Da、2 936.49 Da、6 556.81 Da 和 7 081.17 Da 四个蛋白质峰为模型区分胃癌与非胃癌的唾液蛋白表达质谱诊断模型[38]，为胃癌蛋白质组学研究奠定了一定的基础。刘晓谷等[39]对慢性胃炎脾虚湿热证患者和正常志愿者的舌苔进行了蛋白质组学的研究，采用表面增强激光解析离子化飞行时间质谱检验，并筛选舌苔蛋白的标志物，结果发现，在质荷 1 000～15 000 范围内检测到 189 个差异蛋白峰，实验组比正常组的差异蛋白质谱峰表达值较高（$P<0.05$）；通过聚类分析，两组蛋白质谱峰值显示的聚类性质明显不同，提示脾虚湿热证患者舌苔的形成与其舌苔脱落细胞合成特异性蛋白有关。王忆勤等[40]对慢性胃炎湿证患者、非湿证患者及健康人进行了血清蛋白质组学分析，发现慢性胃炎湿证患者蛋白质表达谱质荷比为 3.2 kD、6.4 kD、8.1 kD，出现波峰基本在 10 个单位以上的高表达趋势，非湿证患者与正常人上述波谱峰呈低表达趋势，提示慢性胃炎湿证患者的确存在特异性的蛋白质组学表现。这些研究表明观察患者舌苔与唾液蛋白组可以为临床消化系疾病辨证、用药和判断疾病预后提供参考。

2. *舌苔的代谢组学研究* 近年来代谢组学研究为人体微生态功能研究提供了新的手段，使得研究人体微生态变化与机体新陈代谢的内在联系成为可能[41,42]，李福凤等[43]采用高效液相色谱质谱联用技术对慢性胃炎患者的腻苔和非腻苔以及正常人薄白苔进行代谢指纹图谱分析，结果发现 3 组舌苔的代谢产物分布在不同区域内，腻苔组和非腻苔组之间差异的化合物有 2-脱氧-D-核糖、UDP-D-半乳糖、3-酮基乳糖、变视紫红（质）、抗坏血酸盐、吡啶甲酸、组氨酸，腻苔组和正常组之间差异的化合物有 3-酮基乳糖、UDP-D-半乳糖、白细胞三烯 A_4、维生素 D_2 等，提示慢性胃炎腻苔、非腻苔患者及正常人舌苔间代谢产物存在差异，且这些表达有差异的代谢物质主要参与能量代谢，其中以糖代谢为主，提示糖代谢的异常变化可能是腻苔形成的病理机制之一。

有研究[44]发现胃炎患者具有独特的舌苔菌群，并鉴定了舌苔菌群潜在的代谢标志分子。李福凤等[43]采用高效液相色谱质谱联用技术检测慢性胃炎患者腻苔 40 例、非腻苔 30 例及正常人淡红舌、薄白苔 20 例的舌苔中的代谢成分，获得了相关代谢指纹图谱，对其进行主成分分析、偏最小二乘法判别、正交偏最小二乘法判别分析，得到潜在的代谢标志物，对潜在标志物进行了初步鉴定，结果慢性胃炎腻苔与非腻苔患者及正常舌苔间代谢物质有明显差异，这些代谢物质主要参与能量代谢，以糖代谢为主，糖代谢的变化可能是腻苔形成的物质基础之一。因而，在中医临床辨证中，根据代谢组的变化结合舌诊辨证与舌苔的变化分析机体的病位、病情转化亦是有科学价值和相当的医学意义的。

（六）其他

有学者在激素、胶原蛋白、糖蛋白抗体方面进行了研究。杨爱萍等[45]采用 ELISA 法检测发现原发性痛经瘀血舌患者外周血中的抗 β2-糖蛋白抗体（β2-GP1 Ab IgG）高于非瘀血舌组及健康对照组，提示 β2-GP1 Ab IgG 可能与原发性痛经疾病瘀血舌象患者发病机制相关。陈群等[46]探讨恶性肿瘤镜面舌象的出现与水电平衡异常的相关性，发现恶性肿瘤镜面舌象组钾离子（K^+）值与非镜面舌象组比较显著降低，低血钾可能是恶性肿瘤镜面舌象形成的原因之一。陈群等[47]研究子宫肌瘤、慢性盆腔炎瘀血舌象形成与性激素的相关性，发现子宫肌瘤、慢性盆腔炎瘀血舌象患者雌二醇（Estradiol, E2）的含量与非瘀血舌象组具有显著差异，两组瘀血舌象患者之间 E2 的含量同样具有显著差异，子宫肌瘤、慢性盆腔炎瘀血舌象形成与性激素有关。

胶原蛋白[48]是一组由多糖蛋白分子组成的大家族，是结缔组织的主要蛋白成分。Ⅲ型胶原蛋白和Ⅰ型胶原蛋白结合，常见于血管壁、皮肤和肠壁[49]。张春兵等[50]应用基因芯片技术和实时荧光定量逆转录-聚合酶链反应（RT-PCR）技术检测Ⅲ型胶原 α 基因表达水平与舌苔形成之间的关系，发现表达水平从高到低为黄厚苔＞白薄苔＞白厚苔＞无苔＞黄薄苔＞胎儿白薄苔。

舌象的形成是一个复杂的过程，其机制涉及解剖、组胚、生理学、病理学等领域，运用微循环理论、生物化学、组织化学技术对舌苔多指标、多层次的综合研究，已初步取得了一定进展，随着对亚细胞和细胞代谢水平层面的不断深入探索，必将有助于舌诊的客观化、定量化、标准化和规范化的发展。

（杨德才）

第二节　中医舌诊细胞生物学研究

一、舌的解剖学和组织学特点

(一) 舌的解剖及组织学特点

结合现代科学技术,舌的解剖和组织学特点得到了进一步的观察和研究,正常的舌组织可分为黏膜层、固有层、肌层3层,其详细结构如下[51]。

黏膜层由复层鳞状上皮组成,代谢旺盛,上皮细胞更新较快,故细胞代谢障碍易在舌上反映。黏膜层分为:① 角化层。位于黏膜最表层,由上皮细胞所形成的角化物质或不全角化的细胞组成。此类细胞外形扁平,在完全角化细胞中胞核已消失,呈伊红染色;在不完全角化细胞中,尚有固缩或梭形细胞核存留。正常时,此层细胞平铺于舌黏膜表面,但有时亦可形成角化突起,凸出于舌表面。角化过度时,角质突起延长增高,呈角化柱或角化树样,正常薄白苔即由此层形成。② 颗粒层。此层细胞扁平呈梭形,胞浆中含有角质颗粒,该颗粒具有一定的折光性。③ 棘细胞层。此层细胞最多,由多角形上皮细胞构成,并具有细胞间桥。越靠舌面,其细胞体积越大,胞浆越多,有时胞浆中可见少量空泡。越近深层,棘细胞体积越小,细胞间桥也较明显,细胞核也相对较大,染色较深,偶尔可见核分裂象。④ 基底层。又称生发层,其细胞呈柱状,单层排列,整齐而致密。胞核深染,常有核分裂象。基底层位于上皮之最底层,使黏膜上皮层与固有膜之间界线分明。

固有层位于黏膜上皮层之下,由结缔组织构成,有血管、淋巴管、神经、舌腺管等组织埋于其内。正常时可见少量淋巴细胞与浆细胞浸润,尤以舌根部为多见。在舌背部的固有层形成许多大小不等的真皮乳头,伸入上皮层。

肌层位于固有层之下,为纵横交错的横纹肌束所组成。正常时在肌束之间有极少量的结缔组织,除血管、淋巴管、神经之外,舌腺亦位于此。这些结构均与舌的复杂生理功能相适应。

(二) 不同舌色的舌组织结构变化

因为疾病的影响,舌组织结构也出现相应的病理变化。有研究对红绛舌的组织结构病理变化进行了探讨[52,53],结果发现红绛舌患者的舌黏膜上皮固有层毛细血管数目增多，且周围有较多的淋巴细胞或中性白细胞浸润，舌色变红与舌上皮细胞层次减少及黏膜固有层中毛细血管数目的增多密切相关，当上皮细胞层次减少、毛细血管数目增多时，血色易透过上皮层，呈现舌红；舌黏膜的每一波腹（裂纹）下有结缔组织的增生及瘢痕的收缩现象。王光瑞等[54]通过阴虚证动物模型的舌组织活检扫描观察发现，红舌的组织亚微结构形态改变，可致单状乳头水肿、蕈状乳头紊乱、微血管变形，甚至严重枯萎。

（三）大鼠舌组织结构研究

有研究[55]对大鼠舌黏膜和黏膜下层结构进行了系统的观察，选用健康成年 SD 大鼠，雌雄不限，随机分成 3 组：一组切取整舌，进行 HE 染色与酶组织化学染色进行观察；二组用于扫描电镜的样品制备，扫描电镜观察、拍照；三组用于透射电镜样品制备，透射电镜观察和摄像。将已经酶组织化学双重染色的组织切片，用梯度乙醇脱水，叔丁醇置换，置于烤箱干燥后，应用扫描电镜，进行二次电子图像（SEI）和背散射电子图像（BEI）的观察和摄像。光镜结果显示，酶双重染色相邻组织切片的层次及各层结构，与 HE 染色切片的结构相似；可明显区分管腔结构，淋巴管呈现深褐色 5′- Nase 阳性反应；血管呈现深蓝色 ALP 阳性反应。扫描电镜结果显示，舌背侧黏膜表面，可见大量的舌乳头。在舌的两侧缘，腹侧面与背侧面分界清楚，形态差异较大。酶染组织切片的扫描电镜观察显示，SEI 和 BSE 均能分辨舌黏膜的各层组织结构。在舌腹侧和背侧的黏膜下层内，以及肌层内，均存在淋巴管；各层结构内淋巴管的多少和管径不同，其中，在舌腹侧黏膜下层和肌层内，淋巴管较多、管径较大。透射电镜观察表明，舌内毛细血管的管壁较厚，而舌内毛细淋巴管仅由一层内皮细胞构成，管腔较大而且不规则，内皮外无周细胞，存在开放性间隙，管壁外缺乏基膜。该研究提示：① 大鼠舌腹侧与舌背侧的黏膜形态，存在较大的差异；这种形态学差异，可能与功能有关。② 舌腹侧和背侧的黏膜层、黏膜下层和肌层内，均存在血管和淋巴管；丰富的脉管网，反映舌的血液和淋巴循环旺盛。③ 各部内毛细淋巴管的数量大于毛细血管，毛细血管内皮细胞之间为连续型紧密连接，毛细淋巴管内皮细胞之间为开放型连接；反映毛细淋巴管的通透性，远远大于毛细血管。

二、舌的微循环特征研究

舌微循环研究方法主要有形态学方法、生化学方法和生理学方法。参照中国生理科学会病理生理学会微循环专题会议外周活动微循环检测试行方案，舌尖微循环观测指标共有舌乳头横径、舌乳头内微血管丛中管襻数、舌乳头内微血管丛形态、微血管襻内血液流速、微血管襻内血液流态等。许多学者对不同病证的舌微循环变化特征进行了研究。

（一）不同疾病舌微循环有改变

1975 年上海第一医学院病理生理教研组[56]建立了舌尖微循环的观察方法，发现在不同的疾病中，舌乳头的大小、多少、血管丛的形态、数目以及微血管襻内血液的流速、流态等均有不同程度的改变，这些改变不仅与舌质、舌苔的异常间存在某些规律性的变化，而且会随着治疗出现一些有意义的变化。

（二）白塞氏病患者的舌微循环研究

陈泽霖等[52]研究发现白塞氏病患者舌尖微循环的改变特征：舌尖蕈状乳头和丝状乳头微血管丛总数明显减少，其平均数与正常人比较，减少 34%，以蕈状乳头微血管丛减少最为显著。并可见蕈状乳头大小不一，萎缩明显，血管丛中微血管襻数稀少，且管襻细而短小，微血管丛周围渗出明显，血流缓慢，甚至完全瘀滞。结合临床所见，白塞氏病患者舌质都偏淡，舌尖蕈状乳头大多萎缩，数目减少，甚至消失，而丝状乳头则相对完整。提示白塞氏病患者舌尖蕈状乳头的减少或消失有一定特异性。

（三）温病患者的舌微循环研究

袁肇凯[57]对温病患者舌尖微循环、舌黏膜脱落细胞学和舌面干湿度检测分析，发现温病患者卫、气、营、血四证在舌微观上都存在着一定的与各证病理本质相应的时相性特征；舌微观指标异常程度呈现卫分证＜气分证＜营分证＜血分证的递增趋势。

（四）心病患者的舌微循环研究

袁肇凯等[58]应用舌尖微观仪和微血流测速仪对 114 例心病气血病患者和相应的病理对照组及健康对照组进行舌尖微循环观测，结果发现，与健康人和肺气虚证、肝血虚证、肝血瘀证比较，心病三证在微观上显示出与各证病理特征相应的异常变化。

（五）血瘀证患者的舌微循环变化

“血瘀”是许多疾病发生的一项很重要的病理改变，而微循环检查可通过观察“血瘀”对病情的转归给予某些提示[59]。主要包括测定唾液分泌量、口腔 pH[60]、唾液淀粉酶功能[61]，以及血浆蛋白、血浆比重、血清电解质、血液流变学等，方法简便，取材容易，易于被患者接受。这些指标对于协助诊断某些疾病，了解机体状态及指导临床治疗均有一定的意义。王怡等[62]运用 YHG 型微循环容积波仪，对人体各部位微循环容积波进行动态观察，结果显示，血瘀证患者舌质与 OPG 图间有密切关系，随表示血瘀程度的增加舌质变化，OPG 参数呈现进行性降低。刘夕茹[63]进行高黏滞血症（HVS）血液流变学特征与舌诊关系研究，结果发现，复合性 HVS 大部分血液流便学指标较单纯性 HVS 为高（$P<0.001$），单纯性 HVS 以血细胞比容和红细胞聚积增高为特征，复合性 HVS 还伴有血浆黏度增高和其他几型黏滞因素升高的趋势，舌象结果显示 HVS 可伴有不同程度的舌质和舌苔的异常。经治疗，血液流变学指标改善后，舌质、舌苔也部分好转。翁维良等[64]运用“中医舌诊专家系统”对照观察 352 例血瘀证舌质和 218 例非血瘀证舌质的改变，并进行了舌质 RGB 量化观测，结果显示，血瘀证组患者淡紫、紫暗、紫红及青紫舌比例显著多于非血瘀证组，淡红、红绛及淡白舌较非血瘀组为低（$P<0.01$），血瘀证组胖瘦、齿痕舌型变化与非血瘀证组无统计学差异，而血瘀证组患者瘀点瘀斑出现率明显高于非血瘀证组。血瘀证组的舌质红色分量 R 值较非血瘀证组显著降低（$P<0.001$），绿色分量 G 值两组接近（$P>0.05$），而蓝色分量 B 值显著增高（$P<0.01$），说明舌质 RGB 对血瘀证量化诊断具有重要的参考价值。

（六）红绛舌的微循环改变

中医认为，红舌乃热邪所致，一方面，热迫血循行加速，使舌体脉络充盈；另一方面，热邪煎灼津液，导致血液变稠，两者均可使舌质变红。对红绛舌生化、病理、微循环及临床诊治等方面展开了较深层次的研究，从多方面揭示了红绛舌产生的相关因素及形成机制[65]。现代舌质研究发现[66]，红绛舌舌尖微循环的主要特征是蕈状乳头增多且横径粗大，微血管丛中的血管襻数目增多，管襻动、静脉臂口径较大，异形血管丛较多，血色呈鲜红；另外，红绛舌患者的血浆黏度及纤维蛋白原明显升高，使血液处于高凝状态，微循环上述充血变化可能是红绛舌形成机制之一。刘文兰等[67]采用激光多普勒血流仪检测 HBV 转基因小鼠的舌及肝脏微血管血流状况，发现 10 只转基因小鼠中有 6 只舌呈紫色，4 只呈暗红色，且紫舌的微血管血流灌注量和血流速度明显降低，其形成机制与微循环障碍有关。

（冯路　许朝霞）

三、舌脱落细胞研究

舌苔脱落细胞由角化细胞、角化前细胞、完全角化细胞和中层细胞等组成,其中以角化细胞为主。舌苔脱落细胞学的研究涉及多学科、多病种,从多层面、多角度揭示了舌苔脱落细胞与疾病之间的相关性。在研究过程中,舌苔样本的采集、保存和检测方法对研究结果有着重要的影响,陈颖等对舌苔样本的采集、保存和检测进行了系列的概括和总结[68]。

(一) 舌苔样本采集、保存和检测方法

1. *采集方法* 舌苔样本的采集方法主要有几种[68],每种方法各有其优缺点,可根据需要选择,见表 3-1。

表 3-1 舌苔样本的采集方法

方法	操作方法	优 点	缺 点
刮舌法	用干净载玻片由舌中根本至舌前部稍用力刮取舌苔,以涂血膜的方法推布到另一载玻片上;亦有用不锈钢药匙用力刮取舌中后部及前部舌苔,置于装有 3 ml 生理盐水的离心管中,洗涤,离心,去上清,取细胞悬液,涂片,检测	细胞损伤变形较少	所取实验标本受刮舌及推片力度影响较大
挑舌法	用消毒牙签或木质压舌板在舌苔分布较厚之处刮取部分舌苔进行涂片	可保证取样量,并且损伤变形较少	不易掌握涂片的薄厚会导致细胞分布不均,从而影响观测结果
印片法	用干净光滑的载玻片在舌体前中部用中等力度印压,使舌苔上皮脱落细胞附着于载玻片上	简单、便捷,所取标本是舌苔脱落细胞自然分布状态	可能会因唾液多少不同而影响附着效果
切片法	按常规病理切片的方法制作舌组织切片。适用于电子显微镜下观察	可最大限度地保留残存的组织学结构,细胞及小组织碎片相对集中,有利于获得更多诊断信息,且可重复多次切片	容易受到实验用具的质量以及实验者的手法的影响,从而影响切片质量、影响观察结果

2. *舌苔脱落细胞的保存和检测*

(1) 固定方法:舌苔脱落细胞标本固定的目的是保持细胞形态结构的完整,防止其自溶。常用的固定方法有如下几种[68]。

1) 湿固定法：涂片完成后，立即放人固定液中，以防止细胞涂片发生干燥现象，但也存在致使细胞肿胀变形，甚至自溶，致使着色性差、结构模糊，最终影响细胞的缺点。

2) 空气干燥法：指细胞涂片置于空气中或在常温下自然干燥后，放入固定液中。常用的固定液有95%乙醇固定液、乙醚和乙醇混合固定液、Carnoy's固定液、甲醇固定液等。

(2) 常用染色方法：巴氏染色法、HE染色法、瑞氏染色法以及PAS染色法等。其中以巴氏染色法最为常用，此法易于掌握，可操作性、重复性强，尤其在观察舌上皮细胞角化程度时较常用。

舌苔脱落细胞分层与背景舌苔脱落细胞为复层(扁平)上皮细胞，可分底层细胞、中层细胞和表层角化前细胞、表层不完全角化细胞、表层完全角化细胞3种结构。舌苔脱落细胞涂片观察背景可分为3类：① 清晰。指没有或有少量的白细胞、细菌及其他杂质。② 略脏。指能观察到较多的白细胞、细菌或其他杂质。③ 较脏。指能观察到成堆的白细胞、细菌或其他杂质，细胞分布情况有均匀、密集、成堆之分。

(3) 常用读片方法：红细胞计数法，用计算5个或10个视野中的各类细胞数，乘以相应的倍数；固定的读片范围加1个或2个盖玻片范围计算各类细胞数。

(二) 不同病证患者的舌苔脱落细胞特征研究

1. 消化系统疾病患者的舌脱落细胞研究 王忆勤等[69]利用细胞化学和图像分析系统检测102例慢性胃炎患者舌苔脱落细胞中葡萄糖-2,6二磷酸脱氢酶(G-2,6-2PDH)、琥珀酸脱氢酶(SDH)、糖原(PAS)的含量变化，结果发现PAS平均灰度值比较，脾气虚弱证组较正常组显著降低($P<0.01$)，其他各证型均较正常组明显升高($P<0.01$)，其中肝胃郁热兼肝郁气滞组最高($P<0.01$)；SDH平均灰度值比较，除肝胃郁热兼肝郁气滞组外，其他各证型均较正常组明显升高($P<0.01 \sim 0.05$)，其中，湿浊中阻组较脾气虚弱组升高($P<0.05$)；各证型G-2,6-2PDH平均灰度值均较正常组升高，湿浊中阻组、湿浊中阻兼脾气虚弱组、脾气虚弱组明显升高($P<0.01$)。研究提示舌苔脱落细胞化学成分检测可以作为慢性胃炎中医辨证的客观参考指标之一。梁岩等[70]对脾胃湿热证和脾胃气虚证慢性浅表性胃炎患者的舌印片进行观察，结果发现脾胃湿热证舌象以红舌、黄腻苔为主，舌苔脱落细胞成熟指数及成熟价

值均以红舌和黄腻苔变化最为明显。陈宇等[71]应用舌印片及细胞学检测,对120例慢性胃炎患者舌苔脱落细胞的理化指标(成熟指数MI、成熟价值MV、乳酸脱氢酶LDH、碱性磷酸酶ACP、琥珀酸脱氢酶SDH、巯基-SH)与中医证型的相关性进行了研究,发现中医证型与舌苔脱落细胞的理化指标具有一定的相关性,研究提示舌苔脱落细胞的理化指标可作为慢性胃炎中医辨证的客观参考指标。有研究[72]对舌苔脱落细胞miRNA表达与胃食管反流疾病的相关性进行研究,结果显示检测舌苔脱落细胞中miR-203的表达可协助胃食管反流疾病的诊断。有研究[73]通过对109例慢性胃炎患者与不同舌象的脱落细胞凋亡的相关性研究发现,不同舌象的形成与细胞凋亡密切相关,P53、BcL-2及Fas参与细胞凋亡的调控,构成了细胞凋亡的细胞学基础。钱穗毅等[74]通过对46例大肠癌患者不同舌象的舌苔脱落细胞EGFR表达与舌象相关性研究,发现不同舌象大肠癌患者的舌苔脱落细胞中EGFR的表达也明显不同,提示舌象变化与EGFR的表达具有明显的相关性。周凡等[75]检测并分析了23例慢性浅表性胃炎(CSG)患者、27例胃癌(GC)患者、16例溃疡性结肠炎(UC)患者及12例肠癌(IC)患者的舌苔脱落细胞中增殖与凋亡有关基因蛋白c-Jun和Caspase-3、Caspase-8的表达,结果发现,IC患者与GC患者的舌苔脱落细胞中c-Jun的阳性细胞百分率差异有统计学意义($P<0.05$),CSG患者与GC患者、UC患者的舌苔脱落细胞中Caspase-3、Caspase-8的阳性细胞百分率差异有统计学意义($P<0.01$),提示舌苔脱落细胞增殖和凋亡相关基因蛋白的表达间接反映了舌苔的厚薄、颜色变化等情况。曹燕亚等[76]对303例慢性胃炎患者不同舌象的舌苔脱落细胞化学成分检测分析,结果发现慢性胃炎舌苔变化与细胞化学成分SDH、ACP、LDH、PAS具有一定的相关性,为临床提供了一种新的具有中医特色的体液检测方法。

2. *呼吸系统疾病患者的舌脱落细胞研究* 鲁琴[77]通过检测舌苔脱落细胞的形态学指标成熟指数(MI)、成熟价值(MV)和化学指标乳酸脱氢酶(LDH)、琥珀酸脱氢酶(SDH)、巯基(-SH)、酸性磷酸酶(ACP),观察了140例中晚期原发性支气管肺癌患者气虚痰湿证、阴虚热毒证、气阴两虚证、气血瘀滞证4类中医证型与舌苔形态学指标之间的相关性,结果发现中晚期肺癌各证型中层细胞数所占比例高于正常人,表层细胞数所占比例低于正常人,各组舌苔脱落细胞的MV值均小于正常组($P<0.01$),各证型的MI、MV改变以气血瘀滞组最为明显($P<0.01$),MV呈现气血瘀滞证<气阴两虚证<气虚痰湿证<阴虚热毒证<正

常组的趋势，气阴两虚证组与气虚痰湿证组之间差异无统计学意义，其他各证间差异均有统计学意义（$P<0.05$ 或 $P<0.01$）；中晚期肺癌阴虚热毒证组 LDH、SDH、ACP 活性较正常组活性较高，- SH 含量也高（$P<0.01$），气虚痰湿证、气阴两虚证、气血瘀滞证组较正常组 LDH、SDH、ACP 活性下降，- SH 含量降低，其中气阴两虚证和气虚痰湿证组 SDH 的活性、- SH 含量下降最为明显（$P<0.01$），气虚痰湿证组 ACP 含量降低最为明显（$P<0.01$）。该研究结果提示，舌苔脱落细胞 MI、MV 的改变与肺癌所表现的中医证型有关，MI、MV 检查可作为中晚期肺癌不同证型辨证的参考依据之一；舌苔脱落细胞 LDH、SDH、ACP 活性、- SH 含量与中晚期肺癌中医证型存在一定的内在联系，中晚期肺癌患者各证型的舌苔脱落细胞生化指标具有一定的特异性，可作为中晚期肺癌中医辨证的客观参考指标。有研究[78]对 71 名年龄在 65 岁及以上的患有吸入性肺炎的日本老人的舌苔涂片研究发现，舌苔涂片及唾液中的细菌数量与吸入性肺炎的病情发展有关，可作为评价病情的危险指标。

3. *妇科疾病患者的舌脱落细胞研究*　梁文娜等[79,80]采用中医证素辨证进行围绝经期综合征患者肝郁病理分级，观察舌苔脱落细胞 MI、成熟价值 MV 与肝郁病理及舌象的关系，结果发现围绝经期综合征患者舌苔脱落细胞 MI 和 MV 与疾病相关，其中 MV 与肝郁病理呈负相关；对围绝经期综合征患者中医肝郁分级与舌苔脱落细胞凋亡的相关性研究发现，肝郁分级与舌苔脱落细胞凋亡指数及调控基因 Fas Bax 的阳性率呈正相关，与舌苔脱落细胞中 Bcl - 2 的阳性率呈负相关。李灿东等[81]分别采用 TUNEL 法及免疫组化方法检测并分析围绝经期综合征肝郁患者舌苔上皮细胞凋亡及雌激素受体（ER）、孕激素受体（PR）的相关性，结果发现围绝经期综合征肝郁各组患者的舌苔上皮细胞凋亡指数显著高于对照组（$P<0.01$），各组舌苔上皮细胞雌、孕激素受体均有弱表达，但组间无显著性差异。该研究提示，肝郁是围绝经期综合征患者主要证候，与舌苔上皮细胞凋亡存在一定的相关性；ER、PR 可能不是影响舌苔上皮细胞凋亡的关键因素。李红等[82]观察并分析了 180 例围绝经期平和质及气郁质患者的舌苔脱落细胞成熟指数 MI、成熟价值 MV 与性激素的相关性，结果发现舌苔脱落细胞学检测可作为围绝经期气郁体质早期判断的一个客观性指标。林晴等[83]对平和质与阴虚质、阳虚质、气虚质、气郁质、血瘀质、湿热质、特禀质各 10 例子宫肌瘤患者的舌苔脱落细胞成熟度进行观察，结果发现血瘀质与气郁质子宫肌瘤患者舌苔脱落细胞成熟度明显高于其他体质。刘

丹[84]对 75 例围绝经期综合征患者的舌苔脱落细胞成熟程度与肝郁病理关系进行分析，结果发现患者舌苔脱落细胞成熟度与肝郁病理密切相关，提示观察舌苔颜色可初步判断患者肝郁程度。以上研究提示，舌苔脱落细胞成熟度能为中医妇科临床辨证和疾病诊断提供较为客观的舌诊依据。

4. *内分泌系统疾病患者的舌脱落细胞研究* 关炯妍[85]观测并分析了 73 例 2 型糖尿病患者不同证素与舌苔脱落细胞的相关性，结果发现 2 型糖尿病各证素患者舌苔脱落细胞的 MI、MV 较之正常组存在统计学差异，但各证素舌苔脱落细胞之间无统计学差异；在舌象方面，黄腻苔舌苔脱落细胞成熟指数明显高于其他舌象，且差异具有统计学意义。

5. *心血管系统疾病患者的舌脱落细胞研究* 王大江等[86]对急性心衰竭(AMI)厚苔组与薄苔组两组患者舌面 pH 值、舌苔脱落细胞背景、细胞分布状况及舌苔脱落细胞涂片中 SDH、LDH、ACP 活性进行检测分析，结果发现 AMI 患者舌面 pH 值随着病情的进展呈递增趋势，而与舌苔的厚薄变化之间不存在相关性；薄苔组舌苔脱落细胞涂片背景比较清晰，且细胞分布较均匀，很少有细胞重叠现象，而厚苔组舌苔脱落细胞涂片背景比较模糊不清，细胞相对分布不均匀，且脱落细胞积聚及重叠现象较常见；两组舌苔脱落细胞 SDH 和 LDH 的活性比较，厚苔组明显高于薄苔组，而 ACP 的比较未见统计学差异。该研究提示 AMI 患者随着病程的进展舌面 pH 亦发生改变。

6. *肾脏疾病患者的舌脱落细胞研究* 王忆勤等[87]采用细胞化学、图像分析技术检测慢性肾功能衰竭脾肾气虚、脾肾阳虚、肝肾阴虚、阴阳两虚 4 种不同证型患者舌上皮细胞化学成分，并对检测指标进行判别分析，结果发现与正常组相比，各证型患者舌上皮细胞琥珀酸脱氢酶、葡萄糖-6-磷酸脱氢酶均降低，肝肾阴虚证最低，糖原含量肝肾阴虚证低于正常组，而脾肾气虚证、脾肾阳虚证高于正常组，酸性磷酸酶各证型之间差异无显著性意义。该研究提示研究所采用的细胞化学、图像分析技术及函数判别式临床符合率较高，可作为四型判别舌诊的客观指标之一。余素琴[88]对 11 例慢性肾功能衰竭患者舌苔脱落细胞角化程度的观察发现，慢性肾功能衰竭患者舌苔脱落细胞角化与剥落速度与正常人相比较为缓慢。Pieralisi 等[89]对 33 例慢性肾脏病(CKD)患者舌苔脱落细胞中酵母频率、种类、数量的研究显示，TC 可作为 CKD 免疫抑制者院内感染的临床观察指标。

（高慧　许朝霞）

第三节　中医舌诊客观化研究

一、舌诊客观化研究现状

舌色研究是舌诊客观化的开始，1970年起，蓝色舌质被英国科学家认为是病态的，他们在研究过程中选择了比色的方法来判断患者舌质的色泽是否正常。1980年左右，我国科学家经过大量的实验发现，使用紫外线照射青紫舌、红绛舌、淡红舌、淡白舌所产生的荧光峰值的波长会依次递增，舌色仪就是依据这一原理研制成功的。之后的10年，中医诊断协会组织了对癌症患者舌象的观察与研究，有30多家医疗单位参与其中。初期主要有测定法和比较法两种测量舌色的方法[90]。测定法包括荧光法、光电转换法、光谱光度法，具有定量指标精确的优点，但仪器操作较为复杂；比较法包括舌诊比色板、图像摄像识别法，具有操作简捷、实用性强的优点，但有量化指标不精确、主观性强的不足。相比较而言，比较法实用性强、操作简单，但是主观性强、量化指标不精确，而测定法则恰恰相反。在早期，由于舌色存在较大差异的影响，区分舌苔、舌质是一项很难的工作，于是采用分割的方法对舌中部进行分割，分割舌体则是针对舌边和舌尖部分[90]。

清华大学运用色度学、数字图像处理技术、现代光学技术，与中医辨证论治学说以及丰富的临床经验相结合，研制了中医舌诊自动识别系统。北京工业大学和北京中医医院合作，开发研制了以计算机为核心的数字化中医舌象分析仪，对舌色、苔色、舌苔的厚度与湿度、齿痕、裂纹等舌象指标进行分类与定量化。香港理工大学与哈尔滨工业大学合作开展中医诊断自动舌象分析与研究，自行设计制作了舌象采集工具，运用图像处理技术，依据统计模式识别方法，建立了疾病诊断系统[91]。

沈兰荪[92]根据变形模板的边缘检测的相关理论，在初始化舌体轮廓时选用了刚性模板和灰度投影的方法，分割舌图像时选用了样条函数的Snakes模型。赵忠旭[93]提出在HSI颜色空间中，二值化H分量，然后聚类分析得到二值化图像，再通过数学形态学逻辑运算便可得到分割的舌象。王郁中[94]结合舌体轮廓检测与梯度矢量流动态轮廓线检测方法，提出了一种全新的舌体自动分割方法。周越[95]以舌体色彩和纹理为依据,结合聚类原理对舌体进行分割,并通过 2D Gabor 小波变换后的小波系数能量的分布实现基于纹理特性的分割。孙炀[96]改进了传统的合并-分裂算法,运用于舌体分割,取得了较好的分割效果。

陈海燕[97]根据舌象色彩直方图的不同散布原理,提出根据动态阈值的方法分离舌质和舌苔。王永刚[98]提出首先应用 JSEG 算法获得舌体同类区域,然后再采用最近邻分类算法对所得到的同类区域进行分类。Bai[99]首先使用流域变换从原始图像中提取舌体,然后采用阈值算法消除照相机闪光引起的亮光,最后采用大津算法和分裂-合并算法,在 RGB 空间下提取薄苔,在 HSV 空间下提取厚苔。Kervrann[100]通过对原始图像二阶与高阶的空间统计进行分析,使用增广状态的马尔科夫随机场建立分割地图,使用确定性松弛算法对地图进行贝叶斯评估,实现对舌质区域的分割。

陈海燕[101]使用尼康 5 000 数码相机拍摄患者舌象,分析收集并研究了 324 例高血压患者苔色特征与高血压症状的相关性。许家佗[102]采用 CASIO - 3000EX 数码相机作为图像采集设备采集慢性胃炎患者舌象,观察患者舌色与苔色、舌质老嫩、点刺瘀点等舌象特征,研究了基于麦克斯韦颜色三角识别舌苔和舌质颜色的方法,并取得了一定成果。张新峰[103]则对传统的支撑向量机进行加权改进,结果显示此算法下舌象样本分类的准确率要比传统的支持向量机高。王爱民[104]提出在传统神经网络分类算法的基础上加上学习矢量量化的方法对苔色和舌色进行分类识别,取得了比传统神经网络算法更高的分类准确率。刘关松[105]提出多神经网络方法对舌苔进行分类识别,结果显示多神经网络的分类结果要好于单神经网络的分类结果。Chiu[106]建立了一种舌象检测系统,量化中医诊断中舌的颜色和形态特征,分辨舌的颜色和舌苔的厚薄,系统的总体正确率超过 86%。卫保国[107]研究了舌的长宽比,并结合舌轮廓外形的胖瘦与舌轮廓曲线拟合特征,分析了舌的胖瘦特征。张凯特[108]用矩形拟合因子来识别肿胀舌和瘦薄舌,自定义延伸率来识别短缩舌。

到目前为止,舌诊的客观化研究已不再局限于理论,部分成果已经应用到了临床实验中,并取得了理想的结果。如上海中医药大学课题组自主研制了中医舌象数字化分析仪,并用此分析仪对肺癌患者[109-111]和慢性肾衰竭患者[112-114]的舌象特征进行了分析,挖掘了舌诊特征的临床诊断价值。北京中医药大学课题组对食管癌患者的舌象特征进行了分析[115-117],以促进舌诊这一非创伤性诊断方法用于食管癌的筛查。

（郭睿　颜建军）

二、舌诊仪研究

（一）舌诊仪研制的主要技术因素

从早期的舌比色卡到舌色仪，再到 20 世纪 90 年代以后以计算机技术和信息技术为平台，实行多学科融合与协作而进行的中医舌诊专家系统的开发，从多方面量化传统舌诊内容，保持了判读的整体性，但由于系统复杂，技术环节多，要求精度高，尚有许多难题有待克服。对舌象信息在可靠的科学数据与图像分析的基础上，建立客观化的诊断是国内外进行中医舌诊研究的重点，而舌象的采集仪器是舌诊客观化研究的基础，对于推动中医现代化有着重要意义。

随着图像采集设备和计算机技术的飞速发展，目前中医舌诊的客观量化逐渐有了新的途径，学界认为基于图像信息采集的舌象分析仪的主要硬件部分由图像采集设备、照明光源在内的采集平台、分析结果的计算机、结果输出设备等组成。

采集设备目前主要有数码卡片相机、数码摄像机、数码单反相机、高清摄像头。总的来说数码单反相机相较于数码卡片相机、高清摄像头具有有效像素高、色彩还原性高、启动速度快、对焦系统灵敏等优势。杨新宇采用 Canon5D Mark2 单反相机配用微距镜头采集舌象，获得了较好的效果。数码摄像机有效像素在这几者中最低，但其采集时可采集多帧视频，并可根据需求进行挑选。

光源环境对图像质量有着很大的影响，也是后期电脑校正和分析颜色的关键[118]。古代医家诊察舌体多在白天充足柔和的自然光线下进行，如要使用现代数码设备来还原真实色彩，则对光照条件要求甚高，且不能受环境光线影响。影响环境光源主要是箱体设计、光源以及布光设计。目前来说，舌诊仪一般采用箱体设计，主要有球体和矩形体两大类。内部添加多种漫反射材料，来达到积分球的光照效果。光源主要有荧光光源、卤钨灯、相机闪光灯、氙灯与发光二极管。荧光光源具有日光的连续光谱，能够较好地还原颜色。发光二极管体积小、功耗低，近几年逐渐代替了传统光源(图 3－1)。

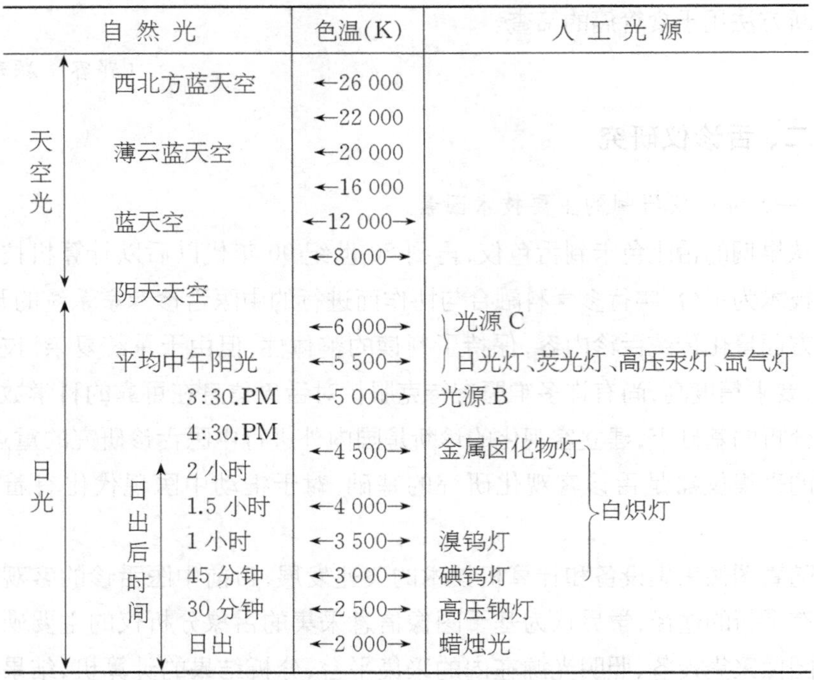
自然光
色温(K)
人工光源
天空光
西北方蓝天空
薄云蓝天空
蓝天空
阴天天空
日光
平均中午阳光
3:30.PM
4:30.PM
日出后时间
2 小时
1.5 小时
1 小时
45 分钟
30 分钟
日出
26 000
22 000
20 000
16 000
12 000
8 000
6 000
5 500
5 000
4 500
4 000
3 500
3 000
2 500
2 000
光源 C
日光灯、荧光灯、高压汞灯、氙气灯
光源 B
金属卤化物灯
白炽灯
溴钨灯
碘钨灯
高压钠灯
蜡烛光

图 3-1　自然光和人工光源的色温

朱庆文在便携性数字化舌诊采集设备中，采用 LED 作为标准照明条件[119]，其色温 5 000 K，既能减小仪器体积，又提高了电气安全性，可以成功的利用人眼分辨出舌头上的唾液和舌苔部分，从而起到比较不错的照明效果。布光设计主要采用国际上推荐的 4 种测色的标准照明和观测条件(图 3-2)：垂直／45°(0／45)、45°／垂直(45／0)、垂直／漫射(O／d)、漫射／垂直(d／O)，以提高测量颜色的精度[120]。

王忆勤等[121]人设计的 ZBOX-1 型舌脉象数字化分析仪，经临床试验取得了较好的效果。其采用了舌诊暗箱，防止外界不稳定光源影响舌象观察和拍摄效果，并将舌象观察和拍摄集中于一定尺寸的局部略稽中进行。暗箱的设计使得采集环境稳定、光源特性接近自然光源(图 3-3)。舌图像摄取器采用佳能 POWER SHOT S3 IS 数码相机，由软件控制数码相机进行图像自动采集。软件部分分为采集和预处理模块、舌象分割模块、舌色颜色分析模块以及舌象形态分析模块。通过这 4 个模块的处理与样本的分析，实现了无创伤检测，并为冠心病、慢性胃炎、慢性肝炎等疾病的中医临床辨证分型和疗效评

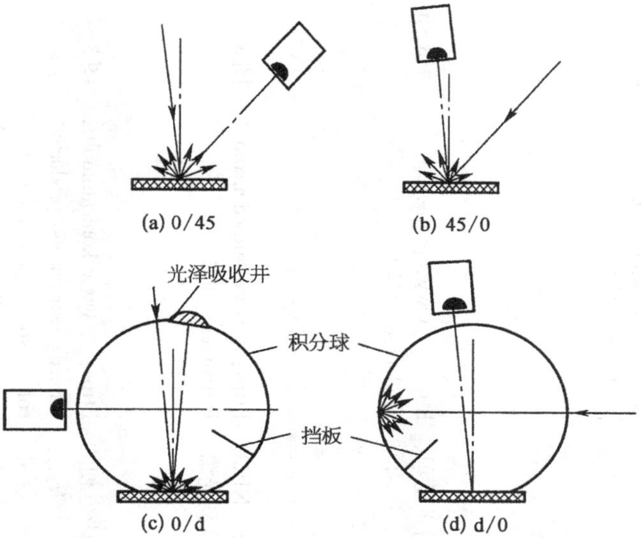

图 3-2 4 种标准照明和观测条件

价提供了客观依据。同时也成功验证了慢性胃炎患者舌象参数与胃黏膜糜烂、炎症、幽门螺杆菌感染等病理改变存在相关性。

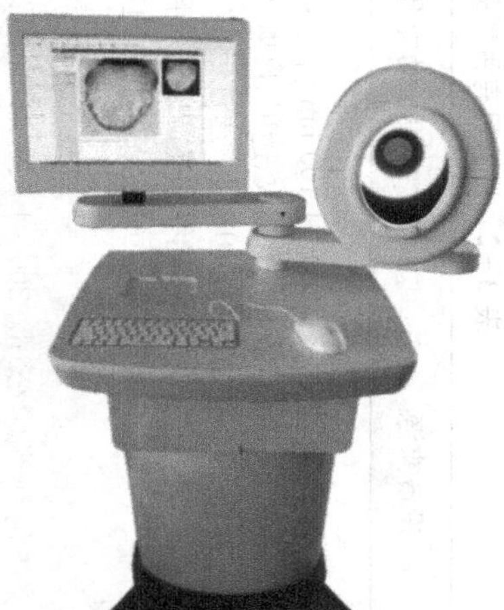

图 3-3 ZMT-IA 中医舌象仪

总的来看,舌诊仪采集设备的像素越来越高,逐渐从单帧静态采集趋向动态采集、传统光源趋向 LED 光源,箱体的设计更加考虑便携性与舒适性。虽然近些年来采集设备在不断的更新换代、计算机技术也在不断的发展、图像处理分析技术也有很大的进步,但是在舌诊仪的应用却较为缓慢。再加上国内缺少评价和设计的统一标准,无法进行外舌诊仪之间纵向和横向比较,这些都极大影响着舌诊仪的发展与进步。

(夏春明)

(二) 目前已有舌象采集装置简介

目前已经有不少研究机构和公司研发了各种类型的舌象采集装置,综合查询资料,简介几种装置如下(表 3-2)。

表 3-2　目前已有舌象采集装置简介

编号	舌象采集设备	设备来源	设备功能及特点	资 料 来 源	插图
1	USB2000 光谱仪	美国海洋光学公司(Ocean Optics)	200～1 100 nm 自定义配置。适于测量光谱吸收、透射、反射、原子发射、颜色及其他应用。通过自由空间光系统,或通过光纤和光源及采样附件相连接,对液体、固体及其他样本进行测量	https: // www.optime.cn / product?c=1150	图 3-4
2	HR4000CG-UV-NIR 高分辨率光谱仪	美国海洋光学公司(Ocean Optics)	200～1 100 nm 预配置。适用于反射、吸收、辐射测量,同时具有高速光谱响应与高分辨率的特点,非常适合高速反应监测和高分辨率需求的应用	https: // www.optime.cn / product?c=1150	图 3-5
3	NIRQuest512 光谱仪	美国海洋光学公司(Ocean Optics)	波长 900～1 700 nm w / Grating NIR3。适用于化学建模应用,兼容一系列光源、光纤和配件,满足特定应用	https: // www.antpedia.com / instrument / 6013 /	图 3-6
4	CM-2600D 分光测色仪	日本柯尼卡美能达(Konica Minolta)	可准确测量应测定的位置,携带方便的机身和明亮的取景器可以迅速、准确、方便地捕捉到测量位置,可各种角度测量,机身小巧轻便、机盘操作灵活、大型液晶显示,清晰的大型液晶显示再加上旋转显示功能,数字技术的引入可尽量减少活动部件的数量	https: // www. konicaminolta. com.cn/ instruments/ products/ color / spectrophotometer / cm2600d-2500d / index.html	图 3-7

续　表

编号	舌象采集设备	设备来源	设备功能及特点	资料来源	插图
5	DS01-B舌面诊测信息采集系统	上海道生科技医疗有限公司(DAOSH)	用于采集舌象、面色诊测信息，可记录及保存不同时期的舌象、面色的特征变化，对疾病的疗效评估具有重要的参考价值。系统由舌面模块、数据管理模块、内置数据处理工作站等部分组成	http://www.daosh.com/product/detail.aspx?id=2	图3-8
6	道生便携式舌象仪	上海道生科技医疗有限公司(DAOSH)	标准的光源环境系统：光谱接近自然光，显色指数≥92%；智能修正光源环境；先进的图像智能算法；综合运用深度学习及显著性检测技术，智能分析50余种舌面特征。适用于基层中医药服务能力提升工程、中医远程医疗、远程教学、基层医疗机构、移动科研数据采集、家庭医生	http://www.daosh.com/product/detail.aspx?id=19	图3-9
7	TCM3104Smart TCM-1型中医生命信息分析系统	上海康为医疗科技发展有限公司	设备由4部分组成：① 声音采集装置：高灵敏度的四通道声音采集器，通过转换器与计算机相连，采集人体发声。② 便携式平板电脑：触摸式平板电脑，安装有系统软件，可实现问诊功能，并为其他设备提供软件支持。③ 脉象采集器：单探头、高灵敏的压力式脉象采集器，通过USB接口与计算机相连。④ 舌、面采集装置：小体积的高清摄像头，通过密闭稳定光源环境采集人体舌、面象图像信息	http://www.chem17.com/st214062/product_23269003.html	图3-10

续 表

编号	舌象采集设备	设备来源	设备功能及特点	资 料 来 源	插图
8	中医舌诊仪经络仪体质辨识仪脉象仪	依脉人工智能医疗科技（天津）有限公司	将中医脉诊、舌面诊、问诊等子系统整合，自动辨识人体体质。舌面诊单元：用于采集舌象、面色信息，系统可智能分析舌色、舌形、舌态、苔色、苔质、舌络、面色等特征，记录和跟踪不同时期的舌象、面色的特征变化	http：// www. tianzhongyimai. com / prod_view.aspx?TypeId＝71&Id＝167&FId＝t3：71：3	图 3 - 11
9	舌面诊仪	申请人：胡广芹；发明人：胡广芹、陆小左、吴喜庆、周冰、田莉、曹宏梅、姜智浩、刘强	位置可调的数码相机或摄像机在恒定光源下拍摄舌及面图像，避免环境因素改变光源、亮度等的干扰出现误差。下颌托及相机支架均可调节移动位置。增设紫外线杀菌灯管及换气扇装置，以利于仪器内的消毒与通风，防止交叉感染。增设指纹识别功能，利于区分不同患者的病历信息	专利：CN 200920160772	—
10	舌象与头面部中医望诊信息采集装置	申请人：上海中医药大学；发明人：许家佗、张志枫	包括暗室主体和信息采集装置，暗室主体由可折叠支架构成，可折叠支架有光源活动支架、活动十字架和伸缩脚，可折叠支架外围覆盖有遮光布。信息采集装置包括光源和操作台，光源固定在前述光源活动支架上，操作台上固设有下颌支架，下颌支架侧边固设有 CCD 感光器件，CCD 感光器件与计算机相连	专利：CN 200720066322	—

续 表

编号	舌象采集设备	设备来源	设备功能及特点	资料来源	插图
11	数字化中医舌象采集装置	申请人：北京工业大学；发明人：沈兰荪、危北海	图像采集器是由电动升降平台和固定其上的机箱构成。机箱内集数码相机、光源、电源、固定舌部位置的颚部托架和指示拍摄环境细微变化的色标为一体，构成相对封闭、稳定的拍摄环境。相机托架与颚部托架中下颚托距离相对固定。拍摄的数字化舌图像，送入计算机经其彩色校正后，在显示器上重现实像	专利：CN01 229945	—
12	舌象采集暗箱	申请人：北京中医药大学东直门医院；发明人：叶永安、张良	利用箱体、托架、遮光布以及调节板的结构可以为摄像采集提供一个密闭的空间、一致的定位和最佳的摄像位置，保证了摄像环境的一致性，大大降低了舌象颜色的失真和形状、状态的失真，从而提高了采集舌象的质量	专利：CN 200720172978	—
13	电子舌诊仪	申请人：凌清泉	舌诊检测板由置于玻璃管内的平面接触式电极片、插头电连接组成，插头与壳体上的插口连接。采用电势差计原理，直流稳恒电路，能长期连续使用。简便安全，人次确诊几分钟内完成，耗费少。适应于疾病的诊治分析和保健体查	专利 CN 200820053244.6	—

图 3－4　USB2000 光谱仪

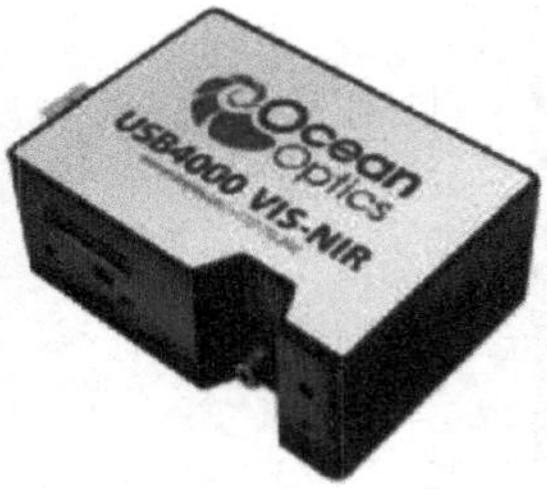

图 3－5　HR4000CG－UV－NIR 高分辨率光谱仪

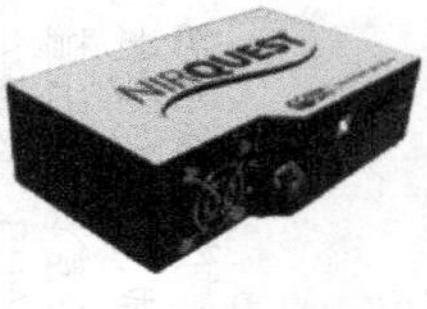

图 3－6　NIRQuest512 光谱仪

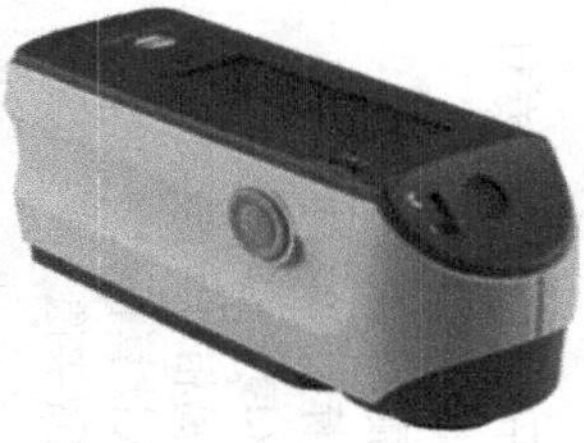

图 3－7　CM－2600D 分光测色仪

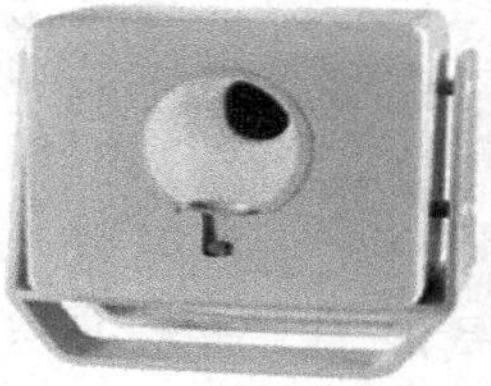

图 3－8　DS01－B 舌面诊测信息采集系统

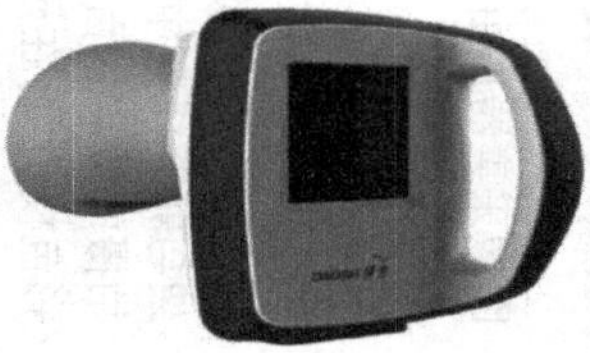

图 3－9　道生便携式舌象仪

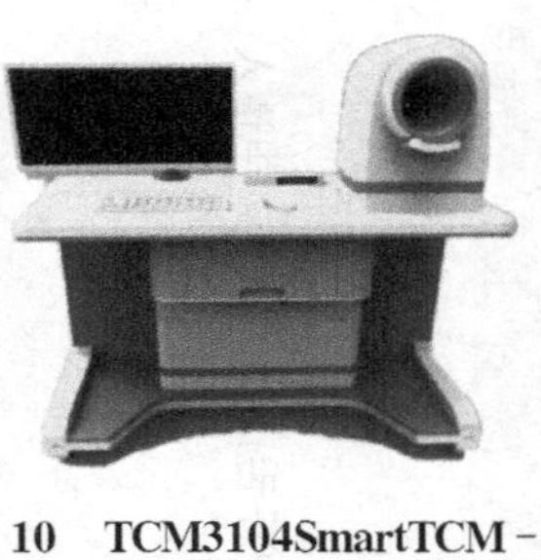

图 3－10　TCM3104SmartTCM－1 型中医生命信息分析系统

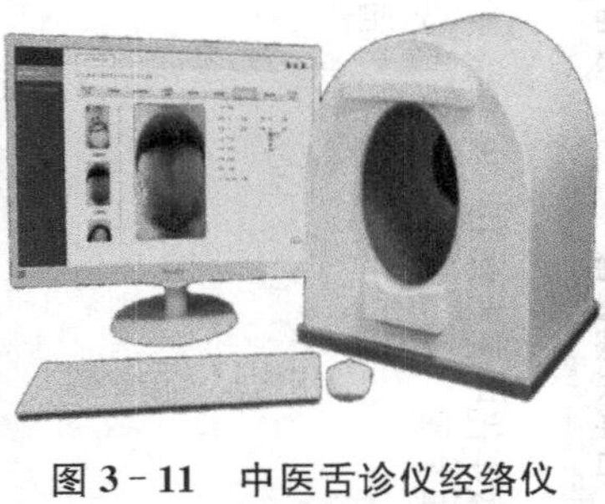

图 3－11　中医舌诊仪经络仪体质辨识仪脉象仪

（宋雪阳）

三、舌诊的计算机图像处理

舌诊是以舌质和舌苔状态来探究体内气血阴阳运行、脏腑功能变化的常用诊察手段。将数字图像处理技术与舌诊理论相结合，对舌诊建立客观、定量的指标，使其更准确地反映人体功能状态具有重要的意义。进入 20 世纪以后，人类社会的医学科学飞速发展，对其中诸多舌象的表现已能进行生理、病理学的专业解释和量化分析。伴随着近几年计算机图像分析技术的迅猛发展，用计算机技术对舌诊图像进行分析，也成为众多国内外专家学者的研究内容。

（一）舌象的采集

舌图像的采集是舌象进行计算机分析和识别的图像来源。只有设计实用、规范的采集方法，才能为后期的研究打下良好的基础。建立标准的采集环境，涉及光源的选择、系统颜色特征模型的建立、数据采集系统设计等。这是舌象分析的基础性工作，直接关系到舌象色彩的真实再现。

1. *环境要求*　为了避免影像失真，舌图像采样通常选择在一个封闭的暗箱中进行，以避免外来光线对摄像结果的影响；在暗箱内固定高性能的数码相机，使舌体照射部位、光源和相机三者位置固定，以达成成像条件的统一性，避免因彼此间距离不同而对摄取影像的亮度及可信度造成的影响。

(1) 光源的选择：中医师观察舌象多在自然光条件下进行，因此选择的光源特性应尽量与自然光一致。国际照明委员会规定了标准照明体和标准光源，并推荐使用 D65 光源，其光源能量分布代表 300～800 nm 光谱范围内的自然光，具有很好的显色性。目前中医舌象分析仪所采用的光源多为此类光源。

(2) 照明和观测条件的确定：为了提高测量精度和统一测试方法，国际照明委员会于 1971 年正式推荐了测色的标准照明和观测条件。其中，反射测量中常采用 45／0(或者 0／45)照明和观测条件，可有效解决镜面反射的问题，因此中医舌象分析仪常按 45／0 的照明和观测条件安排光路。

2. *舌图像色彩重现*　舌象分析的前提是彩色舌图像的重现，舌象的物理特性主要反映在颜色上。实际的彩色物体，经过外界光源的照射、数码相机的采集和显示器的显示后，不可避免地会发生彩色失真。彩色失真使中医师通过显示器观察舌图像时产生不正确的判断，直接影响中医师对系统的接受程度；同时也会影响舌象特征自动分析的准确度。因此，在进行舌图像分析前，必须进行图像的彩色校正。彩色校正的目的就是使摄像机拍摄到的物体图像在计算机上显示时,其颜色能保持色彩的一致性和重复性。

(1) 影响色彩重现效果的主要因素包括:拍摄环境光源的变化、设备的随机噪声、不同彩色设备之间的色域差异、不同彩色机制对色彩重现的影响、照明条件对色彩重现的影响、不同光源对颜色视觉的不同影响等。此外,伸舌方式和姿势、伸舌时间都影响舌色,但这些可以通过操作者来减轻和控制。

(2) 色彩校正原理及方法:实现色彩重现最常见的方法是三刺激匹配法。根据色度学的理论,三刺激匹配法是指计算机上显示的物体颜色的三刺激值与对应的实际物体颜色的三刺激值相同。根据同色异谱的原理,在一定的条件下,即使光谱分布不同,如果三刺激值相同,就会得到相同的颜色外貌。因此,三刺激值匹配法是最普通和最具实用意义的色彩校正方法。

由于中医舌象分析仪的数码相机、照明光源、显示器等多个环节都会影响舌图像的彩色重现,所以需要对整个舌象分析系统进行彩色校正。其校正的原理如下:由图 3-12(a)可以看出,舌体经数码相机输出的 R、G、B 色度值直接作为 CRT 的数字驱动值。由于设备间存在色域不同,使得显示器显示的舌体的三刺激值 $X2$、$Y2$、$Z2$ 与实际的舌体三刺激值 X、Y、Z 不同。因此为了避免彩色失真,需要在数码相机与显示器之间加一个校正环节,如图 3-12(b)所示,将数码相机输出的 R、G、B 值转换为 $R1$、$G1$、$B1$ 后,再作为显示器的数字驱动值,使显示器显示的颜色三刺激值 X、Y、Z 相同,就能达到校正的目的。因此,获取由 R、G、B 到 $R1$、$G1$、$B1$ 校正环节的转换函数是实现彩色校正的关键。

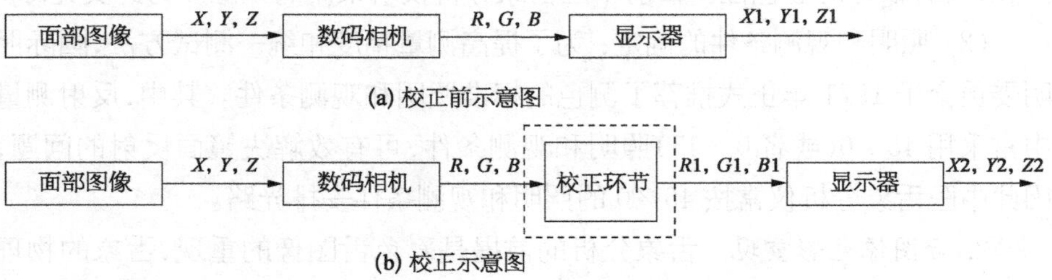

图 3-12　图像色彩校正原理图

(二) 舌图像预处理

舌诊图像的预处理主要包括舌体的分割和苔质分离,是后续提取颜色、形质、动态、歪斜、纹理、润燥等特征信息的基础。

1. *舌体分割*　舌体分割是将舌体图像从含有面部的图像中分割出来，常运用图像分割算法来实现舌体的分割。图像分割是指把图像分成互不重叠的区域，并提取出感兴趣目标的技术。任何图像分割算法都有一定的局限性和不足，需要根据相关图像的总体知识和先验信息，对不同应用场景采取与其适应的图像分割算法。以下介绍一种基于阈值分割和主动模型的舌体提取方法[122]。

(1) 相关算法的介绍

1) 主动形状模型(active shape models, ASM)：该方法在 1994 年由 T. F. Cootes 提出。该方法基于统计学，使用一系列的标定点来描述物体的轮廓并训练样本，通过分析整体形变可以被控制的灰度模型，最终获得了模型的变化模式，从而使其可以对图像进行匹配检验，目前该方法被广泛用于图像分割和人脸识别领域[123]。ASM 的基本思想是选取一组训练样本，用一组特征点来描述样本的形状，然后对各样本的形状进行配准，使得形状尽可能地相似，对这些配准后的形状向量利用主分量分析方法进行统计建模，得到物体形状的统计学描述，最后利用建立的模型在新的图像中搜索物体轮廓，从而定位出目标物体。主动形状模型依靠一个由人工标定特征点的训练集来得到一个平均形状之后，在平均形状点的邻接区域进行搜索，得到目标形状。由 ASM 训练得到的平均形状模型具有较高的定位精度，同时，采用灰度和梯度信息指导形状模型收敛速度也较快，并且可以提高收敛的概率。

标定特征点：建立主动形状模型的基础是点分布模型，这些模型中的分布点是用来近似表示目标形状的特征点。特征点近似的好坏直接影响后续算法的性能，所以所选取的特征点要能够较完整的还原原始轮廓的基本形状。

对齐训练集：由于外界干扰和标定误差的存在，手工标定训练集中的点分布模型可能会出现角度、大小和位置的不同。所以，通过这种标定方法会产生较多的非形状因素，且这些因素会影响到后续的特征提取。为了消除这种影响，需要初始化训练集，从而得到纯净的形状信息，使点分布模型更加有效，这种操作被称为对齐[124]。

建立模型：经过对齐训练集的处理，已经除去了因各种因素所产生的噪声信息，接下来的任务就是要抽象到高维空间中处理样本固有的原始变化信息。在对齐后的训练集中，每个形状向量 a_i 的长度均为 $k \times 2$，所以可以将其当作维度为 2k 的空间中的某个点。训练集中共有 n 个形状，则整个训练集就可以看作维度为 2k 的空间中的某个簇点集。随着形状数量的增加，点分布就会在维度为 2k 的空间中的某个子空间内出现某种规律。这个子空间的维数必然小于 2k，且这个子空间内所有点都与目标形状密切相关，而子空间外的所有点对应的形状都跟目标形状无关。

搜索对象区域：搜索区域的过程，其实就是一个学习的过程，学习目标物体的变化信息，并根据学习到的信息形成新的形状。

2）Otsu 最大类间方差法：通过使用设定的阈值，从而把图像分成对象和非对象两个部分，假设当阈值取到最佳值时，两个部分的对比反差强烈，而反映此强烈差别的标准被称作最大类间方差[125]。

（2）基于阈值分割和主动模型的舌体提取方法

1）基于阈值分割的舌体轮廓提取：为了将舌图像上的舌体区域从背景中分割出来，首先将舌图像转换成 HSI 颜色空间图像，并画出颜色 H 分量和 I 分量的灰度直方图（图 3－13）。运用 Otsu 算法（最大类间方差法）确定图像 H 分量和 I 分量的分割阈值，根据 H 分量和 I 分量设定阈值，剔除图像无关背景内容，初步获得舌体轮廓图像。但由于舌质颜色和唇色较接近，所以初步切割获得的图像可能包含了唇色的部分（彩图 1）。

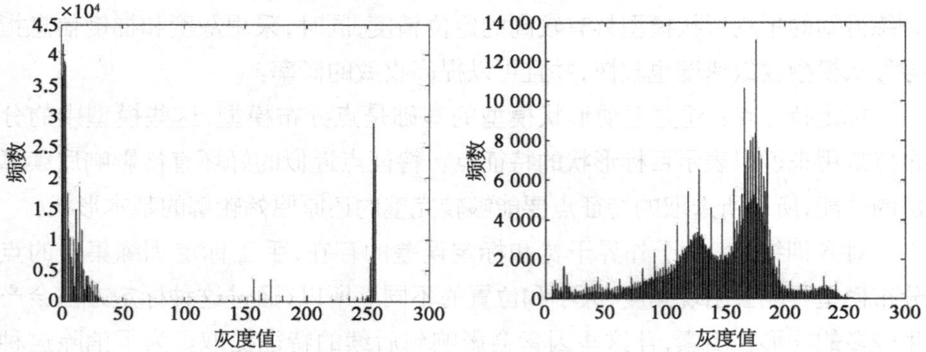

(a) H分量直方图 (b) I分量直方图

图 3－13　灰度直方图

2）基于主动形状模型的舌体精确提取：选择 60 张舌图像作为训练集，对每张舌图像手动标定 54 个特征点，标定点的基本信息如下，标定点统一按逆时针方向设立，从舌体的左上角开始标定为 0 点，到第 19 个标定点表示舌体左边，第 20 点表示为舌尖中点，第 21 点开始到第 40 点为右边，第 1～41 点表示舌图上边,且第47点为上边中点(彩图2)。

通过对齐、建立模型、搜索舌体区域,完成舌体图像分割。选取40张图片作为测试图片,采用传统的主动形状模型方法进行舌体分割,结果发现对于部分舌图像,程序仍然无法准确地对其进行分割(彩图3),有些舌图像甚至连舌的大致位置也未能找到。造成误差的原因,主要是初始模型存在一定的问题。

3) 结合阈值分割与主动形状模型算法提取舌轮廓:为了改善舌图像分割的准确率,采用阈值分割与主动形状模型相结合的方法提取舌轮廓。通过基于HSI颜色空间的阈值分割后,可以较好地得到舌体的大致位置和大致轮廓。将这个大致轮廓与含有54个特征点的点分布模型联系起来,以这个轮廓作为初始的模型,再搜索舌体区域,完成了对舌图像的分割,有效地提高了分割的准确率结果(彩图4)。

2. *舌质和舌苔分离* 舌体分割完成后,为了准确提取舌质和苔质的特征,苔质分离是必不可少的环节。以下介绍两种苔质分离方法供大家参考,分别是基于标准色标K-NN苔质分离法[126]和基于K-means聚类算法的提取方法[127]。

(1) 相关算法的介绍

1) JSEG算法(joint systems engineering group, JSEG):不需计算纹理模型,对给定颜色模版的同质测试,便能对同质颜色区域进行有效分割的一种图像分割算法[128]。

2) K邻近分类算法(k-nearest neighbor, K-NN):该算法是一种简单有效的分类技术,根据离样本最近的K个样本多数属于的分类而进行归类的方法,尤其适合重叠较多的样本集的分类[129]。

3) K-means聚类算法:该算法是典型的基于距离的聚类算法,采用距离作为相似性的评价指标,即认为两个对象的距离越近,其相似度就越大。该算法使用了误差平方和准则函数作为聚类准则函数,以欧式距离为测度来求对应某一初始聚类中心向量V的最优分类,使得评价指标J值最小。该算法的目的就是为了得到密集分布的点群。

(2) 苔质分离方法

1) 基于标准色标K-NN的苔质分离方法。通过使用JSEG算法进行同质区域区分,并使用K-NN法归类运算,步骤为:划分目标为N_R个区域R_i,$i=1\cdots N_R$。R_i区内的象素集是$\{X_{ij}|j=1\cdots N_i\}$,象素总数为N_i。X_{ij}到n个区域

颜色块 ST_n的距离：计算 k 最小值，计算对应 N_{sub}和 N_{coat}；若 $N_{coat}>N_{sub}$，$C_{coat}+1$，相反则 $C_{sub}+1$；重复上述三步计算所有象素；结合 C_{sub}、C_{coat}，结合先验模板和标准色块判断 R_i归属；重复以上步骤计算其他区域。具体实例如彩图 5，算法路径如图 3-14。

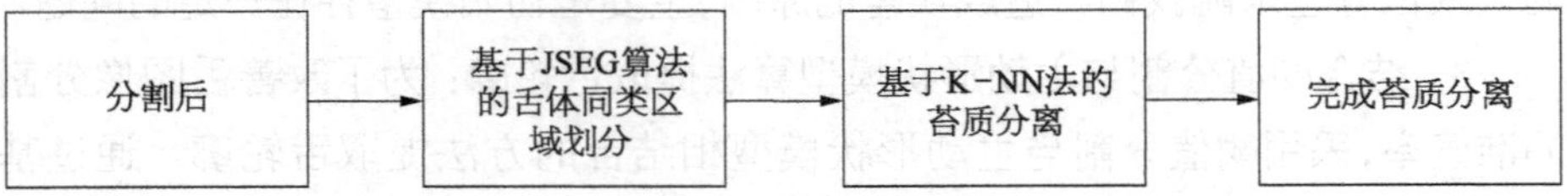

图 3-14　基于标准色标苔质分离法流程

2）基于 K-means 聚类算法的苔质分类方法。首先将分割后的舌体图像[彩图 6(a)]转换到 Lab 颜色空间，使用 K-means 聚类分析法对 Lab 颜色模型中的 a 值进行聚类，从而实现苔质分离[彩图 6(b)]。

（三）舌色和苔色特征参数提取与分类识别

舌色和苔色特征参数的提取是舌象定量分析的重要基础，表征图像色彩特性的特征为颜色空间的色度值。颜色空间又称为彩色模型，是颜色集合的数学表示，它被用来以可接受的方式对彩色加以说明。颜色空间中的每个点都可以表示一种颜色，各个点的集合就成了纷繁多彩的色彩。目前舌象颜色常用 RGB、HSV、Lab 颜色模型来表示。

1. 常用的颜色空间模型

(1) RGB 颜色空间：R、G、B 分别代表红色(red)、绿色(green)和蓝色(blue)三种原色的英语名称缩写。该颜色空间采用对 R、G、B 三原色的加法混合来表示人类视力所能感知的所有颜色。R、G、B 这三种基色的灰度值范围 0～255，不同的 R、G、B 组合都会对应着一种颜色，其颜色种类最多可以达到 16 581 375 种。当三种基色灰度值都为零时，混合光为黑色，当三种基色灰度值都为 255 时，混合光则为白色[130]。

RGB 颜色模型可通过笛卡尔三维坐标系统表示为一个正方体(图 3-15)。

(2) HSV 颜色空间：H、S、V 分别代表了色调(hue)、饱和度(saturation)、明度(value)的字母缩写，其表现方法是将 RGB 颜色模型的点表示在一个倒圆锥体上，其中白色为上圆心，而黑色在下为椎体顶点，圆周为各色调范围，圆平面任意一点到中心轴的距离为饱和度值，顺中心轴的高度为明度。色调(H)反应了颜色的基本属性，取值 0～360，表示 0～360 度的取值范围；饱和度(S)表示颜色

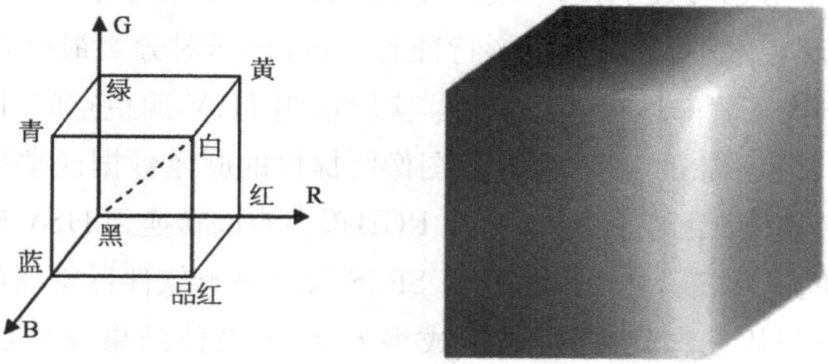

图 3－15 表示 RGB 颜色空间模型

的纯度，值取 0～1，数值越高代表颜色越纯；明度(V)取值 0～1，表示和光强无直接关系的色彩的明亮程度[131]。HSV 锥型模型可以表示为图 3－16 所示。

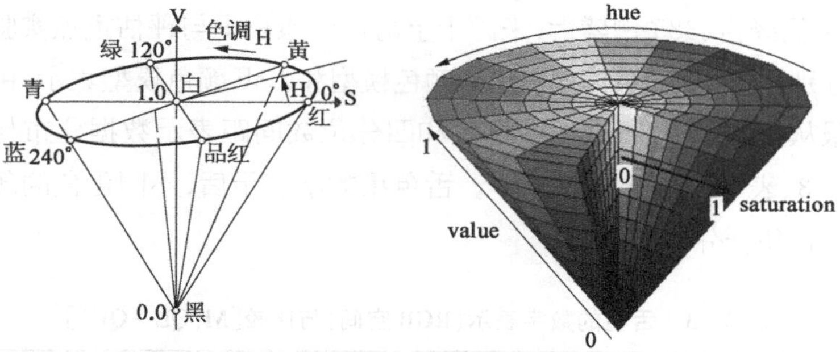

图 3－16 表示 HSV 颜色空间

(3) Lab 颜色空间：Lab 是由国际照明委员会提出的颜色空间模型。描述了肉眼可见的颜色范围，而和显示设备无关，L、a、b 三个坐标参数分别表示亮度(luminosity)：黑色和白色程度，范围 0～100；绿红色(a)：绿色和红色程度，范围－127～＋128；蓝黄色(b)：蓝色和黄色程度，范围－127～＋128。由于 L 分量可以在肉眼下调整亮度对比，而不影响 a 和 b 分量的色阶变化，所以被广泛用于颜色管理范畴(图 3－17)。

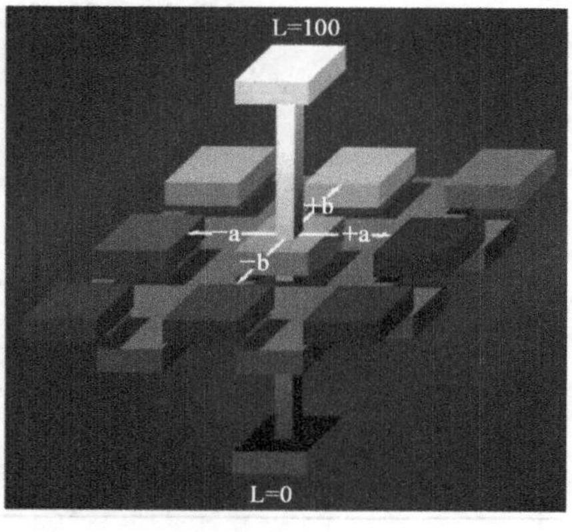

图 3－17 表示 Lab 颜色空间

2. *舌色和苔色的数字表示* 选择合适的、尽可能与人的视觉一致的色彩空间来表达颜色，是准确提取色彩特征的关键；选择对分类最有效的色度空间，对提高分类正确率具有重要意义。实验证明 HSV 颜色空间、Lab 颜色空间能较好地表达舌象的颜色，而彩色图像所提供的原始数据通常是图像像素的 R、G、B 色度值，因此将舌象颜色从 RGB 颜色空间转换到 HSV 颜色空间和 Lab 颜色空间进行表示。并采用 IBM SPSS 20.0 统计软件舌象颜色进行统计分析，当数据服从正态分布时，采用成组 t 检验，数值结果以均数±标准差($\bar{X} \pm SD$)表示；当数据不服从正态分布时，采用秩和检验，数据结果以中位数和四分位数间距表达离散程度[M(QL－QU)]，检验水平 $a=0.05$，$P<0.05$ 认为具有统计学意义。

(1) 舌色的数字表示：实验数据为 159 例淡白舌、1 399 例淡红舌、756 例红舌、477 例绛舌、385 例紫舌，来源于上海市健康辨识与评估重点实验室。所有舌色分别用 RGB 颜色模型、HSV 颜色模型和 Lab 颜色模型表示，由于颜色数据不服从正态分布，所以用中位数和四分位数间距表示数据分布与离散程度(表 3－3、表 3－4、表 3－5)[132]。舌色用数字表示后，不同舌色的颜色差异就可以进行统计分析了。

表 3－3 舌色的数字表示(RGB 空间)与比较[M(QL－QU)]

组别	例数 *n*	*R*	*G*	*B*
淡白舌	159	154.02 (142.68～161.69)	101.90 (90.86～107.87)	98.16 (89.12～105.96)
淡红舌	1 399	137.79 (134.68～141.81)*	91.66 (88.23～95.85)*	90.38 (86.69～94.57)*
红舌	756	135.42 (126.15～143.83)*#	85.58 (78.11～92.03)*#	84.76 (77.88～90.22)*#
绛舌	477	120.46 (104.93～131.60)*#□	76.23 (64.31～84.12)*#□	75.53 (64.73～83.34)*#□
紫舌	385	132.25 (117.34～142.32)*#□▽	87.32 (75.69～96.99)*#□▽	93.04 (81.18～101.06)*#□▽

注：与淡白舌组相比，* $P<0.01$；与淡红舌组相比，# $P<0.01$；与红舌组相比，□ $P<0.01$；与绛舌组相比，▽ $P<0.01$。

表 3-4　舌色的数字表示(HSV 空间)与比较[M(QL—QU)]

组别	例数 n	H	S	V
淡白舌	159	4.33 (2.43～7.12)	0.34 (0.31～0.37)	0.60 (0.56～0.63)
淡红舌	1 399	4.60 (2.50～357.18)	0.37 (0.34～0.39)*	0.54 (0.53～0.56)*
红舌	756	4.00 (1.63～357.78)	0.42 (0.38～0.47)*#	0.53 (0.49～0.56)*#
绛舌	477	355.81 (2.29～358.10)*#□	0.38 (0.35～0.40)*#□	0.47 (0.41～0.52)*#□
紫舌	385	356.54 (3.04～358.46)*#□▽	0.33 (0.31～0.35)*#□▽	0.52 (0.46～0.56)*#□▽

注：与淡白舌组相比，* $P<0.01$；与淡红舌组相比，# $P<0.01$；与红舌组相比，□ $P<0.01$；与绛舌组相比，▽ $P<0.01$。

表 3-5　舌色的数字表示(Lab 空间)与比较[M(QL—QU)]

组别	例数 n	L	a	b
淡白舌	159	48.68 (44.20～51.16)	17.82 (16.37～18.79)	10.02 (8.60～11.31)
淡红舌	1 399	43.92 (42.57～45.40)*	18.87 (17.76～19.99)*	8.44 (7.26～9.96)*
红舌	756	41.99 (38.79～44.63)*#	20.37 (19.22～21.69)*#	9.06 (7.76～10.37)*#
绛舌	477	37.28 (32.15～41.20)*#□	18.36 (17.04～19.80)*#□	7.42 (6.42～8.94)*#□
紫舌	385	42.15 (36.89～45.93)*#▽	18.83 (17.53～20.06)*□▽	4.18 (3.43～5.17)*#□▽

注：与淡白舌组相比，* $P<0.01$；与淡红舌组相比，# $P<0.01$；与红舌组相比，□ $P<0.01$；与绛舌组相比，▽ $P<0.01$。

对舌色不同分组下的颜色分量进行 Mann-Whitney U 检验，组间两两比较的结果显示，在 RGB 颜色模型参数比较中，五组组间比较均 $P<0.01$，说明各颜色分量具有显著性差异；在 HSV 颜色模型参数比较中，淡白舌组与淡红舌组、淡白舌组与红舌组的 H 颜色分量相比较，均 $P>0.05$，余各颜色分量组间比较均 $P<0.01$，说明有显著性差异；在 Lab 颜色模型参数比较中，

淡红舌组与紫舌组的 a 颜色分量相比较，$P>0.05$，红舌组与紫舌组的 L 值相比，$P>0.05$，余下各颜色分量组间比较均 $P<0.1$，说明余颜色分量有显著性差异。

实验对数据库中 159 例淡白舌、1 399 例淡红舌、756 例红舌、477 例绛舌、385 例紫舌在不同颜色模型中的颜色分量值进行了组间比较。在 RGB 颜色模型参数比较中，R 值代表红色的分量、G 值代表绿色的分量、B 值代表蓝色的分量，数值越大表示该颜色分量越多。经过统计分析发现五组之间各颜色分量差异明显，在 R 值中，淡白舌组>淡红舌组>红舌组>紫舌组>绛舌组；G 值中，淡白舌组>淡红舌组>紫舌组>红舌组>绛舌组；B 值中，淡白舌组>紫舌组>淡红舌组>红舌组>绛舌组。从以上排列发现淡白舌 R、G、B 三个参数值均最大，考虑造成这种现象是由于 RGB 数值中没有单独衡量亮度的参数，所以需要通过三值均大混合后来表示其相对高亮的白色；而绛舌颜色偏深红、偏暗，故三值相对均小；同理人类舌体以红色为主，颜色越淡的舌色组在 R 参数中数值相对越大，这和上述 R 参数中的排列顺序一致。在 HSV 颜色模型参数比较中，H 值代表色相，数值越小表示其取色范围离红色越近；S 值代表饱和度，数值越大表示颜色的饱和度越高；V 值代表和光亮无关的颜色明亮度，数值越大颜色越亮。经统计分析发现，淡白舌组与淡红舌组、淡白舌组与红舌组的 H 参数差异不明显，余组各颜色分量组间差异明显，在 H 值中，紫舌组>绛舌组>淡白舌组、淡红舌组、红舌组；S 值中，红舌组>绛舌组>淡红舌组>淡白舌组>紫舌组；V 值中，淡白舌组>淡红舌组>红舌组>紫舌组>绛舌组。从上述排列发现 H 值中淡白舌、淡红舌和红舌在红色色相上的差别不明显，说明其视觉差异来自颜色的饱和度和纯度差异，取色范围比绛舌组和紫舌组更集中于红色区域。S 值中饱和度高低依次为红舌组、绛舌组、淡红色组，淡白舌组和紫舌颜色饱和度不高，可能是由于紫舌组中淡紫色样本相对较多，显得饱和度值偏低的缘故。V 值越大表示颜色亮度越亮，排列顺序也和 RGB 中 R 值排列一般。在 Lab 颜色模型参数比较中，L 值表示亮度，数值越大亮度越高；a 值表示红色和绿色程度，数值越大红色分量越多，反之绿色分量越多；b 值表示黄色和蓝色程度，数值越大黄色分量越多，反之蓝色分量越多。经过统计分析发现，L 值中红舌组与紫舌组差异不明显，a 值中淡红舌组与紫舌组比较不明显，L 值中，淡白舌组>淡红舌组>紫舌组和红舌组>绛舌组；a 值中，红舌组>淡红舌组和紫舌组>绛舌组>淡白舌组；b 值中，淡白舌组>红舌组>淡红舌组>绛舌组>紫舌组。从上述排列中发现 L 值亮度最高的是淡白舌组和淡红舌组，紫舌组和红舌组在亮度上差别不大，而绛色组最低，该规律和 RGB 空间、HSV 空间中的 R 值及 V 值数值递减排列顺序基本相符。在 a 值中，红色分量最大的是红舌组，其后的淡红舌和紫舌组相近，红分量最少的是淡白舌组。b 值中蓝色分量最大的是紫舌组，而淡白舌组蓝色分量最少。

综上所述，用三种颜色模型(RGB 模型、HSV 模型、Lab 模型)提取的五组舌色的颜色分量 R、G、B、H、S、V、L、a、b 值，对于区分不同的舌色提供了参考依据。

(2) 苔色的数字表示：实验数据为 1 848 例白苔、737 例黄苔、155 例灰黑苔，来源于上海市健康辨识与评估重点实验室。所有苔色分别用 RGB 颜色模型、HSV 颜色模型和 Lab 颜色模型表示(表 3-6、表 3-7、表 3-8)[132]。苔色用数字表示后，不同舌色的颜色差异就可以进行统计分析了。

表 3-6　舌色的数字表示(RGB 空间)与比较[M(QL－QU)]

组别	例数 n	R	G	B
白苔	1 848	104.04 (88.06～121.90)	73.07 (59.52～88.10)	69.48 (57.41～81.50)
黄苔	737	120.67 (108.76～133.16)*#□	83.71 (73.79～94.37)*	79.31 (69.97～87.97)*
灰黑苔	155	91.44 (81.74～106.79)*#	64.64 (56.12～75.54)*#	63.34 (54.46～76.42)*#

注：与白苔组相比，* $P<0.01$；与黄苔组相比，# $P<0.01$。

表 3-7　舌色的数字表示(HSV 空间)与比较[M(QL－QU)]

组别	例数 n	H	S	V
白苔	1 848	10.62 (9.37～11.61)	0.33 (0.30～0.37)	0.41 (0.35～0.48)
黄苔	737	10.95 (9.69～11.21)	0.37 (0.33～0.41)*	0.47 (0.43～0.52)*
灰黑苔	155	10.21 (5.46～351.01)	0.32 (0.29～0.34)*#	0.36 (0.32～0.42)*#

注：与白苔组相比，* $P<0.01$；与黄苔组相比，# $P<0.01$。

表 3-8 舌色的数字表示(Lab 空间)与比较[M(QL−QU)]

组别	例数 n	L	a	b
白苔	1 848	34.41 (28.23～40.75)	12.29 (10.31～14.52)	7.92 (4.43～10.30)
黄苔	737	39.82 (35.23～43.73)*	14.27 (12.63～16.30)*	9.47 (6.67～11.44)*
灰黑苔	155	11.52 (9.49～13.21)*#	11.52 (9.49～13.21)*#	4.68 (3.24～6.94)*#

注：与白苔组相比，* $P<0.01$；与黄苔组相比，# $P<0.01$。

对苔色不同分组下的颜色分量进行 Mann-Whitney U 检验，组间两两比较的结果显示，在 RGB 颜色模型参数比较中，三组组间比较均 $P<0.01$，说明各颜色分量具有显著性差异；在 HSV 颜色模型参数比较中，三组 H、S、V 值比较均 $P<0.01$，说明各颜色分量有显著性差异；在 Lab 颜色模型参数比较中，三组颜色分量组间比较均 $P<0.01$，说明各颜色分量有显著性差异。

对数据库中 1 848 例白苔、737 例黄苔、155 例灰黑苔分别采集 RGB 颜色模型中的 R、G、B 值，HSV 模型中的 H、S、V 值，Lab 模型中的 L、a、b 值。在 RGB 颜色模型中，各参数值差异明显，R、G、B 值均排列为黄苔组＞白苔组＞灰黑苔组；说明黄苔组，黄色亮度最高，所以 R、G、B 三值均高，而灰黑苔组颜色偏灰暗，故三值均低。在 HSV 颜色模型中，三组 H 值、S 值和 V 值差异明显且均为黄苔组＞白苔组＞灰黑苔组；考虑是由于黄苔组取色范围偏黄亮，颜色饱和度和颜色明亮度最高，灰黑苔组取色范围接近紫黑和深红，且饱和度和亮度均为最低，白苔组则各项数值均处中间范围，固有此递减顺序。在 Lab 颜色模型中，三组比较 L、a、b 值均有意义，排序为黄苔组＞白苔组＞灰黑苔组；说明亮度以黄苔组最亮，白苔组次之，a、b 分量上，黄苔组的黄色分量相对白苔组较高，白苔组的绿色分量较黄苔组较高。

综上所述，用三种颜色模型(RGB 模型、HSV 模型、Lab 模型)提取的三组苔色的颜色分量 R、G、B、H、S、V、L、a、b 值，对于区分与比较不同的苔色提供了参考依据。

(四) 舌形参数提取与分类识别

1. 胖大舌与瘦薄舌　舌体的胖瘦是中医辨证论治的重要依据，反映了体内津液的盈亏、气血的盛虚。胖大舌和瘦薄舌是根据舌诊中舌体形态的大小变化来进行判断的两种特殊舌象，中医诊断学教材对其定义分别是：舌体比正常舌大而厚，伸舌满口，称为胖大舌；舌体比正常舌瘦小而薄，称为瘦薄舌。以下实验通过使用舌体比较法，分别提取舌体长宽比 I 和舌嘴宽度比 S，作为区分胖大舌、瘦薄舌的特征参数[133]。

（1）特征的提取方法

1）基于长宽比的方法：在大部分的图片中，舌头歪斜的现象不明显，为了简化问题，对分割后的舌体图像分别作水平方向和垂直方向的线段，组成舌头的外接矩形，替代舌体的最小外接矩形（彩图 7），实验发现，胖大舌的外接矩形在水平方向上更宽一些，而瘦薄舌的外接矩形则在垂直方向上更长一些。因此，定义舌体最小外接矩形长宽比值（用 I 表示）作为区分胖大舌和瘦薄舌的一个特征：

$$I = \frac{L}{W} \tag{a}$$

$$L = max(y) - min(y) \tag{b}$$

$$W = max(x) - min(x) \tag{c}$$

2）基于舌嘴宽度比的方法：胖大舌伸舌盈口满嘴，而瘦薄舌往往伸舌不能满口（彩图 8）。根据这个特性，通过研究舌体与嘴巴的宽度关系，区分胖大舌和瘦薄舌。因此获得舌体轮廓，通过获得舌唇区域和舌体区域的宽度值，计算舌嘴宽度与舌体宽度的比值作为区别胖大舌和瘦薄舌又一特征（用 S 表示），舌体区域和舌唇区域的宽度比定义为：

$$S = \frac{W_t}{W_m} \tag{d}$$

其中，W_t 表示舌体区域的宽度，W_m 表示舌唇区域的宽度。

（2）特征的数字表示：从上海市健康辨识与评估重点实验室舌诊数据库中随机选择典型胖大舌 200 例、瘦薄舌 200 例和正常对照组 100 例，分别提取长宽比 I 值和舌嘴宽度比 S 值，并进行统计比较。统计结果如表 3－9 所示，特征值 I 和 S 组间两两比较，具有显著性差异（$P<0.01$）。

表 3-9 三组舌体 I 值与 S 值比较($\bar{X}\pm S$)

组 别	样本数 n	I	S
正常对照组	200	0.74±0.04	1.13±0.06
瘦薄舌组	200	0.55±0.07*#	1.47±0.14*#
胖大舌组	100	0.89±0.06*	0.91±0.05*

注：与正常对照组相比，* $P<0.01$；与胖大舌组相比，# $P<0.01$。

对数据库中 200 例典型胖大舌和 200 例典型瘦薄舌提取了长宽比 I 值和舌嘴宽度比 S 值，通过比较分析，和正常对照组的三组组间均有显著差异。由于胖大舌和瘦薄舌的主要舌体区别在于胖大舌的舌体伸舌满口，胖大肥厚，瘦薄舌则是舌体比正常舌更为瘦小单薄，基于上述原理，舌体长宽比 I 值和舌嘴宽度比 S 值就是从以上区别点进行考虑，分别计算舌体的长宽比值、舌嘴与舌体的宽度比值。结果显示长宽比 I 值，胖大舌组>正常舌组>瘦薄舌组；舌嘴宽度比值 S，瘦薄舌组>正常舌组>胖大舌组，表明 I 值和 S 值能较好描述胖瘦舌特性，适合于区分胖大舌和瘦薄舌的分类工作。

(3) 特征的识别：采用最近邻分类算法(k-nearest neighbor，K-NN)对舌体的 I 和 S 特征值进行分类识别。K-NN 是由 Cover 和 Hart 于 1968 年提出。计算待分类样本与已知训练样本的欧氏距离或余弦相似度，找到与待分类数据距离最近或者相似度最大的 K 最近邻数据，再根据 K 个最近邻数据的类别来判断待分类数据的类别，简单地说，K 个最近邻文本中大多数属于某个类别，则样本也属于这个类别。K-NN 是现今分类识别算法中成熟的技术算法，尤其适合判别交叉较多的分类样本，具有操作简单、效率较高的优势[134]。

1) 基于长宽比 I 的识别结果：运用 K-NN 算法，基于 500 例舌图像样本(胖大舌 200 例、瘦薄舌 200 例、正常舌 100 例)的长宽比特征，建立胖瘦舌识别模型，采用 8 倍交叉检验方法对模型进行训练与预测。识别模型对胖大舌、瘦薄舌、正常对照组的平均识别率 80%、60%、75%，总识别率为 71%(表 3-10)。

表 3-10 基于长宽比的胖瘦舌识别结果

组 别	训练样本数 n	预测样本数 n	准确数 n	准确率(%)
胖大舌	160	40	32	80
瘦薄舌	160	40	24	60

续 表

组 别	训练样本数 n	预测样本数 n	准确数 n	准确率(%)
正常对照组	80	20	15	75
总计	400	100	71	71

2) 基于舌嘴宽度比 S 的识别结果：运用 K-NN 算法，基于 500 例舌图像样本(胖大舌 200 例、瘦薄舌 200 例、正常舌 100 例)的舌嘴宽度比特征，建立胖瘦舌识别模型，采用 8 倍交叉检验方法对模型进行训练与预测。识别模型对胖大舌、瘦薄舌、正常对照组的平均识别率 85%、62.5%、65%，总识别率为 72%(表 3-11)。

表 3-11 基于舌嘴宽度比的胖瘦舌识别结果

组 别	训练样本数 n	预测样本数 n	准确数 n	准确率(%)
胖大舌	160	40	34	85
瘦薄舌	160	40	25	62.5
正常对照组	80	20	13	65
总计	400	100	72	72

2. *齿痕舌* 齿痕舌是根据舌体边缘出现齿痕的现象进行判断，出现齿痕的原因是由于舌体胖大，向外挤压舌体与牙床空间从而形成牙床压痕。国内对提取齿痕舌图像的特征算法报道不多，有学者提出通过曲线拟合的方法提取舌图像齿痕个数[135,136]，采用边缘到中心的距离表示边缘，再用分段拟合方法分段平滑该曲线，从中提取齿痕凹点。但有时因为凹点到中心的距离不能形成局部最小值，从而会产生遗漏。因此，采用道格拉斯-普克算法提取齿痕特征[137,138]，道格拉斯-普克算法提取深度曲线后得到的形态曲线其波峰顶点不仅一一对应齿痕的深度，还可以对其进行数值量化，从齿痕个数和齿痕深度两个方面对齿痕舌严重程度进行客观描述。

(1) 特征的提取方法

1) 道格拉斯-普克算法(Douglas-Peucker algorithm)：是一种迭代适应点算法，其特点是能把形态曲线以一系列点来进行表达，且能通过去除其中多余点的数量来减少运算量，并且不丢失其形态特点的算法。这种算法的思路是把需要对象的形态曲线的两边顶点连接起来，形成一条直线。之后分别计算出构成形态曲线的各点到该直线的最短距离，并和限差进行比较，删除最短距离小于限差的点，保留距离大于限差的点。再把保留下来的点作为端点，断开曲线，再对断开后的曲线套用上述计算方法，算法收敛需要达到无法再删除点为止[139]。

2）灰度共生矩阵（grey level co-occurrence matrix, GLCM）：在灰度图像中，纹理的产生源于在对应位置的反复出现，所以在两个相隔一定距离的像素中会有按一定分布形式分布的灰度级关系，而利用这种特性，就可以对灰度图像中的纹理进行描述和分析。多年使用后的研究报告提示灰度共生矩阵法在纹理分析领域，被很多学者公认为是一种稳定的纹理分析方法[140]。

3）舌体齿痕的定量计算：使用道格拉斯-普克法来提取齿痕舌图像特征参数，包括齿痕个数 N 值、齿痕最大深度 X 值、齿痕最小深度 M 值、齿痕深度均值 D 值、齿痕深度方差 S 值。

首先将齿痕舌图像从 RGB 色彩空间变换到 HSI 色彩空间，并使用最大类间方差法提取图像的 H、I 分量直方图，分别求出 H、I 分量的二值化图像，然后提取舌体边缘轮廓曲线（图 3-18）。

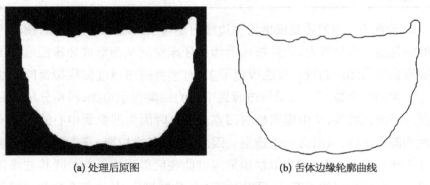

(a) 处理后原图

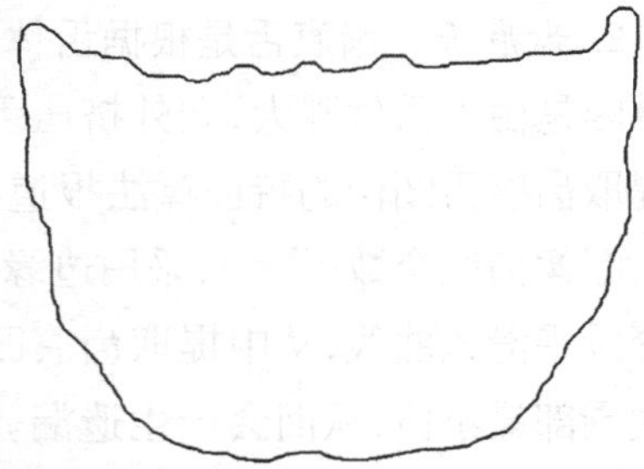

(b) 舌体边缘轮廓曲线

图 3-18　舌体轮廓

假设逆时针方向提取的每个边缘像素点的序列为 x 轴坐标，边缘深度为 y 轴坐标，绘制边缘深度曲线图，从而可以直观获得齿痕深度（y 轴值）和齿痕个数（尖峰个数），采用道格拉斯-普克法的方法来进行一系列处理后获得齿痕形态曲线，其中每个顶点能够一一对应齿痕图像上的凹痕，尖峰的频数对应齿痕的个数（N）（图 3-19、图 3-20）。

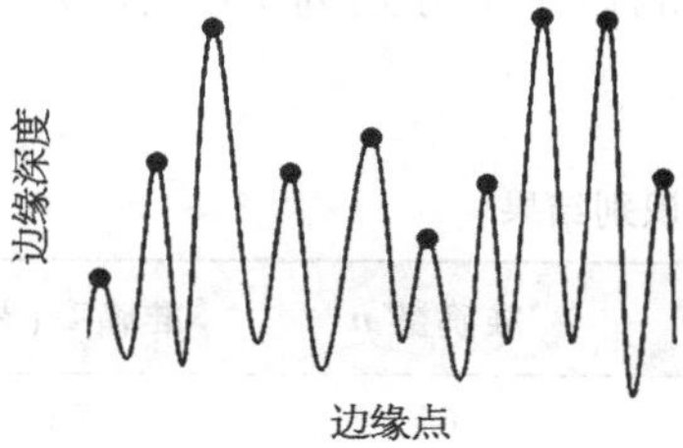

图 3-19　齿痕形态曲线

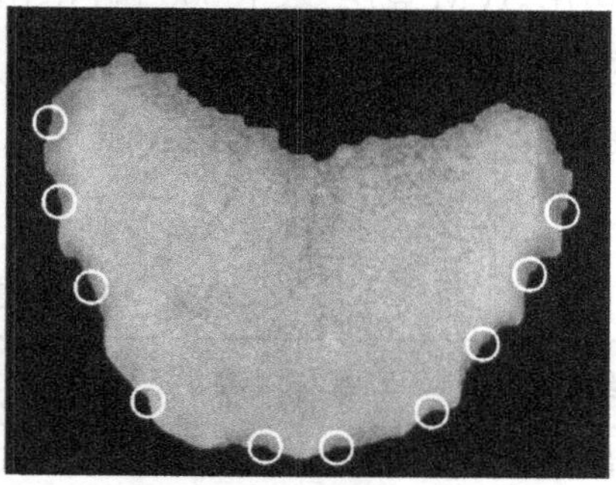

图 3-20　顶点与边缘轮廓线凹点相合

本方法提取了五个齿痕特征：齿痕个数 N、齿痕深度与形态曲线长度比值的最大值 X、最小值 M、平均值 D 和方差 S。

(2) 特征的数字表示：从上海市健康辨识与评估重点实验室舌诊数据库中随机选择典型齿痕舌 300 例，提取齿痕个数 N、齿痕最大深度 X、齿痕最小深度 M、齿痕深度均值 D、齿痕深度方差 S 的参数范围进行统计描述(表 3-12)。

表 3-12　齿痕特征参数统计描述($\bar{X}\pm S$)

组　别	样本数 n	最小值	最大值	均数±标准差
齿痕个数 N	300	3.00	11.00	5.43±1.70
最大深度 X	300	0.001 0	0.066 8	0.03±0.02
最小深度 M	300	0.000 2	0.598 0	0.01±0.01
深度均值 D	300	0.000 5	0.055 2	0.01±0.01
深度方差 S	300	0.001 0	2.075 4	0.46±0.33

提取的齿痕特征值不仅客观获得齿痕舌象的齿痕个数值，而且反映了齿痕深度信息。

(3) 特征的识别：采用支持向量机分类算法(support vector machines, SVM)对齿痕舌进行分类识别。SVM 是一种有监督的机器学习模型，常用来进行模式识别、分类以及回归分析。SVM 可以把线性不可分情况进行升维和线性化处理，从而使得低维空间线性不可分转换成高维空间可分的情况，并且由于使用了核函数的方法，也规避了“维数灾难”风险。且该算法适合用于小样本、非线性问题，所以被广泛用于机器学习中[141]。

运用 SVM 算法，基于 500 例舌图像样本(齿痕舌 400 例、正常对照组 100 例)的齿痕特征，建立齿痕舌识别模型，采用 8 倍交叉检验方法对模型进行训练与预测。识别模型对齿痕舌、正常对照组的识别率分别为 75%、70%，总识别率为 74%(表 3-13)。

表 3-13 齿痕舌的识别结果

组 别	训练样本数 n	预测样本数 n	准确数 n	准确率(%)
齿痕舌	320	80	60	75
正常对照组	80	20	14	70
总计	400	100	74	74

3. *点刺舌和裂纹舌* 点刺舌和裂纹舌是根据舌面上舌体形态的变化来进行判断的两种特殊舌象，中医诊断学教材对其定义分别是：点刺舌，包括点和刺，点是指凸起于舌面的红色或紫红色的点，刺是指蕈状乳头增大高凸形成的芒刺，两者可以并见。裂纹舌，舌面出现各种形状的裂纹、裂沟。

(1) 特征的提取方法：通过使用灰度差法[142]来提取点刺舌和裂纹舌的图像特征，包括点刺数量 N、点刺或裂纹面积与舌体面积的平均比值 A、点刺或裂纹的平均圆形度 C 值、点刺或裂纹区域的平均灰度值 GL、点刺或裂纹区域的平均 R、G、B 值。

首先将分割后的舌体图像转换为灰度图像，并设定阈值进行图像二值化，获得二值图像(彩图 9)。

(2) 特征的数字表示：从上海市健康辨识与评估重点实验室舌诊数据库中随机选择典型点刺舌 150 例、裂纹舌 150 例，采用灰度差法分别提取点刺数量 N 值、点刺或裂纹面积与舌体面积的平均比值 A 值、点刺或裂纹的平均圆形度 C 值、点刺或裂纹区域的平均灰度值 GL 值、点刺或裂纹区域的平均 R、G、B 值，并进行参数范围描述(表 3-14、表 3-15)。

表 3-14 点刺舌特征参数范围描述($\bar{X}\pm S$)

组 别	样本数 n	最小值	最大值	均数±标准差
点刺数量 N	150	44.23	118.97	82.14±34.54
面积比 A	150	0.01	0.05	0.02±0.01

续 表

组 别	样本数 n	最小值	最大值	均数±标准差
圆形度 C	150	0.69	0.83	0.74±0.01
灰度值 GL	150	65.46	93.72	76.46±8.67
区域 R	150	89.92	121.84	105.21±11.43
区域 G	150	50.16	78.95	62.51±8.08
区域 B	150	50.12	79.89	64.60±7.62

表 3-15 裂纹舌特征参数范围描述($\bar{X}\pm S$)

组 别	样本数 n	最小值	最大值	均数±标准差
面积比 A	150	0.01	0.03	0.02±0.01
圆形度 C	150	0.27	0.66	0.42±0.08
灰度值 GL	150	62.03	98.27	81.52±12.05
区域 R	150	89.01	137.98	111.62±19.65
区域 G	150	49.02	84.92	66.29±11.96
区域 B	150	46.09	84.33	66.64±11.81

点刺舌的主要特征是突起于舌面的红色星点，裂纹舌的主要特征是舌面上出现的肉眼可见的各种形态的裂纹，针对以上特点，提取了点刺数量、点刺区域与舌体面积比、圆形度、灰度值以及点刺区域的 R、G、B 来描述点刺特征，提取裂纹区域与舌体的面积比、圆形度、灰度值以及裂纹区域的 R、G、B 值来描述裂纹特征。

(3) 特征的识别：运用 K-NN 算法，基于 400 例舌图像样本(点刺舌 150 例、裂纹舌 150 例、正常对照组 100 例)的点刺和裂纹特征，建立点刺舌、裂纹识别模型，采用 8 倍交叉检验方法对模型进行训练与预测。识别模型对点刺舌、裂纹舌、正常对照组的识别率分别为 73.33%、85%、70%，总识别率为 76.87%(表 3-16)。

表 3-16 点刺舌、裂纹舌参数的识别结果

组 别	训练样本数 n	预测样本数 n	准确数 n	准确率(%)
点刺舌	120	30	22	73.33
裂纹舌	120	30	25	85

续 表

组 别	训练样本数 n	预测样本数 n	准确数 n	准确率(%)
正常对照组	80	20	14	70
总计	320	80	61	76.87

4. *老舌与嫩舌* 舌的老嫩是根据舌质纹理的粗糙和细腻,舌色的暗淡来进行辨别的。中医诊断学教材对其定义分别是:老舌,舌质纹理粗糙,舌色较暗;嫩舌,舌质纹理细腻,舌体浮胖娇嫩,颜色较浅。因此,根据老、嫩舌特征,通过使用基于灰度共生矩阵法来提取老舌和嫩舌颜色和纹理特征。

(1) 特征的提取方法:灰度共生矩阵,指的是一种通过研究灰度的空间相关性特性来描述纹理的常用方法。由于纹理是灰度分布在空间位置上反复出现而形成,因而在图像空间中相隔某距离的两像素之间会存在一定的灰度关系,即图像中灰度的空间相关特性。灰度共生矩阵是对图像上保持某距离的两像素分别具有某灰度的状况进行统计得到的。通常有一些标量来表征灰度共生矩阵的特征。

ASM 能量(angular second moment, ASM),即每个矩阵元素的平方和,反映了图像灰度分布均价程度和纹理粗细度,数值越大表明纹理分布越集中。

对比度(contrast, CON),直接反映了某个像素及其领域像素值亮度的对比情况,反映了图像的清晰度和纹理沟纹深浅的程度,数值越大则纹理越深。

逆差矩(inverse different moment, IDM),反映了图像纹理的同质性,度量图像纹理局部变化的多少,其值大则说明图像纹理的不同区域间缺少变化,纹理越均匀。

熵(entropy),表示灰度共生矩阵值的均匀程度,体现了灰度图像的构成复杂程度,数值越大则图像越复杂。

基于灰度共生矩阵法,提取舌质图像的平均灰度值、ASM 能量、对比度、逆差矩和熵[143]。首先将分割后舌体图像,转化为灰度图像,并提取平均灰度值,方法同点刺舌和裂纹舌所使用的方法。再使用灰度共生矩阵法进一步分析计算纹理特征值 ASM 能量、对比度、逆差矩和熵。

(2) 特征的数字表示:从上海市健康辨识与评估重点实验室舌诊数据库中随机选择了典型老舌 200 例、嫩舌 100 例,分别提取舌质颜色的平均灰度值、ASM能量、对比度、逆差矩，并对两组各参数进行组间比较(表3-17)，结果显示嫩舌的平均灰度值、ASM能量、对比度、熵显著大于老舌组($P<0.01$)，而对比度显著小于老舌组($P<0.05$)。

表3-17　老、嫩舌特征参数比较($\bar{X}\pm S$)

组　别	样本数 *n*	平均灰度值	ASM能量	对比度	逆差矩	熵
老舌组	200	84.046±6.480	0.007±0.003	4.120±1.608	0.504±0.077	−5.391±0.337
嫩舌组	100	108.76±13.23**	0.683±0.003**	3.859±2.122*	0.528±0.084	−5.755±0.631**

注：与老舌组相比，* $P<0.05$；与老舌组相比，** $P<0.01$。

表3-17说明老舌、嫩舌在亮度、纹理的集中度、纹理的清晰度、复杂程度有显著差异，与老舌舌体苍老、纹理粗糙皱缩、舌色较暗，嫩舌纹理细腻、舌色浅淡的特性相一致。

(3) 特征的识别：运用SVM算法，基于240例舌图像样本(老舌160例、嫩舌80例)的灰度共生矩阵特征，建立老舌、嫩舌识别模型，采用8倍交叉检验方法对模型进行训练与预测。识别模型对老舌、嫩舌识别率分别为72.5%、70%，总识别率为71.67%(表3-18)。

表3-18　老、嫩舌参数的识别结果

组　别	训练样本数 *n*	预测样本数 *n*	准确数 *n*	准确率(%)
老舌	160	40	29	72.5
嫩舌	80	20	14	70
总计	240	60	43	71.67

提取的舌象特征参数较好地表征了老、嫩舌的特征，能较好地识别老、嫩舌。

(五) 苔质参数提取与分类识别

1. *薄苔与厚苔*　中医诊断学对薄苔和厚苔的判断，通过“见底”与“不见底”来进行，所以提取苔色和舌质不同的颜色差值就能够进行特征识别。

(1) 特征的提取方法：提取舌苔在HSV颜色模型和Lab颜色模型下的S值、a值、b值以及苔色S与舌色S的差值Sd作为区分薄苔和厚苔的特征。

(2) 特征的数字表示：从上海市健康辨识与评估重点实验室舌诊数据库中随机选取典型薄苔 120 例、厚苔 120 例。提取两组苔色参数 S 值、a 值、b 值和苔色 S 与舌色 S 值的差值 Sd 值，并进行统计比较(表 3-19)，厚苔组 S 值、b 值显著小于薄苔组($P<0.05$)，厚苔组 Sd 值显著大于薄苔组。

表 3-19　薄、厚参数比较结果($\bar{X}\pm S$)

组　别	样本数 n	S 值	a 值	b 值	Sd 值
薄苔组	120	0.36±0.03	11.98±1.18	5.16±1.33	0.07±0.02
厚苔组	120	0.31±0.04*	9.34±1.26*	5.01±1.72	0.08±0.03*

注：与薄苔组相比，* $P<0.05$。

考虑薄苔组的苔色饱和度比厚苔组要高，且红色分量较高，可能是舌体颜色以红色为主的缘故，这和薄、厚苔以见舌底与否的鉴别点相一致，与中医舌诊原理基本符合。

(3) 特征的识别：运用 SVM 算法，基于 192 例舌图像样本(薄苔 96 例、厚苔 96 例)特征 S、a、b 和 Sd 值，建立厚、薄苔识别模型，采用 8 倍交叉检验方法对模型进行训练与预测。识别模型对薄苔、厚苔识别率分别为 91.67%、87.5%，总识别率为 89.59%(表 3-20)。

表 3-20　薄、厚苔参数的识别结果

组　别	训练样本数 n	预测样本数 n	准确数 n	准确率(%)
薄苔组	96	24	22	91.67
厚苔组	96	24	21	87.5
合计	192	48	43	89.59

2. 腻苔与腐苔　腻苔与腐苔的判断主要通过对舌苔苔质的纹理分析来进行，诊断学上规定苔质颗粒细小致密，为腻苔；相反苔质颗粉疏松而厚，为腐苔。以下结合纹理粗糙度和 Gabor 小波特征提取的方法来分析苔质的纹理特征[132]。

(1) 特征的提取方法：分别提取图像的粗糙度特征值 F 值和 Gabor 特征参数均值 $u1$ 和 $u2$。粗糙度算法是一种根据领域均值差值方法来对图像纹理进行数学描述的分析算法，因其能较好吻合人类视觉的感知，所以被广泛用于诸多视觉纹理分析领域[144]。Gabor 小波对图像边缘敏感，能够较好地提取局部空间特征，由于其具有处理数据量较少，能承受一定变形图像的特点，被广泛用于图像处理领域[145]。

1) 粗糙度法：对预处理后的舌苔部分手工截出左右两个 64×64 的舌象块区域(彩图 10)，然后计算图像有效区域内所有像素的最佳尺寸的平均值，作为图像的粗糙度数值，用于表示苔面苔质颗粒粗细程度。

2) Gabor 小波特征法：对图像使用 Gabor 函数进行尺度和方向改变，通过小波变换后提取特征系数的均值和方差作特征，用于表示舌苔纹理的疏密程度。

(2) 特征的数字表示：从上海市健康辨识与评估重点实验室舌诊数据库中随机选取典型腻苔 100 例、腐苔 100 例和对照组 100 例。采用基于粗糙度和 Gabor 小波方法提取三组苔值的粗糙度 F 值和 Gabor 小波特征参数 $u1$ 和 $u2$，并进行组间比较(表 3－21)。

表 3－21　腻、腐参数比较结果($\bar{X}\pm S$)

组　别	样本数 n	粗糙度 F 值	参数 $u1$	参数 $u2$
腻苔组	100	$5.09\pm0.47^{*}$	$4.16\pm0.73^{*}$	$0.74\pm0.16^{*}$
腐苔组	100	$5.83\pm0.38^{*\#}$	$4.66\pm0.75^{*\#}$	$0.90\pm0.14^{*\#}$
正常对照组	100	4.49 ± 0.36	3.81 ± 0.56	0.64 ± 0.10

注：与正常对照组相比，* $P<0.01$；与腻苔组相比，# $P<0.01$。

结果显示，与正常对照组比较，腐、腻苔组的 F、$u1$、$u2$ 显著增大；与腻苔组比较，腐苔组 F、$u1$、$u2$ 显著增大。反映了正常组苔质颗粒较腐腻苔组小、质地紧密，腐苔苔质颗粒粗大、质地疏松的特点，腻苔组质地介于两者之间。

(3) 特征的识别：运用 SVM 算法，基于 300 例舌图像样本(腻苔 100 例、腐苔 100 例、正常对照组 100 例)，建立腐、腻苔识别模型，采用 8 倍交叉检验方法对模型进行训练与预测。识别模型对腻苔识别率、腐苔识别率、正常对照组识别率分别为 70%、85%、85%，总识别率为 80%(表 3－22)。

表 3－22　基于腻、腐苔参数的识别结果

组　别	训练样本数 n	预测样本数 n	准确数 n	准确率(%)
腻苔组	80	20	14	70
腐苔组	80	20	17	85

续 表

组 别	训练样本数 n	预测样本数 n	准确数 n	准确率(%)
正常对照组	80	20	17	85
总计	240	60	48	80

3. 剥落苔 剥落苔的判别，主要通过舌体上舌苔的出现与否，舌苔的颜色和舌质的颜色可以有着较大的不同，比如舌苔颜色主要以白、黄、灰黑为主，而舌质的颜色则相对较丰富，可以大致分为淡白、淡红、红、绛红、紫等数类，所以从颜色识别的方法入手可以简化分类识别的步骤，并提高识别率。

(1) 特征的提取方法：使用局域 HSI 颜色空间和 K－means 聚类算法来提取舌苔与舌质面积比 S、舌苔平均灰度值[143,146]，作为剥落苔特征参数。

剥落苔特征提取的关键在于舌苔与舌质的分离，在舌体分割后，运用基于 K－means 聚类的方法进行苔质分离，再把分离出来的舌质、舌苔转换成灰度图像，计算出图像中舌苔与舌质的面积比、舌苔的平均灰度值(彩图 11)。图中凸显部分代表舌苔，其余未凸显部分代表舌质。

(2) 特征的数字表示：从上海市健康辨识与评估重点实验室舌诊数据库中随机选取典型剥落苔 100 例和正常对照组 100 例。采用基于 HSI 颜色空间和 K－means 聚类法分别提取舌苔与舌质面积比 S 值、舌苔平均灰度值，并对两组参数进行组间比较，结果如表 3－23 所示，两组特征参数均具有显著差异。

表 3－23 剥落苔参数比较结果($\bar{X}\pm S$)

组 别	样本数 n	面积比 S	平均灰度值
剥落苔组	100	$0.39\pm0.11^*$	$111.59\pm14.03^*$
正常对照组	100	0.31 ± 0.12	103.79 ± 12.42

注：与正常对照组相比，$^*P<0.01$。

(3) 特征的识别：基于提取剥落苔特征参数，运用 SVM 分类器建立剥落苔识别模型，采用 8 倍交叉检验的方式，对 200 例样本进行训练与预测，模型的分类结果如表 3－24 所示，对剥落苔、正常对照组的识别率分别为 70%、75%，整体平均识别率为 72.5%。

表 3-24 基于剥落苔参数的识别结果

组 别	训练样本数 n	预测样本数 n	准确数 n	准确率(%)
剥落苔	80	20	14	70
正常对照组	80	20	15	75
总计	160	40	29	72.5

（六）舌诊客观化研究的临床应用举隅

1. *舌诊客观化研究在肾病中的应用* 慢性肾病(chronic kidney diseases, CKD)是指各种原因引起的慢性肾脏结构和功能障碍(肾脏损伤病史＞3 个月)，包括肾小球滤过率(glomerular filtration rate, GFR)正常和不正常的病理损伤、血液或尿液成分异常、影像学检查异常，或不明原因的 GFR 下降(GFR＜60 ml / min)超过 3 个月[147]。2007 国际肾脏病学会的公告指出，世界上超过 5 亿人口罹患肾脏疾病，大概每 10 人中就有 1 人。慢性肾脏疾病已成为威胁人类健康的一项重大疾病。不同的肾脏疾病患者，其舌象随着肾病的变化而变化。采用舌面一体仪器对慢性肾病患者的舌象图进行客观分析，可发现不同肾功能分期患者的舌象特征[112]，并可为临床慢性肾脏病的诊疗和进行肾功能分期提供一定的客观依据。

(1) 资料与方法

1) 病例选择

诊断标准：① 肾损害≥3 个月，有或无 GFR 降低。肾损害系指肾脏的结构或功能异常，表现为肾脏病理形态学异常或具备肾损害的指标，包括血、尿成分异常或肾脏影像学检查异常。② GFR≤60(ml / min · 1.73 m^2)≥3 个月，有或无肾损害表现[148]。

分期标准：按美国肾脏病基金会分组建议标准分期。① CKD1 期：肾损害，GFR 正常或升高，GFR≥90(ml / min · 1.73 m^2)。② CKD2 期：肾损害，GFR 轻度下降，GFR 位于 60～80(ml / min · 1.73 m^2)。③ CKD3 期：GFR 中度下降，GFR 位于 30～59(ml / min · 1.73 m^2)。④ CKD4 期：GFR 中度下降，GFR 位于 15～29(ml / min · 1.73 m^2)。⑤ CKD5 期：肾衰竭，GFR＜15(ml / min · 1.73 m^2)或透析[148]。

纳入标准：① 符合慢性肾脏病诊断标准的肾内科门诊或住院患者。② 年龄 18～80 岁。

排除标准：① 不符合诊断标准与纳入标准的患者。② 服用激素及免疫抑制剂。③ 合并有糖尿病、心、肝、脑和造血系统等严重疾病。④ 妊娠或哺乳期妇女，过敏体质及对多种药物过敏者。⑤ 精神异常或不愿合作者。

2）研究方法

采样仪器：使用由上海中医药大学研制的中医舌面诊断一体仪。

采集方法：利用舌面诊断一体仪采集舌象图片资料。安静的状态下患者取正坐位，将下颌放在仪器的固定支架上，面部肌肉放松，伸舌时，嘴巴尽量张大，舌体自然伸出口外，舌体平展，舌尖略向下。录入患者基本信息后，经中医舌象分析系统分析得出舌象参数[149]。

观察指标：① 舌色参数：RGB 颜色模型中的 R 值、G 值、B 值和 HSL 颜色模型中的 H 值、S 值、V 值，以上两个颜色模型可以精确的描述各种颜色。其中 RGB 模型中的 R 值代表红色，G 值代表绿色，B 值代表蓝色，其各分量重数值越小，亮度越低，数值越大，亮度越高。HSL 颜色模型中 H 值代表了色调，每个数值代表一种颜色；S 值代表饱和度，每个数值越大颜色越艳；L 值代表了亮度数值越大越明亮。② 舌形参数：裂纹指数，其系数越大裂纹越明显，反之少量裂纹或无裂纹；胖瘦指数，系数越大舌形越胖，反之越瘦。苔质参数：厚薄指数，数值大即偏薄，反之为厚；腐腻指数，数值大即偏腐腻；剥苔指数，数值大即剥苔程度严重。

3）统计学方法：观察指标采用 SPSS17.0 软件进行统计学分析。数据均以 $\bar{X} \pm S$ 表示，统计方法采用单因素方差分析，以 $P<0.05$ 为差异具有统计学意义。

（2）结果

1）一般资料：选择 2012 年 6 月至 2012 年 12 月上海中医药大学附属龙华医院肾内科门诊及住院患者 157 例。CKD1 期组 32 例，其中女性 17 例，男性 15 例，平均年龄（47.12±12.56）岁；CKD2 期组 32 例，其中女性 16 例，男性 16 例，平均年龄（49.25±13.40）岁；CKD3 期组 31 例，其中女性 15 例，男性 16 例，平均年龄（51.52±13.45）岁；CKD4 期组 32 例，其中女性 18 例，男性 14 例，平均年龄（53.54±12.86）岁；CKD5 期组 30 例，其中女性 17 例，男性 13 例，平均年龄（52.78±13.37）岁。两组性别、年龄等基线资料差异均无统计学意义（$P>0.05$），具有可比性。

2）慢性肾病患者不同分期的舌色参数比较：比较不同分期中舌色 R、G、

B 值,CKD1 期、CKD2 期较 CKD4 期显著性降低($P<0.05$),CKD1 期、CKD2 期、CKD3 期较 CKD5 期显著性降低($P<0.05$),比较不同分期之间及与对照组间 H、S 值均无统计学意义。比较不同分期中 L 值,CKD1 期、CKD2 期较 CKD4 期显著性降低($P<0.05$),CKD1 期、CKD2 期、CKD3 期较 CKD5 期显著性降低($P<0.05$)(表 3-25)。

表 3-25　慢性肾病患者不同分期的舌色参数比较($\bar{X}\pm SD$)

组　别	样本数 n	舌色 R	舌色 G	舌色 B	舌色 H	舌色 S	舌色 V
CKD1 期	32	121.53±11.24*△	78.26±7.34*△	76.44±8.21*△	90.32±155.64	0.35±0.05	121.72±11.37*△
CKD2 期	32	122.05±12.45*△	79.05±10.45*△	77.13±11.05*△	95.63±142.33	0.35±0.04	122.53±11.78*△
CKD3 期	31	122.78±11.54△	80.43±10.76△	77.42±10.97△	80.15±147.12	0.37±0.05	125.16±12.43△
CKD4 期	32	125.35±12.62	83.46±10.61	82.36±10.65	86.75±150.24	0.34±0.04	128.83±12.33
CKD5 期	30	129.45±12.96	88.82±11.48	84.42±10.37	87.35±152.45	0.35±0.06	130.58±12.24

注:各组与 CKD4 期比较,* $P<0.05$;与 CKD5 期比较,△$P<0.05$。

3) 慢性肾病患者不同分期的舌形和苔质参数比较:① 不同分期裂纹参数组间比较无统计学意义。② 不同分期胖瘦参数组间比较无显著性差异。③ 不同分期腐腻参数,CKD1 期、CKD2 期较 CKD5 期显著性降低($P<0.05$)。④ 不同分期厚薄参数组间比较无显著统计学意义。⑤ 不同分期剥脱参数,CKD1 期、CKD2 期较 CKD5 期显著性降低($P<0.05$)(表 3-26)。

表 3-26　慢性肾病患者不同分期的舌形和苔质参数比较($\bar{X}\pm SD$)

组　别	样本数 n	裂　纹	胖　瘦	腐　腻	厚　薄	剥　脱
CKD1 期	32	4 640.64±5 486.27	1.04±0.23	0.20±0.32△	0.21±0.24	6.54±8.02△
CKD2 期	32	6 915.27±8 655.63	1.03±0.24	0.24±0.31△	0.21±0.22	7.31±7.34△
CKD3 期	31	5 971.36±7 151.35	1.12±0.25	0.26±0.39	0.24±0.21	8.64±7.30

续　表

组　别	样本数 n	裂　纹	胖　瘦	腐　腻	厚　薄	剥　脱
CKD4 期	32	4 265.61± 6 823.38	1.02± 0.20	0.35± 0.34	0.22± 0.22	8.86± 8.36
CKD5 期	30	3 725.24± 5 356.64	1.03± 0.22	0.52± 0.41	0.23± 0.23	14.02± 10.56

注：各组与 CKD5 期比较，△$P<0.05$。

4）慢性肾功能衰竭患者舌象图像举隅：慢性肾功能衰竭不同肾功能分期的舌图像举隅（彩图 12）。

（3）讨论：随着现代化诊测手段的发展，中医学的检测方法也趋于客观化、标准化，采用由上海中医药大学研制的中医舌面诊断一体仪对 157 例慢性肾病患者进行舌图采集和分析，发现慢性肾病患者 CKD1 期、CKD2 期舌色 R、G、B、V 值均显著低于 CKD4 期，CKD1 期、CKD2 期、CKD3 期显著低于 CKD5 期，说明 CKD3、CKD4、CKD5 三期颜色较淡，淡白舌的程度较重。目前多数医家均认为慢性肾衰竭之本主要为脾肾之阳虚，脾虚而失运化，无力生化气血以养先天；肾阳失煦，以至寒湿互结，更不能温养中土，故多见舌色淡白等寒湿之证，这与榭氏认为的随着 GFR 的降低，CKD4 期和 CKD5 期出现寒湿内生，浊毒内停的主要表现可互为引证[150]。

不同分期裂纹、胖瘦和厚薄参数组间比较无统计学意义，可见裂纹指数和胖瘦指数中 CKD3 期参数最高，考虑这与 CKD3 期多见湿、痰、热的特征相符；不同分期腐腻参数，CKD1 期、CKD2 期较 CKD5 期显著性降低（$P<0.05$），说明慢性肾病随着病情的发展，舌苔腐腻程度加重，提示患者体内痰浊等病理产物增多；不同分期剥脱参数，CKD1 期、CKD2 期较 CKD5 期显著性降低（$P<0.05$），舌苔剥脱程度逐渐加深，提示患者气血亏虚严重。使用中医舌面诊断一体仪对慢性肾病患者不同肾功能分期的舌象进行客观分析，发现随着肾功能的损伤程度加重，其舌色更趋淡白，舌苔腐腻和剥脱程度逐渐加重。这种舌象的变化和目前国内专家的认识基本一致，表明舌象参数具有一定的临床参考价值。

2. *舌诊客观化研究在慢性胃炎中的应用*　慢性胃炎（chronic gastritis，CG）是临床常见消化道疾病之一，其发病率高、病程缠绵、反复难愈，发病率与年龄增长呈现正相关趋势[151]。胃镜检查是确诊本病、评价疗效的主要手段。

然而,胃镜检查操作具有侵入性,会给患者带来强烈的不适感及痛苦,而且它还具有潜在的二次感染风险以及无痛胃镜的麻醉风险等,这也使大多数接受胃镜检查的患者心存恐惧。此外,对于胃镜检查的畏惧,使得多数患者不太愿意在疗程结束后进行二次胃镜复查,这也使慢性胃炎的疗效评价缺乏有说服力的金指标。与胃镜检查相比,舌诊具有无创伤、零风险、操作简便、适用人群广泛、费用较低等诸多特点,是一种颇具中医特色的科学诊断方法,而且舌象的动态观察和检测简便易行,可用于指导临床遣方用药和观测疗效。

上海中医药大学课题组十几年来应用临床流行病学方法,结合计算机信息技术在慢性胃炎舌诊客观化方面做了大量的研究工作[152,153],采用舌象仪分析 CG 患者中医常见证候的舌象特征,辅助 CG 中医临床辨证及治疗,同时为中医证候诊断标准化研究提供了可靠的方法及手段。

(1) 资料与方法

1) 病例来源:选取上海中医药大学附属龙华医院内窥镜室以及中医消化内科 CG 患者 369 例,其中男性 133 例,女性 236 例,平均年龄 49 岁,观察舌象 348 例,检测舌象参数 330 例。正常组为上海中医药大学健康在校师生 52 例。

2) 病例筛选:西医诊断标准参照 2000 年中华医学会消化病学分会全国慢性胃炎研讨会意见[154],通过胃镜诊断、病理组织学结果,同时结合临床症状诊断慢性胃炎。中医辨证标准根据慢性胃炎中西医结合诊断、辨证和疗效标准[155]以及前期大样临床流行病学调查结果[156-159],分为脾胃湿热证、湿浊中阻证、脾胃气虚证、肝胃郁热证和脾虚湿阻证。纳入符合慢性胃炎诊断标准与中医证候诊断标准,年龄≥18 岁,并≤75 岁,排除合并胃癌、上消化道出血或病理诊断怀疑有恶变者,合并心、脑、肾和造血系统等严重原发性疾病、精神病患者,妊娠和哺乳期妇女。

3) 观察方法与指标:采用 TP-1 型中医舌脉象一体化数字分析仪检测慢性胃炎患者舌象参数。观察指标主要包括舌色指数、苔色指数、腻苔指数、舌苔薄厚指数、舌体胖瘦指数等,并观察舌象参数与胃镜像的关联。

4) 统计学方法:采用 SPSS 软件进行统计分析,数据以均数±标准差($\bar{X}\pm S$)表示,采用方差分析等统计方法对数据进行统计处理。

(2) 结果

1) 慢性胃炎患者舌象分布特征:对 348 例慢性胃炎患者舌色进行频数分

析发现，慢性胃炎患者以淡红舌、淡紫舌、淡白舌、紫暗舌多见，舌苔以淡黄苔、白苔、腻苔、厚苔为多见，此外胖大舌也较常见(表 3-27)。

表 3-27　348 例慢性胃炎患者舌象特征出现率

舌象特征	样本数 n	百分比(%)
腻苔	202	58.05
胖大舌	194	55.75
厚苔	135	38.79
淡黄苔/黄白相兼苔	133	38.22
白苔	127	36.49
淡红舌	106	30.46
黄苔	88	25.29
淡紫舌	80	22.99
淡白舌	72	20.69
紫暗舌	61	17.53
红舌	29	8.33

2) 慢性胃炎各证型舌象参数比较：慢性胃炎各证型舌色和苔色指数，检测 330 例患者的舌象参数，其中 15 例患者因服用中药出现染苔，故在舌色、苔色指数统计时予以排除，对慢性胃炎患者的 5 个证型和正常对照组的舌色参数进行统计分析(表 3-28)，结果显示，脾胃湿热型与肝胃郁热型舌色指数与正常组比较差异有统计学意义($P<0.05$)，脾虚湿阻、湿浊中阻、脾胃气虚 3 种证型的舌色指数显著高于脾胃湿热及肝胃郁热型($P<0.05$)；苔色指数以脾胃湿热值、肝胃郁热值最小，显著低于湿浊中阻值、脾虚湿阻值、脾胃气虚值以及正常组($P<0.05$)。

表 3-28　慢性胃炎各证型舌色和苔色参数变化比较($\bar{X}\pm S$)

组　别	样本数 n	舌色指数	苔色指数
正常组	52	32.07 ± 2.84	7.02 ± 0.98
脾胃湿热组	141	$15.39\pm17.38^{*}$	$3.04\pm1.45^{*}$
湿浊中阻组	45	$28.59\pm23.10^{\triangledown\blacktriangledown}$	$5.08\pm2.27^{\triangledown\blacktriangledown}$

续　表

组　别	样本数 *n*	舌色指数	苔色指数
脾胃气虚组	44	33.61±21.56▽▼	4.27±2.33▽▼
肝胃郁热组	39	13.11±6.25*	2.43±0.91*
脾虚湿阻组	46	28.85±2.84▽▼	5.69±1.84▽▼

注：与正常组比较，* $P<0.05$；与肝胃郁热组比较，▽ $P<0.05$；与脾胃湿热组比较，▼ $P<0.05$。

慢性胃炎各证型舌体胖瘦指数、舌苔薄厚和腐腻指数，对慢性胃炎患者的5个证型和正常对照组的舌色参数进行统计分析(表3-29)，结果显示脾胃湿热型与脾胃气虚型的舌体胖瘦指数显著高于肝胃郁热型及肝郁气滞型($P<0.05$)；脾胃湿热型舌苔薄厚指数显著高于脾胃气虚型、肝胃郁热型及正常组($P<0.05$)；脾胃湿热型、湿浊中阻型及脾虚湿阻型腻苔指数显著高于脾胃气虚型和肝胃郁热型($P<0.05$)。

表3-29　慢性胃炎各证型舌胖瘦、苔薄厚、苔腐腻指数变化比较($\bar{X}\pm S$)

组　别	样本数 *n*	厚薄指数	胖瘦指数	腻苔指数
正常组	52	0.36±0.17	0.77±0.12	0.54±0.15
脾胃湿热组	147	0.48±0.28*	0.82±0.13	0.58±0.22
湿浊中阻组	46	0.39±0.25	0.78±0.16	0.64±0.21
脾胃气虚组	50	0.36±0.27▼	0.82±0.14	0.39±0.25▼★△
肝胃郁热组	41	0.35±0.32▼	0.76±0.14▼▲	0.27±0.19▼★△
脾虚湿阻组	46	0.42±0.25	0.79±0.13	0.65±0. 17

注：与正常组比较，* $P<0.05$；与脾虚湿阻组比较，△ $P<0.05$；与脾胃气虚组比较，▲ $P<0.05$；与湿浊中阻组比较，★ $P<0.05$；与脾胃湿热组比较，▼ $P<0.05$。

3) 慢性胃炎舌象与胃镜像的关联分析：研究发现，炎症活动期及幽门螺杆菌(HP)感染的舌色、苔色指数、润燥指数偏低，提示舌色、苔色偏深、偏黄、偏燥(表3-30、表3-31)。

表3-30　舌象与胃镜像的关联研究($\bar{X}\pm S$)

胃黏膜情况	样本数 *n*	舌色指数	苔色指数
充血	22	38.87±20.65★	5.27±2.42
糜烂	37	27.43±20.74★▲	5.49±2.26

续 表

胃黏膜情况	样本数 n	舌色指数	苔色指数
黏膜下血管显露	16	32.21±18.72★	4.93±2.62
血管显露伴糜烂	15	8.22±6.06	4.61±2.56

注：与血管显露伴糜烂者比较，★ $P<0.05$；与黏膜充血者比较，▲ $P<0.05$。

表 3-31　舌象与胃镜像的关联研究($\bar{X}\pm S$)

病理指标	样本数 n	舌色指数	苔色指数
HP 阴性	23	32.02±0.65	7.00±1.58
HP 阳性	67	26.94±0.75	4.65±2.33★
非炎症活动期	33	29.68±0.51	7.33±1.07
炎症活动期	57	26.42±0.86	3.86±1.98▲

注：与 HP 者比较，★ $P<0.05$；与非炎症活动期者比较，▲ $P<0.05$。

(3) 讨论：慢性胃炎是指各种不同原因引起的胃黏膜慢性炎性病变，是临床常见病和多发病。中医认为舌为脾之外候，五脏六腑之精气都通过经络直接或间接与舌联系。舌苔是由胃气蒸化水谷之气上承舌面而生成，与脾胃运化功能相应，因此舌象可以作为窥测内脏尤其是脾胃功能的“镜子”，故舌象是中医辨证不可缺少的重要依据，对临床辨证、立法、处方、用药、判断疾病转归、分析病情预后都有十分重要的意义[161]。现代诸多中医脾胃病临床研究[162-164]将舌象及其变化作为辨证及判断疗效的重要标准，但大多为肉眼观察，缺乏客观依据。可借助现代信息技术，采用舌象仪采集慢性胃炎患者的舌象信息，客观分析舌象参数。其中舌色及苔色指数采用二进制编码[165]，用区域识别后相应类别的信任度作为基数加权因子。舌色及苔色指数数值越大，颜色越淡，反之，则颜色偏深；舌体胖瘦指数、舌苔薄厚指数、腻苔指数越大则舌体偏胖大，舌苔偏厚腻，反之则舌体偏瘦薄，舌苔偏薄、不腻。本研究结果显示，脾胃湿热及肝胃郁热两组实热证患者的舌色、苔色指数显著低于其他证型，提示其舌色偏红，苔色偏黄；而与湿邪困阻相关的证型，舌体胖瘦指数、舌苔薄厚指数、腻苔指数明显高于其他非湿证组，提示其舌体偏胖、舌苔偏厚、偏腻，与中医诊断学的基本理论一致。由此可见，舌色苔色指数、舌体胖瘦指数、舌苔薄厚指数、腻苔指数等舌象客观参数与慢性胃炎不同证候之间有明显的相关性，舌象参数可以为慢性胃炎中医证候的临床诊断提供客观依据。舌象参数检测作为一种无创、简便易行的客观诊断方法，也将为建立具有中医特色的诊断和疗效评价体系提供新的思路和手段。

3. **舌诊客观化研究在冠心病中的应用** 本研究[166]使用上海中医药大学与上海道生医疗器械有限公司共同研发的中医舌面仪采集冠心病患者舌象，利用计算机对舌象图像进行自动识别，提取特征参数，分析冠心病不同中医证型的舌诊特征参数，为冠心病的临床诊疗提供舌诊客观依据。

(1) 对象与方法

1) 一般资料：本研究 306 例冠心病患者均为 2015 年 4 月至 2016 年 12 月上海中医药大学附属曙光医院心血管内科住院部采集，平均年龄(67.54±10.47)岁。

2) 纳入标准：参照 1979 年国际心脏病学会和协会及世界卫生组织临床命名标准化联合专题组报告《缺血性心脏病的命名及诊断标准》[167]，本研究中冠心病患者纳入标准：① 符合冠心病西医诊断标准，冠状动脉造影证实为冠状动脉狭窄患者。② 患者性别不限，年龄在 35 周岁到 80 周岁范围内。③ 患者知情，并同意。

3) 辨证标准：参考 2002 年国家药品监督管理局修订的《中药新药临床研究指导原则(试行)》[168]"冠心病心绞痛中医证型辨证标准"，将冠心病分为心血瘀阻证、气虚血瘀证、气滞血瘀证、痰阻心脉证、阴寒凝滞证、气阴两虚证、心肾阴虚证、阳气虚衰证。每份病例由 2～3 名副高(或副高以上)职称的中医专家参考冠心病辨证标准进行辨证，取 2 名专家诊断一致的证候分型作为最终辨证结果。

4) 舌诊参数采集方法：使用上海中医药大学与上海道生医疗器械有限公司共同研发的中医舌面仪采集冠心病患者舌象。被采集者安静休息 5 分钟以上，取正坐位，将下颌放于固定支架上，面部肌肉放松，自然睁眼、合嘴，嘱采集对象保持姿势 3 秒，张口伸舌，拍摄舌象。提取舌尖部、舌中部、舌根部、舌左部、舌右部的舌质和苔质在 RGB 和 HSV 色彩空间的颜色指数。

5) 统计方法：采用 SPSS21.0 统计软件进行分析，资料数据不服从正态分布的样本进行秩转换后，采用秩和检验等方法，数据以秩均值表达，检验水准 $\alpha=0.05$，$P<0.05$ 认为有统计学意义。

(2) 结果

1) 冠心病患者的舌色和舌苔分布情况：运用频次分析，观察冠心病不同证型舌诊中舌色、苔色的分布特征，结果显示，306 例冠心病患者青紫舌 112

例,占 37%;淡红舌 95 例,占 31%;红舌 58 例,占 19%;淡白舌相对出现率较低,占 9%;绛舌最少,占 4%。冠心病患者苔色分布特征结果显示,306 例冠心病患者白苔 208 例,占 66%;其次为黄苔 46 例,占 14%;少苔或无苔 37 例,占 12%;黄白相间苔 22 例、灰黑苔 2 例,分别占 7%、1%。

2) 冠心病患者不同中医证型的舌色、苔色比较:冠心病不同中医证型舌色、苔色分布,冠心病不同证型舌色分布心血瘀阻证、气虚血瘀证以青紫舌为主,其次为淡红舌;气滞血瘀证舌色以青紫舌、红舌为主;痰阻心脉证、阴寒凝滞证患者以淡红舌为多见,其次是青紫舌和淡白舌;气阴两虚证患者以淡红舌为主,其次是青紫舌(表 3-32)。冠心病不同证型苔色比较,不同证型苔色均以白苔为主,其次是黄苔;气阴两虚证少苔或无苔明显多于其他证型(表 3-33)。

表 3-32　306 例不同证型冠心病患者舌色分布特征

证　型	样本数 n	淡红舌 [n(%)]	淡白舌 [n(%)]	红舌 [n(%)]	绛舌 [n(%)]	青紫舌 [n(%)]
心血瘀阻	22	3(3.16)	2(6.90)	7(12.07)	0(0)	10(8.93)
气虚血瘀	91	23(24.21)	10(34.48)	13(22.41)	1(8.33)	44(39.29)
气滞血瘀	38	7(7.37)	1(3.45)	9(15.52)	3(25.00)	17(15.18)
痰阻心脉	62	25(26.33)	12(41.38)	8(13.79)	0(0)	17(15.18)
阴寒凝滞	15	5(5.26)	2(6.90)	3(5.17)	1(8.33)	4(3.57)
气阴两虚	75	29(30.53)	2(6.90)	18(31.03)	7(58.33)	20(17.86)
合计	306	95(31.05)	29(9.48)	58(18.95)	12(3.92)	112(36.60)

表 3-33　306 例不同证型冠心病患者苔色分布特征

证　型	样本数 n	白苔 [n(%)]	黄苔 [n(%)]	黄白相间 [n(%)]	灰黑苔 [n(%)]	少苔或无苔 [n(%)]
心血瘀阻	22	12(5.77)	2(4.35)	4(18.18)	0(0)	4(10.81)
气虚血瘀	91	71(34.13)	11(23.91)	4(18.18)	1(50.00)	8(21.62)
气滞血瘀	38	28(13.46)	7(15.22)	1(4.55)	0(0)	3(8.11)
痰阻心脉	62	47(22.60)	8(17.39)	3(13.79)	1(50.00)	2(5.41)
阴寒凝滞	15	10(4.81)	5(10.87)	0(0)	0(0)	0(0)
气阴两虚	75	39(18.75)	13(28.26)	9(40.91)	0(0)	19(51.36)
合计	306	208(67.97)	46(15.03)	22(7.19)	2(0.65)	37(12.09)

冠心病不同证型患者舌根部颜色参数比较，运用秩和检验，比较冠心病气虚血瘀证、气滞血瘀证、痰阻心脉证以及气阴两虚证不同区域，舌色根部、舌色中部、舌色尖部、舌色左部、舌色右部及舌色整体的舌色参数 R 值、G 值、B 值、H 值、S 值、V 值参数差异（表 3-34）。阴寒凝滞证、心肾阴虚证、阳气虚衰证、心血瘀阻证因病例较少，本研究暂未予分析。

表 3-34　不同证型舌根部颜色参数比较

参数	气虚血瘀		气滞血瘀		痰阻心脉		气阴两虚	
	M(Q1, Q3)	均秩	M(Q1, Q3)	均秩	M(Q1, Q3)	均秩	M(Q1, Q3)	均秩
R	83.58 57.95　105.31	147.08	84.59 67.56　105.70	152.79	89.12 72.18　105.48	171.27	81.91 67.65　101.81	145.25
G	50.41 33.71　65.26	143.27▲	53.10 37.61　70.71	156.53	56.73 42.15　72.17	178.13	48.34 37.69　60.88	141.57★
B	46.73 30.66　60.90	143.04▲	53.12 37.61　70.71	156.61	53.70 38.38　68.56	179.19	45.12 33.73　57.79	141.29★
H	5.83 3.89　7.06	154.64	5.32 4.02　6.62	134.92	5.77 4.40　6.68	149.40	5.66 3.81　6.92	149.31
S	0.43 0.39　0.48	162.11▲	0.40 0.32　0.47	140.05	0.39 0.31　0.45	125.53	0.43 0.38　0.48	159.04★
V	0.33 0.23　0.41	147.08	0.33 0.26　0.41	152.79	0.35 0.28　0.41	171.27	0.32 0.27　0.40	145.25

注：气虚血瘀组和痰阻心脉组比较，▲ $P<0.05$；气滞血瘀组和痰阻心脉组比较，△ $P<0.05$；气阴两虚组和痰阻心脉组比较，★ $P<0.05$。

冠心病不同中医证型舌中部颜色参数比较，气虚血瘀证、气滞血瘀证、痰阻心脉证、气阴两虚证舌中部颜色参数比较，气虚血瘀证组 B 值大于痰阻心脉证，S 值小于痰阻心脉证，且具有显著差异（$P<0.05$）；气阴两虚证组 G 值、B 值小于痰阻心脉证，S 值大于痰阻心脉证，且具有显著差异（$P<0.05$）；气滞血瘀组 S 值大于痰阻心脉证，且与痰阻心脉证组均有显著差异（$P<0.05$）（表 3-35）。

表 3-35　不同证型舌中部颜色参数比较

参数	气虚血瘀		气滞血瘀		痰阻心脉		气阴两虚	
	M(Q1, Q3)	均秩	M(Q1, Q3)	均秩	M(Q1, Q3)	均秩	M(Q1, Q3)	均秩
R	119.7 95.00　130.46	149.77	108.56 95.23　129.01	145.68	118.82 99.29　131.79	164.50	108.32 96.08　130.65	150.24
G	67.44 53.56　65.26	147.69	64.12 53.35　83.57	148.03	73.94 60.51　93.13	173.47	65.61 53.73　81.71	144.23★
B	64.67 49.06　77.31	146.13▲	62.54 49.53　80.19	148.68	69.20 54.90　90.07	176.42	61.74 49.65　77.54	131.93★
H	5.05 3.43　6.87	154.38	4.96 3.63　6.26	151.39	4.52 3.30　5.78	138.66	4.83 3.24　6.71	152.69
S	0.44 0.40　0.49	162.71▲	0.45 0.37　0.49	152.79	0.39 0.33　0.45	113.84	0.44 0.40　0.49	166.11★
V	0.47 0.37　0.51	149.77	0.43 0.37　0.51	145.68	0.47 0.39　0.52	164.50	0.42 0.38　0.51	150.24

注：气虚血瘀组和痰阻心脉组比较，▲ $P<0.05$；气滞血瘀组和痰阻心脉组比较，△ $P<0.05$；气阴两虚组和痰阻心脉组比较，★ $P<0.05$。

冠心病不同中医证型患者舌尖部颜色参数比较，气虚血瘀证、气滞血瘀证、痰阻心脉证、气阴两虚证舌尖部颜色参数比较，气虚血瘀证、气滞血瘀证、气阴两虚证 S 值大于痰阻心脉证组，且均有显著差异（$P<0.05$）（表 3-36）。

表 3-36　不同证型舌尖部颜色参数比较

参数	气虚血瘀		气滞血瘀		痰阻心脉		气阴两虚	
	M(Q1, Q3)	均秩	M(Q1, Q3)	均秩	M(Q1, Q3)	均秩	M(Q1, Q3)	均秩
R	124.53 103.28　140.10	151.60	117.59 102.02　136.47	146.58	125.49 105.34　138.39	158.81	119.23 102.38　130.50	149.48
G	67.66 53.04　85.64	150.13	65.38 50.49　85.25	144.47	70.32 58.15　91.42	167.89	63.12 52.34　82.58	143.76
B	63.66 49.02　75.73	147.90	62.21 47.37　78.52	145.74	67.51 53.47　86.88	171.97	60.70 47.08　78.54	143.29

续　表

参数	气虚血瘀		气滞血瘀		痰阻心脉		气阴两虚	
	M(Q1, Q3)	均秩	M(Q1, Q3)	均秩	M(Q1, Q3)	均秩	M(Q1, Q3)	均秩
H	4.95 2.94　7.13	155.24	5.38 3.50　7.08	164.11	4.28 2.91　5.74	132.26	5.10 3.53　6.66	151.23
S	0.50 0.44　0.54	163.64▲	0.49 0.41　0.53	157.18▲	0.45 0.38　0.50	117.40	0.49 0.44　0.54	164.31★
V	0.49 0.41　0.55	151.60	0.46 0.40　0.54	146.58	0.49 0.41　0.54	158.81	0.46 0.40　0.53	149.48

注：气虚血瘀组和痰阻心脉组比较，▲ $P<0.05$；气滞血瘀组和痰阻心脉组比较，△ $P<0.05$；气阴两虚组和痰阻心脉组比较，★ $P<0.05$。

冠心病不同中医证型舌左边颜色参数比较，气虚血瘀证、气滞血瘀证、痰阻心脉证、气阴两虚证舌左部颜色参数比较，气虚血瘀证组 *H* 值、*S* 值大于痰阻心脉证组，且有显著差异($P<0.05$)；气阴两虚证组 *B* 值小于痰阻心脉证，*H* 值、*S* 值大于痰阻心脉证组，且均有显著差异($P<0.05$)；气滞血瘀组 *S* 值大于痰阻心脉证组，且均有显著差异($P<0.05$)(表 3-37)。

表 3-37　不同证型舌左部颜色参数比较

参数	气虚血瘀		气滞血瘀		痰阻心脉		气阴两虚	
	M(Q1, Q3)	均秩	M(Q1, Q3)	均秩	M(Q1, Q3)	均秩	M(Q1, Q3)	均秩
R	116.03 92.87　132.88	151.35	110.52 96.42　126.97	145.79	119.62 96.11　134.62	158.90	110.81 96.58　129.14	152.63
G	66.29 50.90　80.80	150.13	67.98 49.96　78.07	144.79	70.14 55.05　87.79	169.97	64.03 51.15　79.19	146.69
B	62.41 45.92　77.07	148.67	64.75 44.31　75.70	144.82	66.10 51.97　83.06	174.47	57.38 46.43　75.00	144.79★
H	5.71 3.49　7.35	160.87▲	4.74 3.57　6.87	145.97	4.53 3.02　6.15	125.53	5.43 4.19　7.36	161.55★
S	0.45 0.42　0.52	158.63▲	0.46 0.37　0.53	159.32△	0.42 0.34　0.47	114.23	0.47 0.42　0.52	168.12★

续　表

参数	气虚血瘀		气滞血瘀		痰阻心脉		气阴两虚	
	M(Q1, Q3)	均秩	M(Q1, Q3)	均秩	M(Q1, Q3)	均秩	M(Q1, Q3)	均秩
V	0.46 0.36　0.52	151.35	0.43 0.38　0.50	145.79	0.47 0.38　0.53	158.90	0.43 0.38　0.51	152.63

注：气虚血瘀组和痰阻心脉组比较，▲ $P<0.05$；气滞血瘀组和痰阻心脉组比较，△ $P<0.05$；气阴两虚组和痰阻心脉组比较，★ $P<0.05$。

冠心病不同中医证型舌右边颜色参数比较，气虚血瘀证、气滞血瘀证、痰阻心脉证、气阴两虚证舌右部颜色参数比较，气虚血瘀证、气滞血瘀证组 S 值大于痰阻心脉证组，且有显著差异($P<0.05$)；气阴两虚证组的 B 值小于痰阻心脉证，S 值大于痰阻心脉证组，且均有显著差异($P<0.05$)(表 3-38)。

表 3-38　不同证型舌右部颜色参数比较

参数	气虚血瘀		气滞血瘀		痰阻心脉		气阴两虚	
	M(Q1, Q3)	均秩	M(Q1, Q3)	均秩	M(Q1, Q3)	均秩	M(Q1, Q3)	均秩
R	107.49 89.42　123.02	153.51	99.57 89.51　120.53	147.16	112.53 89.11　123.84	161.87	100.20 87.40　117.66	147.05
G	60.47 46.94　73.69	150.86	59.43 45.36　69.80	142.89	66.10 50.14　80.39	171.90	57.17 45.96　70.19	142.75
B	55.56 41.46　67.99	149.49	54.29 39.05　66.49	143.63	62.46 45.46　77.37	175.55	53.87 40.73　64.19	140.27★
H	6.34 4.81　7.75	159.79▲	5.80 4.15　7.11	136.53	5.81 4.28　7.03	135.48	6.13 5.06　7.83	159.99★
S	0.48 0.45　0.53	158.31▲	0.48 0.42　0.56	161.11△	0.45 0.38　0.50	115.65	0.49 0.44　0.54	142.73★
V	0.42 0.35　0.48	153.51	0.39 0.35　0.47	147.16	0.44 0.35　0.49	161.87	0.39 0.34　0.46	147.05

注：气虚血瘀组和痰阻心脉组比较，▲ $P<0.05$；气滞血瘀组和痰阻心脉组比较，△ $P<0.05$；气阴两虚组和痰阻心脉组比较，★ $P<0.05$。

冠心病不同中医证型患者舌整体颜色参数比较，气虚血瘀证、气滞血瘀证、痰阻心脉证、气阴两虚证舌整体颜色参数比较，气虚血瘀证组 H 值、S 值小于痰阻心脉证组，且均有显著差异($P<0.05$)；气阴两虚证组 B 值小于痰阻心脉证，S 值大于痰阻心脉证组，且均有显著差异($P<0.05$)；气滞血瘀组 S 值大于痰阻心脉证组，且有显著差异($P<0.05$)(表 3-39)。

表 3-39　不同证型舌整体颜色参数比较

参数	气虚血瘀		气滞血瘀		痰阻心脉		气阴两虚	
	M(Q1, Q3)	均秩	M(Q1, Q3)	均秩	M(Q1, Q3)	均秩	M(Q1, Q3)	均秩
R	113.69 95.35　127.44	151.26	109.96 94.84　125.41	147.29	114.64 95.021　130.32	161.45	103.76 93.58　126.23	149.95
G	64.97 50.90　79.45	149.13	63.63 48.63　77.66	145.58	69.61 56.45　86.46	172.39	62.04 50.07　76.74	144.61
B	61.49 45.79　73.50	147.69	61.17 45.53　73.74	146.32	66.71 51.80　81.61	176.15	56.86 45.65　72.31	143.04★
H	5.41 3.82　7.03	159.85▲	4.63 3.93　6.17	145.11	4.62 3.40　6.01	130.97	5.07 3.60　6.84	157.01
S	0.46 0.42　0.51	162.21▲	0.47 0.39　0.51	155.08△	0.41 0.36　0.46	112.58	0.46 0.42　0.52	167.15★
V	0.45 0.36　0.50	151.26	0.43 0.37　0.49	147.29	0.45 0.37　0.51	161.45	0.41 0.37　0.50	149.95

注：气虚血瘀组和痰阻心脉组比较，▲ $P<0.05$；气滞血瘀组和痰阻心脉组比较，△ $P<0.05$；气阴两虚组和痰阻心脉组比较，★ $P<0.05$。

冠心病不同证型舌苔整体颜色参数差异比较，比较四证不同区域(根部、中部、舌尖部、左部、右部)苔色参数 R 值、G 值、B 值、H 值、S 值、V 值，均无统计学意义($P>0.05$)，苔色整体参数中，气虚血瘀证、气滞血瘀证、痰阻心脉证三组间 S 值具有显著差异($P<0.05$)，痰阻心脉证 S 值最小，气滞血瘀证 S 值最大(表 3-40)。

表 3-40 不同证型舌苔整体颜色参数差异比较

参数	气虚血瘀		气滞血瘀		痰阻心脉		气阴两虚	
	M(Q1, Q3)	均秩	M(Q1, Q3)	均秩	M(Q1, Q3)	均秩	M(Q1, Q3)	均秩
R	86.01 70.31 116.10	151.26	88.77 76.16 107.04	147.29	93.33 70.10 117.78	161.45	90.30 69.49 110.24	149.95
G	55.48 42.81 78.21	150.77	54.92 49.32 77.26	152.54	61.33 46.11 82.32	159.20	57.49 43.04 73.01	150.22
B	46.42 35.76 67.16	148.12	48.19 39.68 69.10	155.64	53.83 39.27 74.43	166.91	47.00 36.01 62.65	143.77
H	11.91 11.06 13.39	149.49	12.12 10.83 13.70	153.88	11.68 10.73 13.54	142.77	12.06 10.88 14.64	159.06
S	0.43 0.38 0.49	161.55▲	0.45 0.37 0.50	159.28△	0.41 0.28 0.45	121.88	0.45 0.37 0.49	164.13
V	0.34 0.28 0.46	150.77	0.35 0.30 0.42	152.54	0.37 0.27 0.46	158.20	0.35 0.27 0.43	150.22

注：气虚血瘀组和痰阻心脉组比较，▲ $P<0.05$；气滞血瘀组和痰阻心脉组比较，△ $P<0.05$。

（3）讨论：本研究分析了 306 例冠心病患者舌象 RGB 颜色模型中的 *R*、*G*、*B* 值，HSV 模型中的 *H*、*S*、*V* 值。在 RGB 颜色模型参数比较中，*R* 值代表了红色的分量、*G* 值代表了绿色的分量、*B* 值代表了蓝色的分量，数值越大表示该色分量越多。在 HSV 颜色模型参数比较中，*H* 值代表了色相，数值越小表示其取色范围离红色越近；*S* 值代表了饱和度，其值越小，颜色越浅，反之，颜色越深；*V* 值代表了和光亮无关的颜色明亮度，*V* 值越高，色彩越淡，*V* 值越低，色彩越暗。研究结果发现冠心病组不同部位(舌根、舌中、舌尖、舌左、舌右、舌整体)舌色的 *R* 值、*G* 值、*B* 值、*S* 值、*V* 值与非冠心病组相比均较大，且有显著差异($P<0.05$)，因为 RGB 值越高，红、绿、蓝颜色分量越多，总体颜色越深，*S* 值越大，饱和度越高，*V* 值越高，表现在色彩上越淡，说明冠心病组舌色深暗。比较冠心病患者气虚血瘀证、气滞血瘀证、痰阻心脉证、气阴两虚证舌根、舌中、舌左、舌右、舌尖以及舌整体颜色参数，痰阻心脉证和其余证型的 *G* 值、*B* 值、*H* 值、*S* 值参数均具有显著差异($P<0.05$)；*G* 值、*B* 值均明显高于其他三证，*H* 值、*S* 值明显低于其他三证，说明痰阻心脉证舌象偏于暗紫、

暗红。不同证型舌苔颜色比较，痰阻心脉证和气虚血瘀证、气滞血瘀证的 S 值具有显著差异（$P<0.05$），且痰阻心脉证 S 值最小，表示颜色最淡。《素问·痹论》曰“心痹者，脉不通”，提示了“血凝而不流”导致心脉不通的血瘀理论。中医认为冠心病病机为阳微阴弦，气血凝滞，阴液聚而成痰，血液凝而成瘀，痰瘀为重要的致病因素，因此，冠心病患者多见舌暗紫、暗红，苔淡白。

随着计算机及图像处理分析技术的深入应用，舌诊研究客观化、定量化也有了长足的进步。张伟妃等[169]采用上海中医药大学自行研制的 Z-BOX 舌象数字化分析仪自动检测及判读慢性胃炎患者舌象信息参数，分析结果发现慢性胃炎患者苔色 B 值与糜烂相关（$P<0.05$），苔色 G 值与慢性炎症相关（$P<0.05$），苔色 B 值、舌色 G 值与胆汁反流有关（$P<0.05$）。亦有研究显示[170]不同类型的慢性胃炎舌象各有特点，舌象与胃镜象具有高度一致性，并可推断慢性胃炎病势、病情。从舌象论证脾胃湿热、正气不足是幽门螺杆菌感染的重要病理基础，舌上皮细胞也对慢性胃炎有一定临床诊断价值，均提示观察研究舌象变化对慢性胃炎的诊断、辨证、治疗、疗效评价及预后判断等方面具有重要意义。但舌象在冠心病方面的应用尚少见报道，本研究观察了冠心病不同中医证型的舌象特征，进一步研究，可结合冠心病的“金指标”冠脉造影分析舌象特征，以期寻找冠心病临床诊疗更具中医特色的客观指标，为中医四诊标准化研究进行科学探索。

（颜建军　郭睿　刘璐）

参考文献

[1] 蒋沈华，林江.舌象客观化及舌苔本质研究进展[J].上海中医药杂志，2016，50(7)：94-97.
[2] 王忆勤.中医诊断学[M].北京：高等教育出版社，2006：33.
[3] 许冬青.表皮生长因子影响舌苔形成的分子机制研究[D].南京：南京中医药大学，2009.
[4] 王忆勤.中医诊断学[M].北京：高等教育出版社，2016：30.
[5] 刘建新，刘新华，周小青，等.慢性乙型肝炎病理舌苔形成与唾液、血清 h-EGF 含量变化的关系[J].湖南中医学院学报，2006，2：22-24.
[6] 张荣，吴强，金冶.中医舌象形成机理的思考[J].中国中西医结合杂志，2000，10：782-783.
[7] 王长荣.谈舌苔形成和变化[J].福建中医药，1981，4：6-8.

[8] 李响,张军峰,杨亚平.舌苔形成的微生态学机制探讨[J].辽宁中医杂志,2014,6:1102-1106.
[9] 张军峰.舌苔形成的基因表达谱和 EGF-R 相关信号通路机制研究[D].南京:南京中医药大学,2009.
[10] 周坤福,詹臻,侯亮.表皮生长因子(EGF)影响舌苔形成的分子机制[J].南京中医药大学学报(自然科学版),2002,5:283-285,321.
[11] 詹臻等.舌苔与表皮生长因子(EGF)关系的临床研究[J].南京中医药大学学报,2003,19(1):14-17.
[12] 张军峰,范媛,汪红,等.TGF-α 基因表达水平与常见舌苔形成的关系[J].新中医,2007,8:67-69.
[13] 刘家义,徐琬梨,徐洪文,等. EGF、EGFR 表达与慢性胃炎舌象形成相关性研究[C].第二次全国中西医结合诊断学术研讨会,2008.
[14] 许冬青,王明艳,狄冽,等.表皮生长因子影响肿瘤患者舌苔变化的分子机制研究[J].细胞与分子免疫学杂志,2002,6:598-600.
[15] 张军峰,詹臻,许冬青,等.EGF 和 TGF-α 影响大鼠舌苔形成的分子机制初探[J].辽宁中医杂志,2010,11:2091-2094.
[16] 佟书娟,张军峰,詹臻.舌苔形成与 CD54 和 EGF-R 表达关系的初步研究[J].南京中医药大学学报,2010,2:118-119,162.
[17] 陈泽霖,吴榕州,董发庆,等.口腔局部环境改变与病理舌苔形成的关系[J].天津中医,1985,1:24-26.
[18] 马伯龙,凌涤生,肖珙.舌苔形成与口腔免疫关系的初步观察与分析[J].中西医结合杂志,1985,6:363.
[19] 李福凤,赵洁,庞小燕,等.慢性胃炎患者腻苔的口腔微生物指纹图谱分析[J].中国中西医结合杂志,2012,32(10):1331-1335.
[20] 朱莲娜,黄李平,吕军影,等.微生态学方法在湿热证舌苔微生物群研究中的应用[J].广西医学,2009,31(4):480-482.
[21] 王菁,王明荣,王者玲.口臭患者舌背菌群分析[J].北京口腔医学,2010,18(1):25-29.
[22] 张军峰,董伟,佟书娟,等.高剂量脂多糖影响舌苔形成机制初探[J].北京中医药大学学报,2011,9:600-604.
[23] 王俨,张军峰,董伟,等.LPS 促进舌苔形成相关细胞凋亡的分子机制[J].时珍国医国药,2016,4:1003-1007.
[24] 詹臻,张军峰,范媛,等.E-钙黏蛋白 mRNA 的表达与舌苔形成的关系研究[J].陕西中医,2007,8:1088-1091.
[25] 王景叶,佟书娟,詹臻.舌鳞癌患者舌苔形成与 CD29 和 E-cad 表达的相关性研究[J].上海中医药大学学报,2010,5:33-35.

[26] 董伟,姜淼,张军峰,等.缺氧促进舌苔形成相关细胞凋亡的分子机制[J].时珍国医国药,2015,6: 1508-1511.

[27] 张莉,王俨,董伟,等.氧化应激促进舌苔形成相关细胞模型凋亡的分子机制研究[J].吉林中医药,2016,8: 825-828,840.

[28] 冯颖,张军峰,许冬青,等.周氏克金岩方促进舌苔形成相关细胞凋亡作用机制[J].时珍国医国药,2013,2: 276-278.

[29] 佟书娟,许冬青,詹臻.舌苔形成与Fas基因表达关系的初步研究[J].中国中医基础医学杂志,2007,10: 753-754.

[30] 张莉,张军峰,詹臻.舌苔形成机理的"组学"研究[J].时珍国医国药,2016,27(6): 1464-1466.

[31] Bladergroen MR, Derks RJ, Nicolardi S, et al. Standardized and Automated Solid-phase Extraction Procedures for High Throughput Proteomics of Body Fluids[J]. J Proteomics,2012,77: 144.

[32] 赵洁,李福凤,钱鹏.舌苔生物信息研究方法与技术概况[J].中医杂志,2011,52(7): 612.

[33] 张晓丽,王济国,曹美群,等.消化系疾病不同舌苔唾液蛋白质组学的初步研究[J].中国中医药科技,2010,17(4): 336.

[34] 吴正治,张晓丽,王济国,等.常见舌苔蛋白质组学与生物信息学研究[J].世界中西医结合杂志,2011,6(3): 195.

[35] Zhang XL, Wu ZZ. Establishment of Two-dimension Electrophoresis of Proteins of Tongue Coatings[J]. Chin J Tradit Med Sci and Tec, 2008, 15(2): 84.

[36] 张晓丽,王济国,吴正治.几种常见舌苔蛋白质组学的初步研究[J].中国中医药科技,2008,15(4): 241.

[37] 张晓丽,王济国,吴正治.胃癌患者唾液蛋白质指纹图谱诊断模型的初步研究[J].中国中医药科技,2010,17(4): 338.

[38] 张晓丽,王济国,曹美群,等.胃癌与慢性胃炎唾液蛋白质组鉴别诊断模型[J].世界华人消化杂志,2010,18(9): 926.

[39] 刘晓谷,蔡淦,何磊,等.慢性胃炎脾虚湿热证患者的舌苔蛋白质组学初探[J].上海中医药大学学报,2012,26(1): 31-35.

[40] 王忆勤,李福凤,王文静,等.慢性胃炎中医湿证血清蛋白组学研究[J].中西医结合学报,2007,5(5): 514-516.

[41] Calvani R, Miccheli A, Capuani G, et al. Gut Microbiome-derived Metabolites Characterize a Peculiar Obese Urinary Metabotype[J]. Int J Obes, 2010, 34(6): 1095.

[42] Beebe K, Sampey B, Watkins SM, et al. Understanding the Apothecaries within the Necessity of a Systematic Approach for Defining the Chemical Output of the Human

Microbiome[J]. Clin Trans Sci, 2014, 7(1): 74.
[43] 李福凤,赵洁,钱鹏,等.慢性胃炎患者腻苔的代谢指纹图谱研究.中西医结合学报,2012,10(7): 757-764.
[44] Sun ZM, Zhao J, Qian P, et al. Metabolic Markers and Microecological Characteristics of Tongue Coating in Patients with Chronic Gastritis[J].BMC Complement Altern Med, 2013, 13(1): 227.
[45] 杨爱萍,陈群,路艳,等.原发性痛经瘀血舌象的形成与β2-糖蛋白1抗体的关系研究[J].广州中医药大学学报,2011,6: 583-585.
[46] 陈群,余丽娟,路艳,等.恶性肿瘤镜面舌象形成与水电平衡异常的相关性探讨[A].中华中医药学会中医诊断学分会.全国第十二次中医诊断学术年会论文集[C].中华中医药学会中医诊断学分会,2011: 2.
[47] 陈群,徐志伟,杨爱萍.内分泌紊乱与子宫肌瘤慢性盆腔炎瘀血舌象形成相关性研究[J].中医药学刊,2004,9: 1576-1577.
[48] 陈静涛,徐政,顾其胜.胶原蛋白研发的最新进展[J].上海生物医学工程,2004,2: 52-55.
[49] Schwarze U, Schievink WI, Petty E, et al. Haploinsufficiency for One COL3A1 Allele of Type Ⅲ Procollagen Results in a Phenotype Similar to the Vascular form of Ehlers-Danlos Syndrome, Ehlers-Danlos Syndrome type Ⅳ[J]. Am J Hum Genet, 2001, 69(2): 989-1001.
[50] 张春兵,范媛,詹臻,等.Ⅲ型胶原α链基因mRNA的表达与舌苔形成的关系研究[J].检验医学,2007,5: 524-527.
[51] 朱文锋.中医诊断学[M].北京: 人民卫生出版社,2004: 169-170.
[52] 陈泽霖.舌诊研究[M].上海: 上海科学技术出版社,1965: 106.
[53] 戴豪良.舌诊研究与临床应用[M].上海: 上海科学技术出版社,2006: 134-135,158-160.
[54] 王光瑞,马必生.热病伤阴红舌证动物模型的实验研究[J].实用中西医结合杂志,1991,4(1): 48-49.
[55] 张克星,王颖,史树堂,等.舌黏膜结构特点的形态学研究[J].陕西医学杂志,2009,38(2): 145-147.
[56] 李乃民.中国舌诊大全[M].北京: 学苑出版社,1995.
[57] 袁肇凯.温病微观舌诊的临床研究[J].中国医药学报,1993,8(5): 267.
[58] 袁肇凯,黄献平,范伏元,等.中医心病气血辨证舌微观指标分析[J].湖南中医学院学报,1995,18(4): 1-5.
[59] 陈泽霖.淡红、淡白、红降、青紫四类舌质的舌尖微循环研究[J].上海中医药杂志,1983,17(6): 43-45.
[60] 陈章荣.舌象pH值临床观察200例[J].福建中医药,1981,(3): 60-61.

[61] 李佩文.食管癌患者舌象与口腔唾液淀粉酶的关系[J].肿瘤防治研究,1984,11(1): 39-41.
[62] 王怡,翁维良,刘剑刚,等.血盛证患者微循环容积波与舌诊比较研究[J].中国微循环,1997,1(1): 42-44.
[63] 刘夕茹.高黏滞血症血液流变学特征与舌诊关系研究[J].中医药,1998,2(3): 184-186.
[64] 翁维良,黄世敬,洪尚构,等.运用"中医舌诊专家系统"对血瘀证舌质的研究[J].中国中医基础医学杂志,2002,6(10): 58-61.
[65] 钟爱萍,王河宝,孙悦,等.红绛舌理化检测与临床研究进展概述[J].江西中医药,2017,48(410): 65-67.
[66] 高利,刘萍,罗玉敏,等.舌质的研究进展[J].中西医结合心脑血管病杂志,2012,10(1): 93-94.
[67] 刘文兰,张炎,车念聪.HBV 转基因小鼠的舌色研究[C].全国第十二次中医诊断学学术年会,2011.
[68] 陈颖,张君.舌苔脱落细胞研究概况[J].湖南中医杂志,2018,34(6): 206-208.
[69] 郭丽,李福凤,王忆勤,等.102 例慢性胃炎患者舌象定量分析[J].上海中医药大学学报,2003,17(3): 32-34.
[70] 梁岩,吕学业,齐玉珍.慢性胃炎脾胃湿热证患者舌印片观察[J].宁夏医学杂志,2007,(10): 901-902,961.
[71] 陈宇,任健,刘家义.120 例慢性胃炎患者舌苔脱落细胞理化指标与中医辨证相关性研究[J].长春中医药大学学报,2008,(3): 273-274.
[72] Yan X, Zhu S, Zhang H. miR-203 Expression in Exfoliated Cells of Tongue Coating Represents a Sensitive and Specific Biomarker of Gastroesophageal Reflux Disease[J]. Gastroenterology Research and Practice, 2016(2016): 2349453.
[73] Li CD, Lan QF, Zhang JJ. Study on Relationship between Tongue Picture and Cell Apoptosis in Patients with Chronic Gastritis[J]. Zhongguo Zhongxiyi Jiehe Zazhi, 2003, 23(6): 433-435.
[74] 钱穗毅,张蓓,胡丕丽,等.大肠癌患者舌苔脱落细胞 EGFR 表达与舌象的关系[J].中华肿瘤防治杂志,2010,(17): 1348-1350.
[75] 周凡,谢冰颖,陈娟,等.胃肠疾病患者舌苔脱落细胞增殖和凋亡相关基因蛋白表达研究[J].福建中医药大学学报,2011,(4): 21-23.
[76] 曹燕亚,李福凤,张俊,等.慢性胃炎患者不同舌苔中细胞化学成分变化研究[J].中华中医药学刊,2012,(9): 2048-2051.
[77] 鲁琴.中晚期肺癌中医证型与舌苔脱落细胞变化的相关性研究[D],石家庄: 河北医科大学,2012.
[78] Abe S, Ishihara K, Adachi M, et al. Tongue-coating as Risk Indicator for Aspiration

Pneumonia in Edentate Elderly[J]. Arch Gerontol Geriatr, 2008, 47(2): 267 - 275.
[79] 梁文娜,李灿东,高碧珍,等.围绝经期综合征患者舌苔脱落细胞成熟程度与肝郁病理的关系研究[J].中华中医药杂志,2010,25(12): 2199 - 2201.
[80] 梁文娜,李灿东,高碧珍,等.围绝经期综合征中医肝郁分级与舌苔脱落细胞凋亡的相关性[J].中医杂志,2011,52(10): 844 - 847.
[81] 李灿东,梁文娜,高碧珍,等.围绝经期综合征患者肝郁病理与舌苔上皮细胞凋亡的相关性研究[J].中华中医药杂志,2010,25(11): 782 - 784.
[82] 李红,陈以君,任林,等.围绝经期气郁质性激素与舌苔脱落细胞成熟指数、成熟价值的相关性[J].中医杂志,2012,53(12): 1042 - 1045.
[83] 林晴,林岚,高碧珍,等.子宫肌瘤患者舌苔脱落细胞成熟度与体质的相关性研究[J].中国中医药科技,2012,19(5): 385 - 422.
[84] 刘丹.围绝经期综合征患者舌苔脱落细胞成熟度与肝郁病理的关系[J].中国处方药,2017,15(3): 133 - 134.
[85] 关炯妍.2 型糖尿病证素与舌苔脱落细胞关系的研究[D].福州: 福建中医学院,2009.
[86] 王大江,梁嵘,王召平,等.急性心肌梗死患者舌苔变化的细胞化学研究[J].中医药学报,2005,33(1): 18 - 21.
[87] 王忆勤,李福凤,何立群,等.不同证型慢性肾功衰患者舌象的定量分析[J].上海中医药大学学报,2002,16(4): 38 - 40.
[88] 余素琴.慢性肾功能衰竭患者舌苔脱落细胞学和球结膜微循环观察[J].中医药学报,2000(3): 75 - 76.
[89] Pieralisi N, de Souza Bonfim-Mendon P, Negri M, et al. Tongue Coating Frequency and Its Colonization by Yeasts in Chronic Kidney Disease Patients[J]. Eur J Clin Microbiol Infect Dis,2016,35(9): 1455 - 1462.
[90] 许家佗.舌象客观化识别方法的研究进展[J].上海中医药杂志,2002(2): 42 - 45.
[91] 陈群,徐志伟,刘梅.中医舌诊客观化识别技术的现代研究[J].中医药学刊,2004(7): 1215 - 1216.
[92] 沈兰荪,蔡轶珩,卫保国,等.中医舌象分析技术的研究[J].世界科学技术,2003(1): 15 - 19.
[93] 赵忠旭,王爱民,沈兰荪.基于数学形态学和 HIS 模型的彩色舌图像分割[J].北京工业大学学报,1999(2): 67 - 71.
[94] 王郁中,杨杰,周越,等.图像分割技术在中医舌诊客观化研究中的应用[J].生物医学工程学杂志,2005(6): 1128 - 1133.
[95] 周越,沈利,杨杰.基于图像处理的中医舌象特征分析方法[J].红外与激光工程,2002(6): 490 - 494.
[96] 孙炀,罗瑜,周昌乐,等.一种基于分裂-合并方法的中医舌象区域分割算法及其实现[J].中国图象图形学报,2003(12): 35 - 39.

[97] 陈海燕,卜佳俊,龚一萍,等.一种基于多色彩通道动态阈值的舌苔舌质分离算法[J].北京生物医学工程,2006(5): 466-469.
[98] 王永刚,杨杰,周越,等.中医舌象颜色识别的研究[J].生物医学工程学杂志,2005(6): 1116-1120.
[99] 白云鹿,史云迪,吴佳,等. Automatic Extraction of Tongue Coatings from Digital Images: A Traditional Chinese Medicine Diagnostic Tool[J]. Tsinghua Science and Technology, 2009, 14(2): 170-175.
[100] C Kervrann, F Heitz. A Markov Random Field Model-based Approach to Unsupervised Texture Segmentation Using Local and Global Spatial Statistics[J]. IEEE Transactions on Image Processing, 1995, 4(6): 856-862.
[101] 陈海燕,连怡绍,陈素珍,等.常见病理苔色的定量研究及与疾病和证型相关性的分析[J].中国中医药科技,2006(1): 1-2.
[102] 许家佗,包怡敏,张志枫,等.166 例慢性胃炎患者舌象特征的计算机识别研究[J].中医杂志,2003(12): 934-936.
[103] 张新峰,沈兰荪.加权 SVM 在中医舌象分类与识别中的应用研究[J].中国生物医学工程学报,2006(2): 230-233.
[104] 王爱民,赵忠旭,沈兰荪.中医舌象自动分析中舌色、苔色分类方法的研究[J].北京生物医学工程,2000(3): 136-142.
[105] 刘关松,徐建国,高敦岳.基于神经网络集成的舌苔分类方法[J].计算机工程,2003(14): 100-102.
[106] Chuang Chien Chiu. A Novel Approach Based On Computerized Image Analysis for Traditional Chinese Medical Diagnosis of the Tongue[J]. Computer Methods and Programs in Biomedicine, 2000, (61): 77-89.
[107] 卫保国,沈兰荪.舌体胖瘦的自动分析[J].计算机工程,2004(11): 25-26.
[108] 张凯特. 舌图像特征分析及其识别方法的实现[D]. 北京: 北京工业大学, 2009.
[109] 朱惠蓉,燕海霞,王忆勤,等.肺癌患者舌象客观化研究[J].辽宁中医杂志,2008(11): 1622-1623.
[110] 燕海霞,王忆勤,朱惠蓉,等.舌脉象检测在中医药治疗肺癌临床疗效评价中的应用[A]. 中华中医药学会中医诊断学会分会.中华中医药学会第九次中医诊断学术会议论文集[C].中华中医药学会中医诊断学会分会: 中华中医药学会,2008: 6.
[111] 苏婉,许家佗,屠立平,等.207 例肺癌患者舌象在不同临床因素中分布规律研究[J].中华中医药学刊,2015,33(11): 2703-2706.
[112] 朱穆朗玛,张宇,金亚明,等.157 例慢性肾病患者不同肾功能分期的舌象特征研究[J].世界科学技术-中医药现代化,2014,16(6): 1273-1277.
[113] 周小芳,李雪,李福凤.慢性肾衰虚兼湿浊证的舌象特征研究[J].中华中医药学刊,2018,36(9): 2146-2148.

[114] 周小芳,李雪,李福凤.不同 CKD 分期慢性肾衰患者的舌象特征研究[J].数理医药学杂志,2018,31(3): 323-325.
[115] 刘思达.四川省盐亭县食管癌高危人群舌象特征及相关危险因素分析[D].北京: 北京中医药大学,2018.
[116] 贾立群.舌诊在食管癌及癌前病变筛查中的应用探索[A].中国中西医结合学会肿瘤专业委员会.第十五届全国中西医结合肿瘤学术大会论文集[C].中国中西医结合学会肿瘤专业委员会: 中国中西医结合学会,2017: 2.
[117] 段锦龙.食管癌高危人群舌象特征分析与应用探索[D].北京: 北京中医药大学,2016.
[118] 朱穆朗玛,燕海霞,钱鹏,等.基于图像信息采集的中医舌诊仪器硬件设计研究进展[J].世界科学技术-中医药现代化,2014(2): 433-437.
[119] 朱庆文,杨学智,司银楚,等.便携式舌诊信息获取与分析设备[J].世界科学技术-中医药现代化,2007,9(5): 157-160.
[120] 石强,汤伟昌,李福凤,等.舌象信息客观化研究中光源选择初探[J].上海中医药大学学报,2004,18(2): 39-41.
[121] 王忆勤,汤伟昌,李福凤,等.ZBOX-Ⅰ型舌脉象数字化分析仪的研制与临床应用[C].第二次全国中西医结合诊断学术研讨会,2008: 26-28.
[122] 夏雨.基于机器视觉的望诊分析系统研究[D].上海: 华东理工大学,2014.
[123] 范玉华,马建伟.ASM 及其改进的人脸面部特征定位算法[J].计算机辅助设计与图形学学报,2007,19(11): 1411-1415.
[124] Sami Romdhani. A Multi-View Nonlinear Active Shape Model Using Kernel PCA[J]. Pattern Recognition, 1999, 1: 483-492.
[125] 李惠光,姚磊,石磊,等.改进的 Otsu 理论在图像阈值选取中的应用[J].计算机仿真,2007,24(4): 216-220.
[126] 王广东.中医舌象检测系统研制及其初步应用[D].上海: 上海中医药大学,2008.
[127] 张勇杰.基于机器视觉的中医望诊信息采集分析系统研究[D].上海: 华东理工大学,2015.
[128] 孙卫芳.基于 JSEG 的视频/图像分割技术研究[D].河南: 郑州大学,2010.
[129] B Zitova, J Flusser. Image Registration Methods: A Survey[J]. Image and Vision Computing, 2003, 21: 977-1000.
[130] Cowlishaw M F. Fundamental Requirements for Picture Presentation[J]. Proc. Society for Information Display. 1985, 26(2): 101-107.
[131] Heng-Da Cheng, Xihua Jiang, Angela Sun, et al. Color Image Segmentation: Advances and Prospects[J]. Pattern Recognition, 2001, 34(12): 2259.
[132] 朱穆朗玛.中医舌诊图像常见特征参数的标准研究[D].上海: 上海中医药大学,2015.
[133] 张勇杰.基于机器视觉的中医望诊信息采集分析系统研究[D].上海: 华东理工大学,2015: 3-5.

[134] Altman N S. An Introduction to Kernel and Nearest-neighbor Nonparametric Regression[J]. The American Statistician, 1992, 46(3): 175-185.
[135] 钟少丹,谢铮桂,蔡群英.齿痕舌识别方法的研究[J].韩山师范学院学报,2008, 29(6): 34-38.
[136] 陈群,林雪娟,徐志伟.中医舌象计算机识别技术的研究概述[J].辽宁中医杂志, 2006,33(2): 151-153.
[137] 朱穆朗玛,陆萍,夏春明,等.基于道格拉斯-普克法提取55例齿痕舌图像特征研究[J].中华中医药学刊,2014,32(9): 2138-2140.
[138] 陆萍.基于图像处理和模式识别的齿痕舌象研究[D].上海: 华东理工大学,2014.
[139] 李婷.基于道格拉斯-普克算法的线要素简化位置精度均匀性研究[D].四川: 西南交通大学,2014.
[140] 刘刚.灰度共生矩阵和BP神经网络在肝癌CT图像诊断中的应用[D].江苏: 徐州医学院,2011.
[141] 储茂祥,王安娜,巩荣芬,等.一种改进的最小二乘孪生支持向量机分类算法[J].电子学报,2014,(5): 998-1003.
[142] 夏雨.基于机器视觉的望诊分析系统研究[D].上海: 华东理工大学,2014.
[143] 张勇杰.基于机器视觉的中医望诊信息采集分析系统研究[D].上海: 华东理工大学, 2015: 7-9.
[144] 赵海英,徐光美,彭宏,等.纹理粗糙度度量算法的性能比较[J].计算机科学,2011, 38(6): 288-292.
[145] 周家锐,纪震,沈琳琳,等.基于Gabor小波与Memetic算法的人脸识别方法[J].电子学报,2012,40(4): 642-646.
[146] 张勇杰.基于机器视觉的中医望诊信息采集分析系统研究[D].上海: 华东理工大学, 2015: 11-13.
[147] 陆再英,终南山.内科学[M].7版.北京: 人民卫生出版社,2008: 549.
[148] 王海燕,王梅.慢性肾脏病及透析的临床实践指南[M].北京: 人民卫生出版社,2003: 1-3.
[149] 宫爱民.中医舌面一体检测系统研制及健康青年人群四季面色观察[D].上海: 上海中医药大学,2010.
[150] 谢永祥,龙春莉,钟建,等.慢性肾脏病分期辨治的探讨[J].现代中西医结合,2011, 20(17): 2154-2155.
[151] 罗云坚,余绍源,黄穗平.消化科专病中医临床诊治[M].北京: 人民卫生出版社, 2000: 75.
[152] 郝一鸣,赵洁,王文静,等.基于SELDI-TOF-MS技术的慢性胃炎患者腻苔相关淡白标志物研究[J].中医杂志,2012,53(14): 1223-1225,1229.
[153] 王忆勤,郎庆波,孟虹,等.慢性胃炎湿证临床症状、体征及舌脉象客观指标的相关性

研究[J].中医杂志,2003,44(6): 449-452.
[154] 中华医学会消化病学分会.全国慢性胃炎研讨会共识意见[J].中华消化杂志,2000,20(3): 199-201.
[155] 中国中西医结合研究会消化系统疾病专业委员会制订.慢性胃炎中西医结合诊断、辨证和疗效标准(试行方案)[J].中西医结合杂志,1990,10(5): 318-319.
[156] 王忆勤,郎庆波,李果刚,等.慢性胃炎中医湿证证候诊断标准研究[J].中国中西医结合杂志,2005,25(11): 975-979.
[157] 孟虹,王忆勤,郎庆波,等.慢性胃炎中医证型辨证标准初探[J].上海中医药杂志,2004,38(2): 32-34.
[158] 王忆勤,孟虹,郎庆波,等.慢性胃炎中医湿证流行病学调查及客观检测[J].中医杂志,2003(6): 24.
[159] 王忆勤,段艳霞,付晶晶,等.1 068 例慢性胃炎中医问诊信息及证型的分布规律及其与病理诊断的相关性分析[C].第二十次全国中西医结合消化系统疾病学术会议暨消化疾病诊治进展学习班,2008,11: 104-105.
[160] 付晶晶,王忆勤,陆雄,等.慢性胃炎舌象与胃镜像及病理指标的关系研究[J].上海中医药大学学报,2009,23(4): 66-67.
[161] 何建成.中医诊断学[M].北京: 清华大学术出版社,2012: 37.
[162] 吴耀南,苏晓芸.慢性浅表性胃炎与舌象的相关性研究[J].光明中医,2012,27(3): 608-611.
[163] 方华珍,丁成华,王玉臣,等.舌诊在慢性萎缩性胃炎辨证中的意义[J].中国中医基础医学杂志,2013,19(4): 416-418.
[164] 谢春娥,薛晓轩,刘晶,等.胃痛辨证分型及舌象与幽门螺旋杆菌感染的关系分析[J].中华中医药杂志,2013,28(8): 2287-2289.
[165] 付晶晶,王忆勤,陆雄,等.慢性胃炎舌象与胃镜像及病理指标的关系研究[J].上海中医药大学学报,2009,23(4): 66-67.
[166] 李雪平,许朝霞,宋雪阳,等.冠心病患者不同中医证候的舌象特征研究[J].时珍国医国药,2019,6(6): 2717-2720.
[167] 国际心脏病学会.缺血性心脏病的命名及诊断标准[J].广东医学,1982,9: 33-34.
[168] 国家药品监督管理局.中药新药临床研究指导原则[S].北京: 中国医药科技出版社,2002.
[169] 张伟妃,李福凤,李琦,等.慢性胃炎舌诊特征信息与胃镜及病理结果的关联分析[J].中华中医药学刊,2015,33(3): 576-578.
[170] 邓露露,丁成华,孙悦,等.舌诊在慢性胃炎诊治中的应用[J].江西中医药,2015,46(392): 67-69.

第四章

舌诊的临床应用研究

第一节　健康人及亚健康人群的舌象特征研究

一、正常舌象及生理变异研究

舌诊是通过观察舌质和舌苔的变化，了解机体生理功能和病理变化的诊察方法，是望诊的重要内容，也是中医诊法的特色之一。舌质是指舌的肌肉脉络组织，舌苔是指舌面上附着的一层苔状物，由舌质和舌苔两部分的色泽形态所构成的形象即为舌象。舌与脏腑、气血、津液关系密切，其变化与体内的各种变化相应，所以舌象是反映人体生理、病理变化的"镜子"。

舌诊具有悠久的历史，受到历代医家的重视，至今也是中医诊断的重要客观指标之一。西医认为舌是参与咀嚼食物及发音等的肌性器官，舌苔的形成除了与舌的肌肉、血管、神经等有关外，还与舌面乳头的关系密切。舌面乳头分为丝状乳头、蕈状乳头、轮廓乳头和叶状乳头四种，其中丝状乳头与蕈状乳头对舌象的形成非常密切。舌质颜色主要与舌体毛细血管有关，而舌苔形成则与脱落细胞、食物残渣、细菌、黏液等填充于丝状乳头角化树的间隙内物质有关，从而形成白色苔状物，称为舌苔。中医认为舌象的形成与全身五脏六腑皆有关系。在形成舌苔过程中尤其与脾胃关系最密切。舌苔是胃气蒸化谷气上承于舌面而成，《辨舌指南》中说："苔乃胃气之所熏蒸，五脏皆禀气于胃。"脾胃为后天之本，气血生化之源，因此观舌苔可以了解脾胃及全身气血的情况。

对于正常舌象的认识经历了两个阶段。第一阶段以伤寒病患者为观察对象。最早讨论见于金代成无己的《伤寒明理论》(1156)。该阶段的研究存在着红舌既是正常舌色，同时也是异常舌色的矛盾。此时是通过观察异常舌象的变化来认知正常的舌象。第二个阶段以正常人为观察对象，即关注正常人(《黄帝内经》中称为"平人")以及未病之人的舌象特征。开此先河者为清代高世栻的《医学真传》(1699)，至清末，完成了对正常舌象的认识。1930 年，秦伯未在《诊断学讲义》中对正常舌象做了归纳："夫舌色当红，红不娇艳；其质当泽，泽非光滑；其象当毛，毛无芒刺；必得淡红上有薄白之苔，方是无病之征。"这是现在中医舌诊学将正常舌象缩略为"淡红舌，薄白苔"的依据。

1. *正常舌象*　正常舌象的特征是舌色淡红鲜明，舌质滋润，舌体柔软灵活，舌苔均匀薄白而润，简称"淡红舌，薄白苔"(彩图 13)。正常舌象提示脏腑功能正常，气血津液充盈，胃气旺盛。

2. *舌象的生理变异*　整体观念是中医学的另一特色和优势，整体观所体现的恒动观和联系观是中医个体化辨治的基础。自古以来，中医学便认识到季节、地域、体质等对人体生理的影响。夏季天气炎热，血液循环加快，外周血管扩张；冬季则正好相反，这必然影响到舌色的深浅。女性的生理变化，如在月经期、妊娠期、哺乳期、更年期等，舌象也会随之改变，刘克卿等[1]通过对 500 例妊娠妇女的观察，发现除体质的差别、季节的影响及少数先兆流产等情况外，早孕舌象有很大的规律性，水滑苔在早孕具有普遍意义，并随孕周的增加而不减。此外，生活嗜好、饮食习惯、民族差异等也会对舌象产生一定的影响。

正常的舌象受内、外环境影响，可以产生以下生理性变异。

(1) 年龄因素：年龄是舌象生理变异的重要因素之一。正常舌象常随年龄的不同而呈现变化。如儿童为稚阴稚阳之体，气血未充，不耐寒热，所以舌质多淡嫩，舌苔偏少或剥(彩图 14)；老年人精气渐衰，脏腑功能减退，气血偏虚，舌色较暗，多现裂纹，或少苔、无苔(彩图 15)。临床上应结合具体情况予以辨别，见微知著，以防病变。

(2) 性别因素：舌象一般与男女性别无明显关系。女性在月经期因蕈状乳头充血而舌质偏红，或舌尖边点刺增大(彩图 16)；月经过后可以恢复正常(彩图 17)。但亦有认为男女体质禀赋不同，舌象亦有差异。《辨舌指南·辨舌明体质禀赋之鉴别》指出："男女气血异体，症治亦有不同。男子气壮，血不易瘀，故瘀血舌黑常见于危症；女子经水适来适断，与病相触，肾肝之络，最易停瘀,故舌黑谵语常见,只要耳不聋,乳不缩,不为败证。"提示男子多因邪而致血瘀,女子不必因邪而自能血瘀,故病愈而苔黑不退者亦有之。

(3) 体质、禀赋因素:临床常见肥胖之人舌多胖大而质淡(彩图 18),消瘦之人舌体偏瘦而舌色偏红(彩图 19)。

此外,尚有先天性裂纹舌(彩图 20)、齿痕舌(彩图 21)、地图舌(彩图 22)等,多见于禀赋不足,体质较弱者,虽长期无明显临床症状,但可以表现出对某些病邪的易感性,或某些疾病的好发性。

(4) 气候因素:正常舌象往往随不同季节和不同时间而稍有变化。四季而论,夏季暑湿盛行,舌苔多厚,色偏黄[彩图 23(a)];秋季燥气当令,舌多偏干[彩图 23(b)];冬季严寒,舌多湿润[彩图 23(c)]。地域方面,我国东南地区偏热、偏湿,西北及东北地区偏寒、偏燥,舌象会相应发生一定的变异。

(许文杰)

二、亚健康人群舌象研究

随着社会的发展,生活节奏及生存环境等不断改变,越来越多的人表现出了介于健康和疾病之间的中间状态——亚健康状态。亚健康(sub-health)是介于健康与疾病之间的"第三状态",表现为记忆力减退、疲劳、易感冒、食欲下降、头昏等。医学社会普查显示,许多经西医学手段体检确定的所谓健康人,实际上处于非健康状态,其中部分人某些脏腑疾病正处于临床前段,这常常无法被医疗仪器探查出来,而在舌象已有表现。亚健康已被医学界认为是与艾滋病并列的21世纪人类健康大敌,成为危害现代人健康的头号隐形杀手。中医药在防治亚健康方面具有明显的优势,尤其是运用"整体观""辨证论治"和"治未病"思想,为防治亚健康提供了切实可行的途径,并且取得了令人满意的疗效[2,3]。舌象特征可以为人体状态的识别提供客观的依据,因此研究亚健康状态舌象特征具有重要的现实意义。

随着模式识别技术和数字图像处理技术的发展和完善,计算机技术在中医学方面的应用也逐渐深入。中医诊断的自动化和客观化能够避免传统中医诊断的许多弊端。在中医诊断中,舌诊作为望诊中一个重要的组成部分,起着至关重要的作用。因此,舌诊与人体亚健康状态之间的相关性,越来越受到了中医学界的重视。

许家佗等[4]观察分析亚健康状态大学生舌象特征。应用《健康状态评估简表》对 207 名大学生健康状态进行评估,应用舌象数字分析诊断系统(TDAS2.0)进行舌象采集,舌色、苔色分析,分析不同健康状态、亚健康不同证型的舌色、苔色 RGB、Lab 颜色特征。发现亚健康组舌苔 a 值要显著低于健康组;亚健康组舌色、苔色主要显著性指标集中在 a、b 值上;亚健康气血虚组、阳虚组与健康组比较,存在 a 值减小、b 值增大的显著性差异。表明将舌象图像分析方法应用到亚健康状态评价与证候分类中是可行的,为亚健康状态的客观评价提供了依据。

崔龙涛等[5]观察亚健康状态不同证型中药干预后舌象图像指标变化。筛选亚健康大学生气虚组、血虚组、阴虚组、气郁组各 20 例,给予中药方剂干预 2 周。结果发现气虚组舌质 S、a 值增大,b 值减小,舌苔 S、a、ENT 值增大,H、b 值减小;血虚组舌质 I 值增高;阴虚组舌质 $ClrY$、$ClrG$ 值减小;气郁组舌质 S、a 值增高,L 值减小,舌苔 S、a 值增高。表明舌象图像指标一定程度上反映了中药干预亚健康的效果,将其用于亚健康干预评价是可行的。

许家佗等[6]利用现代中医诊断技术,观察亚健康状态及其各证型在舌象方面的差异,为亚健康状态评估和分类提供依据。对 207 名大学生进行健康状态评估,舌象、面色图像、四诊信息采集与辨证,观察大学生健康状态和亚健康状态及其各证型在舌象、脉象、面色方面的指标差异。发现大学生亚健康状态各证型与健康状态之间在面色、舌象、脉象的客观检测指标上存在差异。与健康组比较,亚健康组舌色、苔色 a、b 值差异显著,气血虚组、阳虚组 a、b 值均增高,表明将现代中医诊断技术用于亚健康状态的评估和分类是可行的。

黄勃等[7]基于计算机舌象图像的健康人群中的亚健康状态研究,集中采集了 2191 名健康人的舌象图像以后,将采集的舌象图像数据输入计算机,进行仔细的分析与研究。由于病理舌象的主观性,有些病理舌象特征在舌象图像上并不明显,因此将所判定的结果,根据不同的病理舌象特征,分为可以认定具有(某种)病理舌象特征、不能完全认定具有(某种)病理舌象特征、可以认定不具有(某种)病理舌象特征三类,并由多位专家共同进行研究和分析,以保证分析结果的客观性、一致性。

王冬雪[8]主要研究了自动化舌诊系统中齿痕舌的识别和定位,以及舌面上齿痕分布的严重程度的划分,并对医学界尚不完全明确的齿痕舌与人体亚健康状态之间的相关性进行了进一步的研究。根据目前已掌握的带有健康情况标定的舌象数据样本,用前面所提取的特征以及齿痕的严重程度,通过

Logistic 回归模型对齿痕舌与人体亚健康状态之间的相关性进行了统计分析，分析结果表明齿痕舌与人体亚健康状态之间具有显著的相关性。

陈清光等[9]应用《中医四诊信息采集表》评估大学生体质状态，并对其舌色特征进行分析，发现气虚组舌质与舌苔的 L、a、b 值均低于健康组，舌象图像的变化趋势为大学生亚健康的诊断、治疗提供了一定的客观依据。因此，在中医学整体观念指导下，随着现代中医诊断技术研究的深入，利用舌色客观化现代技术方法，更多学科的交叉融入将有助于建立有效的、客观的亚健康评价标准，对亚健康状态的研究具有重要的现实意义。

周小青等[10]通过舌苔研究，对受试者自主神经功能进行综合评判。结果表明，不同舌苔者自主神经平衡指数明显不同，各类舌苔中，光剥苔＞花剥苔＞黄厚＞白厚＞薄黄＞正常＞薄白苔，表明其交感神经活动由以上顺序依次减弱，而迷走神经活动依次相对增强。这些研究，说明舌诊在判别机体的功能状态、指导诊断和治疗等方面，将起到一定的作用。

今后的有关研究应在建立大样本病证结合的舌象数据库的基础上，将舌象量化信息与中医证候相联系，挖掘舌象数据与亚健康状态的诊断和治疗的特定性关系，从定量数据的角度说明其意义，并以此作为支撑中医临床辨证和疗效评价的依据。这将会有力地促进中医四诊客观化的进程，而将舌诊的客观化数据应用于疗效评价体系，也将是一项新的突破。

（徐　琏）

三、小儿舌诊研究

受到年龄、体质、禀赋、气候等因素的影响，正常舌象会在不同条件下发生一定的变化，由于其能客观地反映人体气血的盛衰、病邪的性质、病位的深浅、病势的进退与预后，所以通过对舌象的观察，可以了解脏腑的虚实、气血的盛衰、津液的盈亏、病邪的深浅、正邪的消长，同时还能判断疾病的发展趋向和预后，故舌诊在儿科辨证施治中有着非常重要的作用[11]。另外，舌乳头的存在和完整是舌苔存在的必要条件，乳头角化上皮不脱落则舌苔增厚，乳头萎缩则舌苔剥脱。发热、年龄、营养是影响舌乳头生存的直接因素。小儿因阴阳稚弱，脾胃功能尚薄，生长发育很快，往往处于代谢旺盛而营养相对不足的状态，所以舌质多淡嫩，舌苔偏少易剥[12]。儿童异常舌象率的高低主要随病程的长短、病情的轻重而决定，如上呼吸道感染和消化不良患儿异常舌象率较低，肺炎和菌痢患儿异常舌象率较高。各类疾病患儿的异常舌象与健康儿童的异常舌象比较,经统计学处理均有显著性差异。

1. 舌诊在儿科疾病辨证中起着重要作用　病因的不同、病位的深浅以及不同性质的病邪在小儿舌象上均有反映[11]。

(1) 辨疾病的寒热属性：寒热是辨别疾病性质的纲领。舌质淡红、苔薄白,多提示为外感风寒之邪;舌质淡、苔白滑,多寒湿为病;里寒者,其舌质多淡,舌苔湿润而光滑;薄白苔常为外感风寒;舌淡红或无华、苔薄白、津润湿而光滑,其病多属寒。舌质红、苔薄黄,多为外感风热之邪;舌红、少津、苔干,乃燥热为患;舌质红绛、苔黄燥或舌尖有芒刺,多为实热证;舌质红、苔剥脱,多为阴虚内热;舌苔浅黄而腻,湿热尚轻,多邪在气分,湿重于热;深黄而厚腻,为湿热并重之象;舌质红者,为热象,有虚实之分,实热者,舌红有苔,阴虚内热者,舌红无苔;舌赤或起芒刺,苔干涩、黄厚或焦黑,其病多属热;里热者,舌质必赤,舌苔厚燥干涩或厚腻,甚者苔变焦黑起刺;薄黄苔常由外感风热之邪所致;若薄白夹有微黄苔,为外感风寒,邪渐化热之象。

(2) 辨疾病的虚实属性：虚实是辨别正邪盛衰的纲领。在小儿疾病中,舌色淡红为正气虚,舌色深赤为邪气实。病之属实者,其舌必坚敛而苍老;病属虚者,其舌必浮胖而娇嫩。苔色黄者主热、主实,苔色白者主寒、主虚。

(3) 辨疾病的表里属性：一般邪气在表,苔多薄白而润,渐次传里,苔则由白而黄,由薄而厚,由润而干。若苔黄带白,属邪在半表半里,或里热渐盛,表邪未尽。

2. 辨脏腑盛衰,邪正消长　察舌对判断脏腑盛衰及邪正消长有重要意义。小儿舌体淡红,柔软灵活,苔薄白而润,说明正气充足,气血未伤,津液充沛;舌苔厚则为邪气盛,舌苔薄则为邪不盛。舌深赤、苔薄白而滑者,为正胜邪;舌淡红、苔厚而涩者,为邪胜正。若舌质淡白,是气血两虚;舌干苔燥,是津液已伤;舌苔薄白而润有根,是胃气充足旺盛;舌质红、苔剥脱或无苔,为胃气不足,胃阴枯竭或气血两虚;舌绛而泛显紫色,则血行不畅,气滞血瘀。若舌苔骤增骤退,多为病情暴变所致;如薄苔突然增厚,是邪气急骤入里的表现;若满舌厚苔突然消退,是邪盛正衰,胃气暴绝的表现,两者皆为恶候[11]。

3. 推疾病进退,病情预后　《临证验舌法》云:"幼稚之病,往往闻之无息,问之无声,而唯舌可验。"通过观察舌象可以推断病情的进退,提示疾病的预后。病邪轻浅多见舌苔变化,而病情深重可见舌苔、舌质同时变化。苔薄者病邪在表为浅,苔厚者病邪在里为深。如小儿外感病中,苔薄白是疾病初起,邪在卫分，病位在表，病情轻浅；若舌质红、苔黄而厚为病邪入里，邪已转入气分，病位较深，病情较重，主气分热盛；若见舌质绛、苔黄厚而燥，则表示邪已传营，而气分之邪仍亢盛不衰，其病位更深，病情更重；若见舌质深绛或紫暗、苔少或无苔，则邪入血分，病情危笃。

通过对舌象的动态观察，可测知疾病发展的进退趋势及疾病的预后。从舌质上看，舌色由淡红转为红、绛或绛紫，或舌面有芒刺、裂纹，是邪热内入营血，有伤阴、血瘀之势；若淡红舌转淡白、淡紫湿润，舌体胖嫩有齿痕，为阳气受伤，阴寒内盛，病邪由表入里，由轻转重，病情由单纯变为复杂，为病进。从舌苔上看，若苔色由白转黄，进而变灰黑，苔质由薄转厚，由润转燥，多为病邪由表入里，由轻转重，由寒化热，邪热内盛，津液耗伤，为病进；反之，若舌苔由厚转薄，由黄转白，由燥转润，为津液复生，病邪渐退。若舌象无明显变化，或仅舌苔改变者，疾病预后多良好；青紫舌、黑苔或呈危重舌象者，疾病预后多不良。若湿邪致病者，舌苔厚腻，如病程中厚腻苔减退，说明病情由重转轻，厚腻苔退净又生薄白苔，为向愈的表现。就湿温病而言，若舌苔厚腻苔满布舌面，如舌质淡红，知邪轻，尚未化热，或化热未甚；如舌质红赤，知邪重。湿温一般舌苔始终厚腻，如苔由腻转燥，舌质深绛，知湿已化燥，有深入营血之虑。如厚腻苔渐退，为向愈之象。舌荣有神，舌面有苔，舌态正常者，为邪气未盛，正气未伤，胃气未败，预后较好；若舌质枯晦，舌苔无根，舌态异常者，为正气亏虚，胃气衰败，病情多凶险[11]。

4. 助辨证论治，指导用药　辨证和论治，是诊治疾病过程中紧密相关的两部分，辨证为论治的前提和依据，论治是对辨证的检验，而舌诊也是临床理法方药中不可缺少的重要依据。若小儿外感病初多为风寒束表，可见舌质淡红、苔薄白，治以辛温解表，方用荆防败毒散加减；若为风温初起苔薄黄，为邪在卫分，治以辛凉宣透，方用银翘散或桑菊饮加减；若舌苔由白变黄，伴高热、口渴、汗出等邪入气分症状，治以辛凉清气分之热，方用白虎汤加减；若舌质红绛，标志着邪热已深入营分，则治以清营透热，方用清营汤加减；若进一步发展舌质红绛或紫绛，为邪热内陷血分，宜用清热凉血的犀角地黄汤。小儿舌苔剥脱，其病因多为脾胃阴津亏虚或积热伤津。若舌质偏淡，苔薄白而剥脱，多为脾胃阴亏，当用石斛、天门冬、麦门冬、玉竹之类滋补脾胃之阴；若舌质红、苔厚腻剥脱，则为乳食内积，郁久化热，当取保和丸加石斛、麦门冬等消积滞，清郁热。另小儿无苔，若舌质红者，为阴虚有热，当用青蒿、地骨皮之类；若舌质淡者，多为气阴两虚，治以益气补阴，方用生脉散；若舌质红但不绛，多为胃津伤，见于厌食症，当用石斛、天门冬、麦门冬、玉竹等；若舌质绛，多为营分热盛，见于温热病，当用生地黄、玄参、紫草等。又如小儿常见厚腻苔，乳食内积和湿邪痰浊为其两大病因。若腹部胀满，则为乳食内积，当用山楂、六神曲、炒谷麦芽之类消食导滞；若腹软不满硬者，则为湿邪痰浊，当用二陈汤、三仁汤之类清浊化湿。再如齿痕舌，若舌体肿胀，舌质淡，为脾肾阳虚，水湿痰饮停聚而致，当用附子、干姜、白术等温阳健脾化湿之品；若舌体瘦瘪而有齿痕，舌质红绛，为阴液耗伤，肾精亏虚而致，见于热病后期或先天禀赋不足之小儿，当用生熟地黄、枸杞子、山萸肉、菟丝子等填精益肾之品[11]。

5. 小儿常见疾病的舌诊特征研究

(1) 易感儿童舌象与免疫指标的相关性研究：易感儿均存在不同程度的细胞免疫功能低下，舌象变化与小儿免疫功能也有一定联系。有研究[13,14]参照《中医儿科学》[15]结合小儿生理特点，将其舌诊特征分为三类，正常舌组（舌正红，舌面干湿适中，苔薄）、阳多阴少舌组（舌质红，少苔或苔花剥）、阴多阳少舌组（舌质淡，苔白或白腻或白厚）。研究易感儿童，结果发现：① 易感儿的红细胞免疫功能和淋巴细胞转化功能与舌象有一定相关性，易感儿阳多阴少舌组的红细胞 C3b 受体显著低于正常舌组（$P<0.05$），阴多阳少舌组免疫复合物花环率显著低于正常舌组（$P<0.05$），阳多阴少舌组和阴多阳少舌组淋巴细胞低于正常舌组（$P<0.05$）。② 阳多阴少舌易感儿 IgA 低于正常舌儿童，但高于阴多阳少舌易感儿。提示不同舌象可反映小儿的易感程度。

(2) 伤食和感冒儿童的舌象特征：小儿“肺脾常不足”，易感外邪，内伤乳食，外邪袭肺必经咽喉，乳食所伤必反映于舌苔，所以，咽喉表现和舌象是小儿审视苗窍的必察部位。小儿感冒，因病因的不同，有风热、风寒、夹滞、夹痰的证候区别，而咽喉和舌象的改变，临床上常可作为辨别感冒证候的主要依据。发热，咽红或肿，舌苔不厚者，为外感风热；发热，咽红不显，舌苔厚腻，多与伤食兼外感有关；若热势高，咽红肿、舌苔厚腻并存，则为外感与痰食并重，内郁化热所致；若发热咽红，伴目红赤，且泪汪汪，耳背红纹浮现，则为麻疹发疹之兆，应注意观察体温变化、发热与出疹的关系以及疹点透布情况[16]。患儿舌红、苔黄，属里热实证，继而又出现舌红、无苔，则为阴液损伤，虚热内生，说明病情加重，应忌食辛辣之物；舌淡、苔白腻多属脾虚寒湿内蕴，苔白厚腻多为寒湿困脾，脾运乏权，饮食宜清淡，易消化，忌油腻厚味[17]。

(3) 哮喘儿童的舌象特征：哮喘儿童发作期和缓解期的舌象亦有不同特征。有研究[18]通过对150例哮喘患儿的舌象观察，发现哮喘缓解期舌苔多为薄白，发作期转为白腻的很多，甚至为厚滑腻苔，说明哮喘患儿发作时痰湿较重。哮喘缓解期，66.67％的患儿舌质正常，而发作期舌质转红的增多，且有紫暗舌，共64例，占42.67％，可能与缺氧、呼吸加速、水分丧失、摄入液体减少及电解质紊乱等有关。治疗前舌质正常者占66.67％，治疗后增至91.33％，其中舌淡者恢复较舌红者为快。

6. **结语**　小儿正常舌象是淡红舌，薄白苔，提示脏腑功能正常，气血津液充盈，胃气旺盛。由于舌象受到年龄、体质、禀赋、气候等因素的影响，正常舌象会在不同条件下发生一定的变化。由于舌象能客观地反映人体气血的盛衰、病邪的性质、病位的深浅、病势的进退与预后，所以通过对舌象的观察，可以了解脏腑的虚实、气血的盛衰、津液的盈亏、病邪的深浅、正邪的消长，同时还能判断疾病的发展趋向和预后，可见舌诊在儿科辨证施治中起着非常重要的作用。

（许朝霞　闫秀丽）

第二节　中医临床常见病证的舌象特征研究

一、心系疾病及其不同证型的舌象特征研究

（一）冠心病患者及其不同证型的舌象特征研究

1. 冠心病临床舌诊研究

(1) 冠心病不同中医证型的舌象特征研究

1) 冠心病患者不同中医证型的舌象特征：何庆勇等[19]利用对应分析技术对500例冠心病患者不同中医证候的舌象进行研究，结果显示，气虚血瘀证与胖大舌、瘀斑舌的关系密切，气阴两虚证与舌红、少苔关系密切，痰瘀互阻证和阳虚寒凝证与苔腻、舌有瘀斑瘀点关系密切。魏家涛[20]临床观察了120例冠心病患者的证型分布及其舌象特征，发现血瘀证是冠心病的主要证型(约占70％)，舌象多表现为舌质红绛、紫暗有瘀斑，且不同证型的患者舌象特征有

别，痰阻心脉证舌体胖大，边有齿痕，舌质淡红，舌苔白腻或黄腻；阴寒凝滞证舌质淡白，苔薄白；气阴两虚证舌体瘦小，舌质红绛或紫；心肾阴虚证舌体瘦薄有裂纹，舌质红，苔薄黄或黄腻；阳气虚衰证舌体有齿痕，舌质淡白，苔白腻。陈岩等[21]观察胸痹心痛气阴两虚兼血瘀证患者136例，发现这类患者以红舌、绛舌、黄厚燥苔为主，舌体胖大者居多，瘦小舌少见，40%以上患者舌体伴有齿痕，30%以上伴有裂纹。

2）冠心病患者治疗前后舌象特征变化：王忆勤等[22]利用舌象仪采集100例冠心病患者中医治疗前后的舌图像参数，发现不同中医证型患者在治疗前后舌图像参数有显著变化，如心气虚证组治疗前舌体多胖厚、有齿痕，治疗后舌苔厚薄指数、齿痕指数下降；心阴虚证组治疗前患者舌质光裂，多属少津之证，而治疗后整体舌色指数中的 R 值下降，舌色由深红到淡红，裂纹指数下降；痰浊证组患者治疗前以腻苔为多见，治疗后舌苔腐腻指数下降。该研究从一定程度上说明舌诊参数的改变能为中医诊疗评价提供客观依据。孙敏等[23]通过动态观察366例冠心病患者治疗前、后的舌色，发现冠心病患者舌色有暗红、淡白、淡暗、淡红、淡紫、紫暗、红、绛紫等，并发现暗红舌和淡红舌是冠心病最终转归的两类主要舌色。

3）冠心病患者不同证型舌下络脉特征：史琦等[24]利用结合比色卡的数码相机拍摄方法获取212例冠心病患者的舌下络脉照片，分析其舌下络脉的粗细、长短、迂曲程度及颜色情况，结果发现，寒凝心脉证、痰阻心脉证舌下络脉多以短、细、轻中度迂曲，颜色淡紫为主；气虚血瘀证、气滞血瘀证、痰瘀互阻证、心血瘀阻证则多表现为舌下络脉中长、粗、中重度迂曲，青紫紫黑为主；心气亏虚证、气阴两虚证、心阳气虚证、心阴亏虚证患者的舌下络脉多见短、中细、轻度迂曲，颜色淡紫的特点。研究提示舌下络脉的长短、粗细、迂曲程度及颜色方面的特点有利于区分冠心病患者的虚实、虚实夹杂、寒热情况及实证要素的类型、严重程度等，对冠心病临床辨证分型具有一定的辅助判断作用及参考价值。

（2）冠心病不同类型、不同分期的舌象特征研究：冠心病一般分为无症状型、心绞痛型、心肌梗死型、缺血性心肌病型和猝死型五种类型，不同类型患者的舌象特点有所不同。

焦启超等[25]研究发现，劳力性心绞痛患者舌体胖大，边有齿痕，色淡紫或淡青，舌下脉多充盈；而变异性心绞痛患者舌体多瘦小，舌色淡红，舌下脉多不充盈。

李敬华[26]观察冠心病患者的舌象，发现急性心肌梗死患者的舌质以紫、暗为主，红舌及肿胀舌比例稍高，瘀斑瘀点的比例明显高于其他冠心病类型；稳定性心绞痛患者淡红舌比例较高，紫舌稍低，瘀斑瘀点不显，舌苔以白厚为主，质多腻或正常，舌形以正常及胖大齿痕舌为主；不稳定型心绞痛患者以紫、暗类舌居多，瘀斑瘀点不显，厚黄苔为主，性质多腻或正常，舌形以正常及胖大齿痕舌为主；缺血性心肌病仍以紫、暗类舌为主，瘀斑瘀点不显，灰褐黑舌及少苔、腐苔明显增多，裂纹舌比例亦明显增加。

高秀娟等[27]观察140例冠心病患者的舌质、舌苔，发现隐匿型冠心病患者的舌色以暗红为主，其次为红舌，舌苔多无改变，即为薄白苔，其次为少苔或无苔，白腻苔和黄腻苔所占比例较小；冠心病心绞痛患者舌色以暗红为主，舌苔以腻苔和少苔或无苔为主。两者舌下络脉均有不同程度的改变，即长度、宽度超过正常范围，出现瘀血丝或瘀血点，其程度依病情的轻重及并发症不同而异。

裘秀月等[28]将发病4日内入院确诊的急性心肌梗死患者60例作为观察对象，研究舌象变化与病情之间的相关性。结果发现，舌质随着病情变化而变化，患者发病初期多见暗紫舌、红舌，随着病情的缓解和康复，舌质多见暗红或紫舌。

陈岩等[21]研究发现胸痹心痛(气阴两虚，兼血瘀证)发作期患者的舌象为舌体胖大、舌质红绛、苔黄厚燥为主，可见齿痕或裂纹。病情稳定后，舌质变淡，舌苔变白、变薄、变润，呈现一定的规律。

张明雪等[29]认为冠心病本虚标实，血瘀、正(阳)虚之机皆存，故紫(或暗)舌可见于各个阶段。冠心病患者发病早期和恢复期偶有紫(或暗)舌，发作期以紫(或暗)舌为主，缓解期紫(或暗)舌明显。因紫(或暗)舌多为气血不畅，血脉瘀滞所致，发病早期属正胜邪弱，故偶有紫(或暗)舌；发作期正虚邪盛，瘀血益甚，故以紫(或暗)舌为主；缓解期正胜邪退而略轻，故紫(或暗)舌明显；经正气抗邪和及时治疗，病至恢复期，诸症皆减轻，故偶有紫(或暗)舌，提示病愈。综上所述，冠心病不同分型和分期舌象特征均有一定的规律。

(3)冠心病合并其他疾病舌象特征研究：临床上冠心病少见单一发病，多合并其他疾病发病，许多学者已开始探索冠心病合并其他疾病的舌象特征研究。

刘宁[30]通过冠心病合并糖尿病不同分期舌象的频数统计表明，冠心病合并前期舌色多为淡红、淡白，舌苔薄白，舌下脉络主要表现为色红，糖尿病期舌色多为红、绛，舌形多胖大，舌下脉络多表现为色红绛、主干微粗或迂曲，周围出现细小络脉或分支、色紫绛，苔质表现为燥、腻，苔色以黄、淡黄为主；慢性并发症期舌色多为暗、紫，舌形多为瘀斑、裂纹，舌下脉络表现为色青紫、迂曲如条索、团块，苔质以少苔或无苔、腻苔为主，苔色以灰、黄、黑为主。

高秀娟等[27]观察发现冠心病心绞痛合并糖尿病高脂血症肥胖症者，舌色多暗红或紫，舌苔多腻；合并高血压者，舌底络脉扩张扭曲，并伴有瘀血丝。

李京[31]通过冠心病合并高血压发病各个阶段舌象频数统计发现，冠心病合并高血压 1 期舌色多为红、淡红，舌苔适中、滑，苔色以淡黄为主；合并高血压 2 期舌色多为红、暗，舌苔主要表现有腻、厚，苔色以黄、淡黄；合并高血压 3 期舌色多为暗、紫，舌形多为瘀斑、舌下络脉青紫迂曲、舌下青筋显露，舌苔主要表现有少苔或无苔、腻苔，苔色以黑、黄为主。

张剑等[32]分析 982 例心脑合病患者舌象数据，结果显示，心脑合病患者的舌色中红、淡红、淡暗比例基本相似，舌苔以白苔、滑腻苔、黏腻苔为主，舌形以胖大、齿痕为主，舌态以强硬、歪斜舌为主，舌下络脉以迂曲、紫、青紫、淡紫为主。冠心病合并其他疾病舌象特征研究仅仅处于探索阶段，与冠心病中医诊疗相关的临床报道并不多见。

2. 冠心病舌诊与检查指标的相关性研究

(1) 冠心病患者舌象与冠脉病变程度相关性研究：冠状动脉造影(CAG)已经成为冠心病诊断、治疗及预后判断的“金标准”。不少学者进行了冠心病患者舌象与冠脉造影之间的相关性研究。

郭力恒等[33]观察 207 例胸痹患者的舌象与冠脉造影的指标，发现冠心病组舌紫暗、苔厚者较冠脉正常组明显增多，舌紫暗比例有随病变支数增加而增加的趋势，舌下脉扭曲较冠脉正常组亦明显增多，且随病变支数增加而明显增加。马晶晶[34]对 107 例冠心病患者的舌脉信息与冠脉病变关系进行分析，发现舌下脉络瘀滞、白苔对前降支病变影响较强，舌下脉络瘀滞、暗淡舌对回旋支病变影响较强，瘀点舌、白苔对右冠状动脉病变影响较强。

张学森[35]对 120 例疑诊冠心病患者进行舌下静脉分度与冠脉造影显示的最大狭窄程度进行对比分析，发现舌下静脉分度对 50%的管腔狭窄的阳性预测值(PPV)、阴性预测值(NPV)分别为 81.1%、41.9%，对 75%的管腔狭窄的 PPV、NPV 分别为 46.7%、96.7%，提示舌下静脉分度与冠脉狭窄呈正相关

($P<0.01$)，且舌下静脉分度对于冠脉狭窄程度以及是否需要进行冠脉造影提供参考依据。

吕洋等[36]观察79例冠心病患者的舌象与冠脉造影结果的相关性，结果发现，冠心病患者淡红舌与病变支数及冠脉狭窄程度呈负相关，紫舌患者冠脉血管病变程度最重，差异有统计学意义；腻苔与冠脉病变支数呈正相关，冠脉狭窄程度最重，润苔与冠脉病变支数呈负相关，冠脉狭窄最轻。研究显示，冠心病患者舌象与冠脉造影结果存在相关性，通过观察冠心病患者舌象，有助于判断疾病特点、病情轻重及预后，指导冠心病患者的临床治疗。

谢晓柳[37]通过观察80例冠心病患者舌底脉络的长短、粗细、颜色及迂曲程度，并与77例健康志愿者进行比较，结果显示，冠心病组与健康对照组在舌底脉络长短、粗细、颜色及迂曲程度方面比较差异均有统计学意义。冠状动脉病变支数与舌底脉络的短长呈负相关，冠状动脉病变支数越多，舌底脉络越长；与舌底脉络颜色呈正相关，冠状动脉病变支数越多，舌底脉络颜色越深；与舌底脉络迂曲程度呈正相关，冠状动脉病变支数越多，舌底脉络迂曲程度越重；在舌底脉络粗细方面，未与冠状动脉病变支数呈现显著相关性。研究提示，冠状动脉粥样硬化性改变是舌底脉络异常改变的主要影响因素，并且随着冠状动脉粥样硬化程度的加重和受累血管的增多，舌底脉络病变程度也相应加重。

(2) 冠心病患者舌象与实验室指标的相关性研究：林雪娟[38]对72例心病瘀血舌患者进行了血液流变学检测，血沉、血沉方程 K 值均显著高于对照组($P<0.01$)；其中，心病瘀血舌组和非心病瘀血舌组的全血黏度(低切、中切、高切)、全血还原黏度(低切、中切、高切)、血细胞比容、红细胞聚集指数均显著高于对照组；心病瘀血舌组的全血黏度(低切)、血沉、全血还原黏度(低切、中切)、红细胞聚集指数、红细胞电泳指数均显著高于心病非瘀血舌组。

王琦等[39]研究56例冠心病患者舌下脉发现，舌下脉络增粗、扭曲、颜色暗紫、质地变硬时，血液流变学也发生相应改变，特别是全血黏度、血浆比黏度呈显著性增高($P<0.05$)；高密度脂蛋白胆固醇呈降低趋势($P<0.05$)，低密度脂蛋白胆固醇呈上升趋势($P<0.05$)，而胆固醇、三酰甘油变化无明显规律。

王铭等[40]选取心肌梗死后持续呈现紫暗舌的患者63例，非紫暗舌患者65例，检测入选病例的心血管预后指标脑钠肽(BNP)和心率震荡(HRT)，进行相关性分析发现BNP水平较非紫暗舌患者明显为高，HRT的 TS 值较非紫暗舌患者明显降低。提示紫暗舌对心肌梗死患者的心血管预后可能具有一定的预测价值。

3. 冠心病舌象的其他研究　目前,中医舌诊研究取得了很大进展,但在客观性、实用性、准确性等方面仍存在不足,冠心病舌象的计算机客观识别研究越来越成为主要的研究方法。

江时森[41]对冠心病患者进行舌微循环观察,发现有血流速度减慢、渗出增多、微血管瘤增多、缺血区增多、出血区增多和红细胞聚集增多的现象,且随着冠脉狭窄支数增多,微循环病理改变有加重趋势,心肌梗死组微循环异常改变尤为显著,研究提示,舌微循环变化对监测冠心病患者病情、预防心肌梗死具有重要的价值。李敬华等[42]对200例冠心病患者的舌象进行分析,计算出舌体面积闪光点数量薄与厚苔面积百分比及舌质、舌苔各自的颜色平均值(RGB值),与临床观测有较高的符合率。王祉[43]运用舌诊数字化检测仪采集了冠心病患者治疗前后的舌诊图像参数 R、G、B、H、S、V 值,进行了客观化中医疗效评价研究。刘黎青[44]对35例老年冠心病患者红外热像舌图进行观察,发现冠心病患者舌体各点的温度均低于正常组($P<0.05$ 或 $P<0.01$),热、冷负荷前后的舌温变化值也均显著少于正常对照组,提示利用红外热像技术对冠心病的早期诊断和中医辨证治疗有一定的指导意义。姜智浩[45]比较分析了冠心病阴虚血瘀证、气虚血瘀证患者舌象对应的舌色度、津液、血流量、红外热图特征,发现阴虚血瘀组 R 值比最高,气虚血瘀组次之,健康对照组最低;各组舌体温度分布各不相同;舌津液比较中,以对照组舌表面津液量最大,阴虚血瘀组最小,对照组最高。研究提示,冠心病不同证型患者的舌体色度、温度与分布、血流灌注率及舌表面津液量具有不同表现规律,具有临床参考价值。

4. 小结　冠心病舌象特征研究取得了不少成果,但舌象研究仍主要偏重于对舌象颜色信息的识别,尚无法包涵中医舌诊的所有内容,其精确性有待于进一步提高。目前冠心病舌象特征研究仍存在诸多问题,在舌质信息的识别、分析、处理方面仍不足,许多研究仅仅关注舌色的观察分析,而忽略舌苔、舌态;缺乏大样本的、全面的冠心病不同分型间舌象特征的对比;冠心病患者舌象特征与证型之间没有建立对应标准。随着中医舌诊的计算机自动识别研究技术的深入,冠心病患者舌象特征的定量分析将是一个发展趋势,它将原本医生主观感觉的内容转化成数字化信息,为冠心病临床诊疗提供有效辅助,对于推动冠心病中医信息化、客观化有着深远的意义。

（李雪平）

（二）高血压患者及其不同证型的舌象特征研究

高血压临床以体循环动脉压升高为特点，是由多基因遗传、环境以及多种危险因素相互作用所致的全身性疾病。高血压患病率在过去 20 年中不断升高，从 1991 年的 17.7%升高至 2009 年的 30.80%[46]。每年全世界 1 700 万人死于心血管病，其中 940 万归因于高血压的并发症[47]。当前，我国心血管病死亡占总死亡的 41%，每年死亡 350 万人。据估算，2012 年我国有高血压患者 2.66 亿，但治疗率和控制率分别低于 40%和 10%[48]。长期高血压可引起大、中动脉粥样硬化，导致心、脑、肾、血管等重要脏器结构和功能发生改变，严重危害人类健康。

1. 高血压病患者的舌象特征研究　临床上对高血压患者舌诊的观察主要通过望舌质、舌苔及舌下络脉的变化来判别高血压患者病情的寒热虚实、轻重缓急，进而指导临床辨证施治[49]。高血压病不同阶段及不同中医证型患者，其舌象特征均有差异。

（1）原发性高血压患者的舌象特征研究：王静等[50]观察了 716 例原发性高血压患者的舌象，结果显示黄苔（90.5%）、薄苔（67.6%）出现的频率高，而腻苔（52.5%）和厚苔（29.1%）相对较少。贾微等[51]观察了 580 例原发性高血压患者，亦显示黄苔（89%）、薄苔（66.7%）最多见，而腻苔（37.1%）和厚苔（37.1%）相对较少。

（2）高血压不同分期的舌象特征研究：韩垚[52]研究发现，1、2、3 级高血压病以淡黄苔为多见，高血压病低危组以白苔和黄苔多见，中危组以淡黄苔多见，高危组以黄苔多见，极高危组以镜面舌多见。李京[53]将冠心病合并高血压分成四个阶段，观察各个阶段的舌象特征，结果发现冠心病合并高血压 0 期舌苔以白、黄为主；1 期以淡黄、白、黄为主；2 期主要表现为腻、厚、少苔或无苔、滑、燥，苔色以黄、淡黄、灰为主；3 期主要表现为少苔或无苔、腻、厚、腐、无根，苔色以黑、黄、灰为主，提示冠心病合并高血压分期不同，舌苔表现有别。

（3）高血压患者舌下络脉特征研究：王发渭等[54]观察 92 例高血压患者的舌下络脉，结果发现，随年龄的增长或病情的延长，舌下络脉增粗、延长、迂曲、扩张、侧支多以及色泽深紫等变化程度益甚。刘兴方[55]研究发现，高血压痰瘀互结证患者中瘀重者常伴有舌下络脉增粗（26 次，9.85%），甚则舌体上可出现瘀点或瘀斑（16 次，6.06%），此为络脉损伤严重的重要诊断依据。王静等[50]研究发现，原发性高血压 92% 以上的患者舌下络脉有特征性的改变，其中青紫者占 92.2%，怒张者占 87.7%，提示高血压患者体内气血运行失常，瘀血阻滞状态较重。丁喜艳等[56]研究发现，原发性高血压患者舌下静脉分度与病程有关，舌下静脉分度为 3 度的高血压患者的血液黏度、三酰甘油、总胆固醇高于舌下静脉分度为 2 度者。舌下静脉分度 2 度者以标实证候为主，舌下静脉分度 3 度者以本虚证候为主，提示高血压病由标实向本虚发展的转变。研究显示，舌下络脉变化对高血压病的辨证论治及病情轻重转归的判断具有一定的临床意义。

2. 高血压患者不同中医证型的舌象特征研究　2002 年国家卫生部《中药新药临床研究指导原则》[57]《中医老年病学》[58]及第七版《中医内科学》[59]将肝火上炎证、阴虚阳亢证、痰湿壅盛证、瘀血阻络证和阴阳两虚证五种证型作为高血压辨证分型标准。但近代医家基于各自的理论认识和临床经验又提出了多种不同的分类方法。

(1) 高血压病患者不同证型舌色特征研究：杨社香[60]观察了 100 例高血压病患者舌质、舌苔及舌下经脉，结果发现肝火亢盛证舌质全部偏红，阴虚阳亢证表现为红绛舌，痰浊证全部为淡胖舌，痰瘀交阻证表现为瘀紫舌。根据高血压病临床分期，1 期舌象偏红、偏绛，肝阳上亢证及虚火上犯多见，2 期以舌淡胖为主，痰浊中阻证多见。韩垚[52]对 182 例高血压患者进行舌诊定量诊断与中医证型的研究发现，肝火亢盛证组以紫红舌(42.2%)和暗红舌(35.6%)为主，阴虚阳亢证组以暗红舌(58.6%)和紫红舌(30.9%)为主，痰湿壅盛证组以暗红舌(58.6%)和紫红舌(24.1%)为主，阴阳两虚证组以淡紫舌(41.7%)和暗红舌(33.3%)为主。淡白舌主要见于阴阳两虚证组和痰湿壅盛证组，淡红舌则多见于阴虚阳亢组和肝火亢盛组，淡紫舌多见于阴阳两虚和痰湿壅盛组，组间差异不明显。王静[61]运用对应分析方法研究发现，痰热内阻证较易出现暗红舌(紫红舌)，肝火亢盛证和阴虚阳亢证较易出现红舌、绛舌、绛紫舌，痰湿壅盛证和阴阳两虚证较易出现淡紫舌、青紫舌、淡白舌，气阴两虚证较易出现淡红舌。龚一萍等[62]在研究中发现，高血压病患者舌色出现的频率依次为红＞暗红＞淡红＞红绛＞青紫＞淡白，红舌出现最多，且红舌是肝火上炎证和肝阳上亢证的常见舌象，所占比例分别为 76%和 46%，提示肝火上炎证、肝阳上亢证可以作为高血压病的主要病理机制，暗红舌作为次之舌象，是由于各种证型都可能损伤血脉，导致瘀血内停所致。

(2) 高血压病患者不同证型舌形特征研究：周勇[63]通过对 190 例高血压病患

者不同证型舌形、苔质的计算机定量化研究发现，肝火亢盛证以点刺舌(37.21%)为主；痰湿壅盛证胖舌(42.57%)最多，齿痕舌(26.73%)和点刺舌(10.89%)次之；阴虚阳亢证裂纹舌最多(76.32%)；阴阳两虚证齿痕舌和裂纹舌各占 50%。高血压病舌形出现的频率为裂纹舌>胖舌>齿痕舌>点刺舌>瘦舌。王静[61]研究发现，高血压患者痰湿内阻证、气阴两虚证和阴阳两虚证舌形特点相似；肝火亢盛证以瘦小舌和点刺舌为主，阴虚阳亢证较易出现裂纹舌，痰热内阻、阴阳两虚证和气阴两虚证较易出现胖大舌，痰湿壅盛证则较易出现齿痕舌。李震生[64]通过对 405 例高血压病患者舌形分析及临床试验观察发现，112 例胖舌在阴阳两虚证组占 40.37%，显著高于阴虚阳亢证组的 13.54%。

(3) 高血压病患者不同证型舌苔特征研究：韩垚[52]对 182 例高血压患者进行舌诊定量诊断与中医证型的研究，发现肝火亢盛证以黄苔多见(37.8%)，其次为淡黄苔(33.3%)；阴虚阳亢证白苔多见(36.4%)，其次为淡黄苔和黄苔(各占 25.5%)；痰湿壅盛证以淡黄苔(43.1%)和黄苔(36.2%)为主；阴阳两虚证则以白苔(50.0%)和淡黄苔(33.3%)为主。李震生[64]研究表明，43 例厚腻苔在阴阳两虚证组占 13.61%，高于阴虚阳亢证组的 7.29%；87 例无苔者在阴虚阳亢证组中的百分率为 30.21%，高于阴阳两虚证组的 13.63%；275 例剥苔者在阴虚阳亢证和阴阳两虚证中的百分率大致接近，分别为 62.50%、72.76%。王静[50]研究发现表明，痰湿内阻证较易出现黄厚苔和黄腻苔，痰湿壅盛证较易出现白厚苔、白腻苔和薄白苔，阴阳两虚证较易出现白润苔，肝火亢盛证较易出现黄苔和燥苔，阴虚阳亢证则较易出现剥苔和燥苔、薄黄苔，气阴两虚证与剥苔和薄黄苔具有相关性。周勇[63]研究发现，肝火亢盛证患者腻苔(39.29%)最多，润苔次之(36.90%)；痰湿壅盛证以润苔(41.25%)、腻苔(35.40%)、厚苔(18.50%)为主；阴虚阳亢证剥苔(40.00%)、薄苔(40.00%)最多；阴阳两虚证厚苔(86.77%)最多。高血压病不同苔质出现的频率为润苔>腻苔>厚苔>剥苔>燥苔>腐苔。张天权[65]通过对 1 000 例高血压病患者的舌象进行研究发现，阴虚阳亢、阴虚偏重型的患者多见薄白或薄腻苔，阴虚阳亢、阳亢偏重的患者多见黄腻苔，阴阳两虚、阴虚偏重型的患者多见薄白、薄腻或剥苔，阴阳两虚、阳虚偏重型的患者多见薄腻或剥苔。

(4) 高血压病患者不同证型舌下络脉特征研究：舌下络脉又称舌脉。舌下络脉诊法是舌诊的重要组成部分，是《黄帝内经》中络脉理论在舌诊中的具体运用，络脉能将经脉中运行的血液渗注到全身脏腑组织器官中去，又能反映脏腑的虚实、气血津液的盈亏瘀畅，对于中医诊病辨证有着极重要的价值。

刘顺益[66]通过对原发性高血压病中医证型与舌下静脉相关性的临床研究发现，舌下静脉分度 2 度患者组中肝阳化风型明显多于舌下静脉分度 3 度患者组，舌下静脉分度 3 度患者组中气虚血瘀型明显多于舌下静脉分度 2 度患者组。丁喜艳等[67]探讨了原发性高血压病中医证型与舌下静脉分度、舌质颜色的关系，结果显示，舌下静脉分度 2 度患者以标实证候为主，舌下静脉 3 度患者以本虚证候为主。表明不同的舌下静脉分度反映高血压病由标实向本虚发展的中医证型转变。

3. 高血压病患者不同证型舌象客观化研究　韩垚[52]研究发现，高血压患者舌质 R 值依次为阴虚阳亢证>肝火亢盛证>痰湿壅盛证>阴阳两虚证，G 值依次为痰湿壅盛证>肝火亢盛证>阴虚阳亢证>阴阳两虚证，B 值依次为肝火亢盛证>痰湿壅盛证>阴虚阳亢证>阴阳两虚证，RGB 平均值依次为肝火亢盛证>痰湿壅盛证>阴虚阳亢证>阴阳两虚证，R/G 值依次为肝火亢盛证>痰湿壅盛证>阴虚阳亢证>阴阳两虚证，R/G 值依次为阴虚阳亢证>阴阳两虚证>痰湿壅盛证>肝火亢盛证。提示阴阳两虚型舌质 R、G、B 值较其他证型偏低，肝火亢盛型 R、B 值偏高，痰湿壅盛型 G 值偏高，实证(肝火亢盛证和痰湿壅盛证)的 RGB 平均值高于虚证(阴虚阳亢证和阴阳两虚证)。舌苔 R 值依次为阴虚阳亢证>肝火亢盛证>痰湿壅盛证>阴阳两虚证，G 值依次为痰湿壅盛证>肝火亢盛证>阴虚阳亢证>阴阳两虚证，B 值依次为阴虚阳亢证>肝火亢盛证>阴阳两虚证>痰湿壅盛证，RGB 值平均值依次为阴阳两虚证>阴虚阳亢证>痰湿壅盛证>肝火亢盛证，R/G 值依次为阴虚阳亢证>阴阳两虚证>肝火亢盛证>痰湿壅盛证，R/B 值依次为痰湿壅盛证>阴虚阳亢证>肝火亢盛证>阴阳两虚证。提示阴阳两虚型舌苔 R、G 值及 R/B 值较其他三型偏低，而 RGB 均值较高；阴虚阳亢型 R、B 值偏高，痰湿壅盛型 G 值及 R/B 值偏高，而 R/G 值较低；实证(肝火亢盛证和痰湿壅盛证)的 RGB 平均值低于虚证(阴虚阳亢证和阴阳两虚证)。崔敏圭等[68]利用彩色数字图像处理和模式识别技术，观察了 378 例中风病患者的舌质、舌苔变化，结果显示，中风病患者中以暗红舌最多，共 128 例(33.876%)，暗红舌与淡紫舌、淡白舌、淡红舌、红绛舌、紫红舌、青紫舌相比，其 R、G、B 值，有显著性差异($P<0.05$)；378 例中风病患者各证型舌苔的 RGB 值研究结果显示，中风病患者各证型组间的舌苔 R/G、R/B 值有统计学差异($P<0.01$)。

李松霖[69]基于光谱技术对213例高血压病患者不同证型舌象进行定量研究发现，不同证型患者舌色的CLE LAB色空间三维分布区域存在差异。比较高血压病不同证型患者舌色的L值，痰湿壅盛证的舌色的L值比其余三个证型略高，且与阴虚阳亢证、肝火亢盛证的L值差异有统计学意义($P<0.05$)；高血压病不同证型患者舌色abc色坐标的分布结果显示，不同证型的舌色分布差异明显，痰湿壅盛证主要分布于左方，阴虚阳亢证主要集中在右下方，肝火亢盛证和阴阳两虚证均分布于中上方，其中肝火亢盛证分布偏右，阴阳两虚证分布偏左。不同证型患者舌色色度角存在差异，痰湿壅盛组色度角值最大，阴虚阳亢组色度角值最小，阴虚阳亢与痰湿壅盛、阴虚阳亢、阴阳两虚证之间，肝火亢盛证与阴阳两虚证之间的色度角值比较有统计学意义($P<0.05$)。不同证型患者舌色的彩度值差异明显，痰湿壅盛证彩度值最小，阴虚阳亢证彩度值最大，其中阴虚阳亢证与痰湿壅盛证之间、阴虚阳亢证与阴阳两虚证之间、肝火亢盛证与阴阳两虚证之间、痰湿壅盛证与阴阳两虚证之间、肝火亢盛证与痰湿壅盛证之间的彩度值比较有统计学意义($P<0.05$)。程南方研究[70]发现，高血压病痰湿壅盛证、肝火亢盛证与正常人群组间及其两者之间的舌色差异在光谱色度学指标Dominant Wavelenth、Purity以及色差学指标CIEL、CIEa、CIEb、CIELAB hue-angle、CIELAB chroma等方面存在不同程度的反映，提示高血压病痰湿壅盛证、肝火亢盛证舌色的差异在光谱学上是有客观基础的，并可将其量化。龚一萍等[62]运用Hue定量方法探讨了六种常见病理舌色及高血压病及其证候的相关性，结果显示，淡红舌、淡白舌、红舌、红绛舌、青紫舌可以用量化值表示，不同舌色比较，数值之间存在显著差异($P<0.05$)；高血压病舌色出现频率依次为红>暗红>红绛>青紫>淡白；肝阳上亢证是高血压病最常见的证型。张晨[71]通过比较中青年原发性高血压患者肝火上炎证与肝气郁结证辨证治疗后舌象变化规律发现，中药干预前肝气郁结证最大瘀斑面积明显大于肝火上炎组($P<0.05$)；中药干预后有舌瘀斑患者较前明显减少($P<0.05$)，且最大瘀斑面积较前显著减小($P<0.05$)；两组苔色比较，肝火上炎证黄苔显著多于肝气郁结证($P<0.05$)。

李震生等[72]将高血压病患者舌质分为红绛舌、淡红舌、淡白舌、紫暗舌四种，观察舌色与血液流动学及生化指标的相关性，结果提示舌色可反映出高心输出量和高外周阻力亚型的关系，如红绛舌的安静心率、心脏指数最高，而淡白舌最低；红绛舌的总外周阻力低于淡白舌组及紫暗舌组；紫暗舌的总外周阻力、收缩压、舒张压均高于其他三组。

4. 小结 "诸经之气，皆上注于舌，是以望舌可以知脏腑经脉虚实寒热。""病之经络、脏腑、营卫、气血、表里、阴阳、虚实、寒热，毕形于舌，故辨证以舌为主。"舌诊的意义，为历代医家所重视。依托现代生物工程、计算机等技术，高血压病的舌象客观化研究取得了长足发展，运用不同技术，从不同层面、不同领域对舌象的特征进行定性、定量研究分析，取得了一定进展，如运用模糊数学原理，通过聚类分析和神经网络等模式识别手段实现对舌色、舌苔的定性认识，为舌诊的临床运用提供了客观依据。研究方向也逐渐向颜色以外的其他方面如舌质纹理、胖瘦等特征的自动分析扩展。但目前，舌诊的全面识别和分析、舌象颜色信息的识别、舌神和舌形的定量分析、中医舌诊仪器等方面还存在不足。借助现代技术的舌诊仪，可进一步研究高血压患者不同证型、不同分期的舌象特征，为临床提供更为科学客观的诊疗依据。

（尚倩倩）

（三）失眠患者及其不同证型的舌象特征研究

失眠是以经常不能获得正常睡眠为特征的一种病证[73]，中医将其称为"不寐"。《证治要诀·虚损门》中提出"年高人阳衰不寐"，对不寐的病因病机有了一定认识。清代《冯氏锦囊·卷十二》有"老年人阴气衰弱，则睡轻微易知"之论，认为该病的发生与人体的阴阳虚损有关。现代社会的紧张生活使越来越多的人受到其侵扰。在中医基础理论中，不寐属于"神"的范畴。《素问·灵兰秘典论》中记载"心者，君主之官，神明出焉"阐述了心对神的主导作用。藏象学说有"舌为心之苗""心开窍于舌"的理论，提示舌与心有特殊的内在联系。此外，手少阴心经在经络循行上系于舌本，都为从舌象表现判断失眠患者机体阴阳盛衰的情况提供理了论依据。

1. 失眠患者舌象特征的客观化研究 现代研究发现大部分失眠患者的舌象具有一定特征，如舌型尖、舌尖红、舌色鲜红和绛红、舌苔燥、舌型老、瘦、有芒刺等[74]。有研究[75,76]将失眠患者的舌象特征关联实验室理化指标探索其生物学基础，发现舌体胖大、有齿痕的患者，全血黏度（高、中、低切）、血浆黏度、卡松黏度、红细胞电泳时间与胖舌、齿痕舌呈负相关，说明血液的有形成分减少；舌红、舌紫患者，血液黏度增高，提示血液处于浓、黏、聚的高凝状态；瘀斑、点刺舌的患者，红细胞变形指数与舌尖红呈正相关，血液屈服应力与点刺舌呈负相关，说明红细胞变形能力差。这种特征性改变说明失眠患者的舌象变化存在微观层面的生物学意义。

2. 失眠患者不同证型与舌象特征的联系　《医门棒喝》云:“观舌质可验其正之阴阳虚实,审苔垢即知邪之寒热浅深。”说明舌象对于判断正气盛衰、分辨病位深浅、区别病邪性质,以及推断病情进退具有重要意义。

各医家根据长期临床观察与总结,将失眠的常见症状和舌象表现大致归纳为5个证型:① 心脾两虚证,舌象表现为舌质淡,苔薄白,或苔滑腻。② 心肾不交/阴虚火旺证,舌象表现为舌质红,少苔或无苔。③ 心胆气虚证,舌象表现为舌质淡,苔薄白,或舌红。④ 痰热内扰/痰热扰心证,舌象表现为舌质红,苔黄腻。⑤ 肝郁化火/肝火扰心证,舌象表现为舌质红,苔黄,或苔黄燥[77-80]。上述分类初步反映了失眠症不同证型的舌象特征表现,但并未对不同证型失眠患者的舌象表现进行详细的特征性分析。

胡广芹等[81]通过文献研究,总结了失眠的28个证型,其中15个实证包含的舌象特征有舌红、舌淡、舌质紫或有瘀斑、舌下脉络瘀曲、舌质紫暗、苔黄腻、苔黄等,总体以舌红多见。13个虚证舌象包括淡红舌、胖淡舌、舌红少津、舌淡苔薄、口舌糜烂、舌红苔少等。黄小芹等[82]在此基础上对舌象表现展开进一步研究,发现肝郁化火证、阳虚气郁证患者舌质以嫩舌、舌体胖而齿痕为主,痰热内扰证、心肾不交证、心脾两虚证患者以嫩舌为主,其他各证则多以薄瘦舌象为主。阳虚气郁证患者舌色以淡白、淡红和紫暗舌多见,肝郁化火证以为淡红舌为主,而红舌最少。痰热内扰证和心脾两虚证以紫暗舌最为常见。心肾不交证以红舌最为常见,其次为紫暗舌、淡白舌、淡红。阳虚气郁证、心脾两虚证与肝郁化火证患者舌苔以薄白苔、白腻苔为主。痰热内扰证以白腻苔多见,黄腻苔次之,心肾不交证则白腻苔和黄腻苔数目相同。痰热内扰证主要鉴别点为苔色白腻,稍有黄腻者。该研究组发现阳虚气郁是失眠的最常见证候,其舌象多呈嫩舌,或舌体胖大而有齿痕,少有裂纹,舌色以淡白、淡红、紫暗为主,极少有舌为红色者,舌苔多以薄白或白腻为主。据此,有学者专门研究了阳虚失眠患者的典型舌象,发现舌色以淡、暗居多,舌质以胖大舌、齿痕舌者居多,苔质以薄为主,苔色以白苔、润苔居多[83,84],补充了上述结论。

3. 失眠患者五脏辨证与舌象特征的联系　王翘楚[85]曾提出“五脏皆有不寐”的观点,提示失眠患者五脏的病理改变可能与临床常见的舌象表现存在一定联系。如证属心火上炎者多见舌尖红赤、多有点刺,证属肝郁者常见舌两侧出现紫色斑点或舌边青紫;脾胃运化失常,湿浊、痰饮、食滞停积中焦,多见舌中厚腻苔;失眠病久及肾,肾精不足,可见舌根苔剥等[86]。陈聪等[87-89]发现胆郁痰扰型失眠患者舌象主要表现为绛舌、厚苔,胃气不和型舌象主要表现为苔黄、苔腻,心火炽盛型舌象主要表现为舌红、少苔,心肾不交型主要表现为苔燥,心脾两虚型主要表现为舌淡白、苔白,总体舌象表现主要为舌红、苔白、苔黄。

综上所述,失眠患者不同证型的舌象特征研究对该病的临床辨证和治疗有着重要的现实意义,从目前已经报道的研究来看取得了一定的成果,但仍存在一些问题。相较于中医失眠的临床研究,针对舌诊的特征性客观化研究数量较少;舌象特征描述与中医失眠的辨证分型仍然缺乏统一标准,大部分研究来自文献和临床医生经验记录;舌诊的采集主要通过临床医生肉眼观察以及经验判断分析。因此,加快建立中医失眠辨证分型的统一标准,开展有针对性的流行病学调查,利用现代仪器设备对舌象进行客观化采集与分析,以及进行生物学基础研究阐释舌象改变的机制是未来研究需要继续探索和改进的方向。

(顾巍杰)

(四)急性心脑血管疾病舌诊临床研究

舌诊在急性心脑血管疾病的临床应用方面有着重要的诊断价值,越来越被重视。近年来,不少学者对急性心血管疾病以及急性脑血管疾病患者的舌象特征进行了研究,取得了很多进展。

1. 急性脑血管疾病舌诊应用研究　有研究[227]观察并分析了147例脑卒中患者(急性期84例、恢复期63例)的舌质、舌苔、舌下络脉特征,结果发现,中风患者急性期红舌10例、薄黄苔31例、黄腻苔40例,恢复期患者淡红舌35例、薄白苔34例;舌下络脉曲张,恢复期明显38例,急性期24例,差异有统计学意义。该研究提示中风患者不同阶段舌象变化有一定的规律,了解这些规律对于判断病机、病情演变、临床辨证用药具有指导意义。

有研究[228]利用彩色数字图像处理和模式识别技术,观察并分析了378例中风病患者的舌质、舌苔变化,结果发现,中风病患者以暗红舌最多,共128例(33.86%),暗红舌与淡紫舌、淡白舌、淡红舌、红绛舌、紫红舌、青紫舌相比,其R、G、B值差异有显著性;气虚血瘀证型、风痹阻络证型者舌质R、G、B值比较,差异有显著性;各组患者舌苔间的R/G、R/B值相比,差异有显著性($P<0.01$)。提示从舌质、舌苔方面对中风病的证候学进行定量研究,可为中

风病证候规范化研究奠定一定基础。

有研究[229]选择发病1～7日内经颅脑CT检查确诊为急性脑血管病者为观察对象，动态观察病情急剧进展与恢复阶段的舌象变化，并进行对比分析，结果发现，缺血性与出血性脑血管疾病的舌象有别，舌随证候的演变而有相应变化，舌象变化与偏瘫程度、意识状态有一定关系；舌形卷缩，舌色红(紫)绛、紫暗者预后不良，舌形痿痿、舌色紫枯者则为死兆。该研究显示：① 病性不同舌象有别。缺血性脑血管病以舌形胖大，舌色淡白，苔黄腻多见；出血性脑血管病以舌卷缩、痿痿，舌色红绛、紫暗，苔黄燥多见。② 证型不同舌象各异。一般老年体弱、口眼歪斜、言语不利、半身不遂、脉细弱等，多属气虚络阻证，多见舌形歪斜，伴胖大，色淡白，苔薄白或白腻；平素头痛头晕、突发口眼歪斜、言语不利、半身不遂、脉弦细等，多属阴虚阳亢证，多见舌形歪斜，伴苍老，舌色红、红绛，苔少或光剥；体胖、头昏沉、突然口眼歪斜、言语不利、面赤身热、痰涎多、半身不遂、脉滑数者，多属痰热壅盛证，多见舌歪斜，色红、绛、暗红，苔黄腻；突然昏倒不省人事、牙关紧闭、面赤身热、躁扰不宁、半身不遂、肢体强痉、二便不通、脉弦数者，多属痰火扰心证，多见舌歪斜，伴苍老或卷缩，舌红绛，苔黄燥；突然昏倒不省人事、牙关紧闭、面白唇淡、四肢不温、痰涎多、肢体强痉者，多属痰迷心窍证，多见舌歪斜，伴卷缩，色紫暗，苔白腻；突然昏倒不省人事、目合口开、肢体瘫软、汗出息微、二便失禁、脉微欲绝者，多属脱证，多见舌痿痿或卷缩，色紫暗，苔少或剥。③ 舌随证变。随急性脑血管病证型的演变，其舌质、舌苔亦有变化。恢复期患者舌色由红转淡红，舌苔由厚变薄，由无苔变薄白苔，则病情好转；舌色由紫暗转淡暗，病情趋于稳定。舌色红(紫)绛转红嫩，则为火邪已退，真阴亏乏，余热内扰之象；舌苔黄燥转厚腐剥脱，继之变为无苔，多为痰火之邪渐退，阴液大伤之象。④ 判断病情轻重。肌力≥Ⅲ级者多见舌胖大，淡白，苔薄白；Ⅱ～Ⅲ级者多见舌色淡白、暗红，苔白腻；0～Ⅰ级者多见舌形苍老、卷缩、痿痿，舌色红绛、紫暗，苔黄燥。意识正常者多见舌胖大，色淡白，苔薄白、黄腻、少或光剥；嗜睡者多见舌苍老，色紫暗，苔白腻；昏迷者多见舌形卷缩、痿痿，舌色红绛、紫暗，苔黄燥、少或光剥者较多，提示急性脑血管病舌象变化与意识障碍的程度相关。⑤ 推断疾病预后。舌色以“紫—暗—绛—红—淡红”依次转变为顺，病情趋于好转；反之为逆，多病情加重或恶化。全部死亡病例临死之前舌质均变紫枯，提示病情危重时出现红(紫)绛舌往往预后不良，必须慎重而且正确处理，出现紫暗舌往往预后极差，舌变紫枯者则为死兆。舌苔由厚变薄、黄变白、腻变润、无苔变薄白苔为顺，其病情趋于好转，反之为逆，其病情加重。提示病情较重者出现黄燥苔、瓣苔、光亮无苔者多预后不良。⑥ 舌象变化的机制。舌象变化与舌的血液循环，特别是黏膜下层的微循环有关，而舌的血液循环和黏膜下层的微循环主要与植物神经有关。舌苔是由乳头表层的上皮细胞角化，脱落与食物残渣等混合在一起，粘附在舌黏膜表面。若急性脑血管病发作直接或间接累及丘脑下部时，可导致自主神经功能紊乱，此时血中儿茶酚胺水平升高，消化腺分泌减少，消化器官的黏膜下层微循环障碍，动静脉短路开放，血液回流受阻，血氧含量降低导致舌色改变。再则因基底膜血供障碍，复层鳞状上皮细胞脱落大于正常几十倍，此时唾液分泌减少且黏稠，更促使残渣黏聚于舌面。大面积脑梗死可表现为类似脑室、丘脑、内囊部位出血的舌象，尤以舌形卷缩、瘫痿较显著；而脑叶、外囊或小量出血，或小面积梗死，因未累及或轻度累及丘脑下部，因而此类舌象变化不著。

2. *急性心血管疾病舌诊应用研究* 《黄帝内经》记载“心主舌”“心在窍为舌”“手少阴之别……系舌本”。这些都说明舌与心有着密切关系。中医学中“胸痹”“心痛”“厥心痛”“真心痛”等疾病与心血管疾病类似，因“心之本脉系于舌根，脾之络脉系于舌旁，肝脉循阴器，络于舌本，肾之津液出于舌端，分布五脏，心实主之”，故舌象的变化可以反映心的气血阴阳变化。气血的流通运行在舌色上的反映较为明显，不同临床类型的冠心病患者以及不同类型的急性脑血管疾病患者的舌色变化有所不同；舌苔的变化主要与感受的病邪性质和病证性质相关，察舌苔的变化能辨别病邪性质、邪正消长。

李海霞等[230]通过观察急性心肌梗死患者的舌象变化发现，梗死的不同时期，舌象有不同的变化。通过舌象可提示急性病症本虚标实的特点，指导临床用药，各种特殊病变的舌象诊断可以快速使医者辨别出疾病的危急。高秀梅等[231]认为剥斑舌可能是由于冠状动脉急性闭塞、心泵功能减退、各种酶类释放入血，影响到舌，即出现此种舌象。若有舌卷不能伸，多提示心肌梗死合并有心源性休克，病情危重。裘秀月等[232]观察 60 例急性心肌梗死患者的舌象，结果发现：① 急性心肌梗死患者舌质随着病情变化又有相应的变化，患者发病初期多见暗紫舌、红舌，随着病情的缓解，舌质多见暗红或紫舌。究其原因，可能因为早期痰热内结，故多见红舌、暗紫舌；当邪热退去，气虚血瘀成为疾病主要矛盾，故病情好转或康复期的舌质多暗红或紫舌。② 急性心肌梗死患者发病 24 小时内薄白苔占 53.3%，在疾病发展过程中出现不同程度的厚腻苔，颜色变黄，大部分厚腻苔于发病4日内出现，以后随着病情好转，腻苔渐退，颜色由黄变白。

（丁晓东）

二、肺系疾病及其不同证型的舌象特征研究

（一）支气管哮喘患者及其不同证型的舌象特征研究

支气管哮喘是一种慢性气道炎症，临床表现为反复发作的喘息、气急、胸闷和咳嗽[90]。哮喘的发生发展与宿主因素和环境因素密切相关。舌苔与舌质可以反映病邪进退和正气盛衰，指导哮喘的预防和治疗。舌象观察在哮喘病的防治中是较好的客观指标[91]。

1. **支气管哮喘舌象特征的文献研究** 郭楚杰[92]通过对维普检索1989年至2011年之间公开发表的文献进行调研，发现与咳嗽变异性哮喘有关的文献共3 131篇，符合纳入标准的文献共67篇，发现咳嗽变异性哮喘患者的舌质以舌红（33.32%）、舌淡红（28.64%）、舌淡（20.76%）为主；舌苔以苔薄（27.99%）、苔白（25.97%）多见，其次黄苔（16.91%）、腻苔（13.85%）。同时对83例咳嗽变异性哮喘患者进行临床调查，发现舌象以淡红舌（32.53%）、薄苔（35.42%）、白苔（28.65%）为主，其中医证型以风邪犯肺（16.87%）和痰湿蕴肺（14.46%）为主。提示病情整体以标实为主。

刘小生等[93]通过对支气管哮喘中医古代文献的数据挖掘，并对350个医案的舌象进行最小化分解处理，发现其舌象具有以下特点：苔白频数出现最高，占比达39.14%，其次为苔薄、苔腻、苔黄、苔厚。舌质以舌红出现频数最高，占比为20.29%，其次为舌淡、舌暗红、舌体胖。

张丽[94]对安效先诊治的175名咳嗽变异性哮喘患儿病历进行数据挖掘，发现其舌象特点：所有诊次中舌质红占比82%，其次淡红占10%，再次舌尖红占8%；舌苔常见情况为舌苔白。主要证型为风伏肺络和肺热久咳型。

朱立成等[95]探索了关联规则在中医医案分析中的作用和哮喘中医诊疗规律，发现舌象信息与病因、病位和证候有一定的对应关系，如喉中痰鸣＋薄苔的患者87.5%病位在肺，咯痰黏＋薄苔的患者88.89%病因为痰，喉中痰鸣＋薄苔的患者87.5%证候为肺气上逆。研究表明舌象对于提示病位、病因与证候信息有一定作用。

2. **支气管哮喘儿童舌象特征的临床研究** 支气管哮喘是儿童最常见的慢

性呼吸道疾病之一，亦是难治病之一。《临证验舌法》云："凡内外杂症，无一不呈其形，著其气于舌……妇女幼稚之病，往往闻之无息，问之无声，而唯有舌可验。"舌诊对小儿疾病辨证有着重要的意义。

(1) 小儿哮喘的证型分类：吴敏[96]通过对700例哮喘患儿的调查，发现患儿证型按寒热分型有寒喘147例(21%)、热喘553例(79%)，按虚实分型有肺气虚证416例(59.43%)、肺阴虚证86例(12.29%)、肺脾两虚证183例(26.14%)、肺脾肾俱虚证15例(2.14%)。颜荣[97]观察132例小儿哮喘患者发现，辨证分型全部为实喘，寒喘67例(57.14%)、热喘22例(3.14%)、痰喘43例(6.14%)。

(2) 小儿哮喘的舌象特征：有研究通过观察700例哮喘患儿发现，舌象中地图舌、花剥苔占15.9%，其中外源性哮喘占6.6%、内源性哮喘占2.5%、混合性哮喘占5.8%，外源性哮喘比例高于内源性哮喘，提示舌象表现可能与过敏体质有关[96]。颜荣[97]观察132例小儿支气管哮喘患者的舌象，发现主要舌象为舌质淡、苔薄白35例(10.94%)，舌质淡、苔白腻28例(4%)。

(3) 小儿哮喘不同证型的舌象特征：赵霞等[98]对儿童哮喘体质进行了探讨，认为脾肾质Ⅰ型或肺脾质Ⅰ型患儿舌象特点为舌质红，少苔、无苔或花剥苔，脾肾质Ⅱ型或肺脾质Ⅱ型患儿舌象特点为舌质淡，苔白或白腻或厚腻。宁彦柳[99]观察了120咳嗽变异性哮喘(CVA)患儿的症状分布，发现舌质偏红的出现频率较高，达63.33%，CVA患儿中医证型以阴虚痰湿未尽证和气阴两虚证为主，阴虚痰湿未尽证的主要舌象表现为舌红，苔薄白，气阴两虚证的主要舌象为舌红、舌淡红，苔薄白。提示舌红可能是患儿阴虚体质的外在体现。田净忆[100]对214例哮喘缓解期患儿中医证候进行调查，发现缓解期患儿主要舌象为苔薄白(67.8%)、舌淡胖(45.3%)、舌质淡(32.2%)、舌红少津(30.8%)。采用K-均值聚类法和系统聚类发现，聚类1包括苔薄白等症状，说明其在哮喘缓解期出现较多。进行主成分分析后发现成分1中舌淡胖、苔薄白等症状成分系数明显高于0.5，提示该类症状在儿童哮喘缓解期分布广泛。对症状与证型进行相关性分析后发现，舌淡胖、苔薄白等症与肺脾气虚证相关，花剥苔、舌红少津等症与肺肾阴虚相关性较高，舌质淡等症与脾肾阳虚证相关性较高。

(4) 小儿哮喘治疗前后舌象变化：朱春秋[101]观察健脾益气消积汤治疗儿童哮喘合并反复呼吸道感染的临床疗效，此类患儿中医证候可归纳为肺脾气虚兼见痰热内蕴，其中舌象按好、中、差记为0、1、2分，发现观察组在舌象等方面改善优于对照组($P<0.05$),提示健脾益气消积汤能够改善患儿包括舌象在内的中医症状。温柠如等[102]观察小青龙汤治疗支气管哮喘寒哮证的疗效,将舌质、舌苔纳入评价指标,舌质以0分为正常,1分为舌淡,舌苔以0分为正常,1分为稍白,2分为白腻,结果发现,观察组与对照组治疗后舌质差异无统计学意义($P>0.05$),而舌苔差异有统计学意义($P<0.05$),提示小青龙汤对支气管哮喘患儿舌苔改善有一定作用,舌质差异无统计学意义可能与疗程仅有3周有关。林冰[103]选哮喘患儿及健康儿童各150例,将哮喘患儿随机分为中药综合治疗组(A组)和西药综合治疗组(B组),健康儿童作为对照组(C组),应用中医舌象仪采集三组患儿的舌象,进行量化处理,分析痰湿质、湿热质组成比及变化规律,并进行血清IgE水平检测,结果发现,A组黄苔、厚苔、腻苔的组成比例,随着时间推移逐渐下降,A、B组湿热质、痰湿质比例逐渐下降,C组无明显下降趋势;A、B组血清IgE与C组相比明显升高,A、B组间无明显差异,研究提示,中医四诊信息能作为临床疗效评价指标。

3. **成人支气管哮喘不同证型舌象特征研究** 翁诗婷等[104]比较了108例哮喘患者的舌象差异,发现舌色以红舌、淡红舌多见,舌苔以白苔、黄苔、薄苔多见,哮喘发作期患者各证型间舌色指数、苔色指数、厚苔指数、胖瘦指数有显著性差异($P<0.05$),提示舌象参数对哮喘发作期辨证分型有一定的指导意义。

张钊旺[105]选择国内5省17家医院,收集1 500份哮喘患者临床调查信息,经Logistic回归分析,发现舌苔白($B=0.993$, $OR=4.701$)与外寒内饮证相关,舌苔黄腻($B=1.946$, $OR=9.033$)与痰热壅肺证相关,舌苔白腻($B=0.580$, $OR=1.018$)与痰浊阻肺证相关,舌淡与肺气虚证($B=0.909$, $OR=2.790$)、脾气虚证($B=2.207$, $OR=1.132$)、肾气虚证($B=0.910$, $OR=2.703$)均相关。

孙慧媛[106]采用MDR version2.0软件对365例支气管哮喘慢性持续期的哮喘患者的证候特征进行多因素降维分析,处理后发现肺脾气虚证厚苔与少气懒言、乏力相关性最强,厚苔与沉脉、精神倦怠相关性次之,痰湿壅肺证腻苔与少气懒言成正相关。表明多因素降维分析在处理高阶数据上有其优势,可以与Logistic回归分析互为补充。

龙文[107]收集217例支气管哮喘急性发作期患者中医证候信息,通过聚类分析得出寒哮、热哮、风痰哮及虚哮为基本证型,寒哮的舌象特征为苔色白、舌色淡红、舌下络脉青紫，热哮的舌象特点为苔色黄、舌色红、舌下络脉粗胀，风痰哮舌象为苔薄白、舌淡红或胖大、舌下络脉青紫，虚哮的舌象特征为舌下络脉粗胀。四类证候舌色均出现瘀斑瘀点，提示血瘀是贯穿哮喘发病全程的病机。

4. 支气管哮喘舌象特征与理化指标相关性 张珊珊等[108]采集包括哮喘在内的小儿常见病患儿舌苔，发现黄苔白细胞总数多于白苔($P<0.05$)，黄苔患者末梢血白细胞总数明显高于白苔($P<0.05$)，提示黄苔与炎症感染有关。

罗冬秀等[109]纳入健康成人120例和哮喘等慢性病患者116例，观察血液铜、锌含量及其与舌色、舌苔的关系，发现黄腻苔、白腻苔患者血液中铜含量明显高于薄黄苔($P<0.005$)，提示铜与舌苔具有一定联系；紫舌患者的铜、锌含量显著高于红舌与淡红舌患者，有显著性差异(P 均<0.05)，提示铜、锌含量与舌质变化有一定联系。

朱柏君等[110]观察不同辨证分型的支气管哮喘患者甲襞和舌尖微循环，发现132例患者中肺气虚、肺肾气虚患者甲襞微循环加权积分分值较低，流态改变相对较轻；肺肾气阴两虚患者流态改变加重，肺肾阴阳两虚患者流态改变最为突出，严重者可见白色微小血栓。其中36例患者进行舌尖微循环观察，发现舌淡、舌边齿痕者，蕈状乳头肿大、血色淡、流态不清；舌红、舌体瘦者，表现为蕈状乳头萎缩、血色暗红、血细胞聚集、血流慢；舌质紫暗者，可见蕈状乳头中异形和瘀张的微血管增多、血流缓慢、血色紫暗。提示舌象与微循环变化有一定联系。

5. 支气管哮喘患者舌诊客观化研究 随着舌诊仪的研发和应用，哮喘患者舌诊客观化研究也取得了一定的进展。李学良等[111]观察哮喘缓解期患者中医药治疗前后的中医四诊信息、证型及肺功能指标的变化，结果发现，哮喘患者经中医药治疗后舌色舌尖部、左部、右部、舌色整体、苔色根部 R、G、B 值明显升高($P<0.05$)，其他证候亦有改善。研究提示中医四诊客观化检测可为支气管哮喘中医证候诊断、病情演变观察以及临床疗效评价提供有效的依据。王忆勤等[112]观察了应用 Smart TCM－Ⅰ型中医生命信息分析系统检测128例支气管哮喘患儿舌象参数，并进行统计分析，结果发现，发作期组与正常组舌色比较，H 值、S 值、V 值有显著性差异($P<0.05$)；缓解期组与正常组舌色比较，H 值、S 值有显著性差异($P<0.05$)；发作期组与缓解期组舌色比较，V 值有显著性差异($P<0.05$)；发作期组与正常组苔色比较，H 值、S 值、V 值有显著性差异($P<0.05$)；发作期组与缓解期组苔色比较，S 值、V 值有显著性

差异($P<0.05$)。研究提示,舌象参数可为儿童哮喘辨证分型、疾病转归提供一定的客观依据。

6. 小结　中医古今医籍中有大量对于哮喘舌象的描述,现代学者运用计算机对文献中的舌象进行处理,并借助统计方法分析,探索出一些哮喘舌象和证候的规律。然而,目前的舌象主要依靠医生主观判断,受医生知识水平、临床经验与环境影响,客观性不强。因此,有学者采用舌象仪对舌象进行采集和分析,取得了一定的成果。今后应在中医理论指导下,对舌象进行大样本、客观化的检测,并观察舌象的动态变化规律。希望舌象能够为哮喘辨证分型与疗效评价提供客观依据。

（王寺晶）

（二）其他肺系疾病的舌象特征研究

近年来,支气管炎、肺心病等肺系疾病患者的舌象特征研究也取得了一些进展。

1. 慢性支气管炎患者的舌象特征研究　慢性支气管炎是老年人常见病、多发病,早期症状较轻,中晚期炎症加重。本病迁延日久,肺病及肾,导致痰饮壅肺,水湿泛滥,水气凌心,出现喘咳加重、心悸、气短、水肿等症状,每一发展阶段舌苔变化也有其特点。本病后期肺气、心阳衰竭,往往形成阴阳欲绝之势,舌苔变化更为显著。根据舌象变化可以辨别慢性支气管炎患者的病情程度、是否旧病又有新感、是否挟血瘀等情况[113]。

(1) 根据舌象变化辨别病情程度：慢性支气管炎患者若见舌苔薄白滑腻,多属脾虚不运,痰浊上泛所致;若舌质淡白偏暗,舌苔由白转黄,颗粒致密,呈黏腻状,即淡白舌,黄腻苔,多属脾虚痰湿迁延日久化热所致;若见舌质转淡而胖大,舌面有小裂纹出现,舌苔呈洁白而碎腐,少津光亮,多属脾阳衰败,痰湿阻肺所致。

(2) 根据舌象辨别是否继发感染：慢性支气管炎患者,若出现舌质色淡偏暗,边有齿痕,满布薄白苔,舌中间出现两条黄苔,干湿适中,多属脾胃虚弱,痰湿停聚又复感外邪,入里化热,表犹未解之故;或见舌略红,苔薄白而腻,光亮水滑,多属气阴两虚,痰湿不化。这两种情况都多属急性发作或肺心病肺部又感染。

(3) 根据舌象辨别是否兼血瘀：慢性支气管炎患者,若见舌质淡红,舌边有成片青紫瘀斑,苔呈类似光剥样,即白腻苔中间看似剥落,仔细看有新生颗粒,多因湿热夹瘀,久病气血不续所致,多属肺心病晚期;见舌下静脉青黑怒张,舌色暗红,是痰浊阻肺,气滞血瘀之候,多见于慢性支气管炎、肺心病患者重症;若见舌青紫,舌面晦暗,舌边现齿痕,苔薄白水滑透明,多因寒凝血脉,阳虚水泛血瘀所致。

2. 肺心病患者舌象特征研究　肺心病是中老年的多发病、常见病,其病死率较高,严重危害人民身体健康。中医学认为其发病机制为瘀血、痰浊与水饮。观察舌下脉络之变化,是中医学之精髓和大成,且舌下脉络显而易见,在疾病过程中能较早地反映疾病的性质、严重性和变化趋势,而且不受气候、神志、生理、饮食、药物等因素及检测条件影响。

有研究[114]观察了46例慢性肺心病患者的舌象,结果发现,67.4%患者为暗红舌或紫舌;25例呼吸衰竭患者中紫舌有20例,其中19例为高黏度;21例无呼吸衰竭患者中紫舌仅占11例,其中7例为高血黏度。提示呼吸衰竭患者紫舌多合并高血黏度,而无呼吸衰竭患者这种情况较少。

有研究发现[115],肺心病患者的舌下络脉变化与年龄、病程有密切相关,随着年龄的增长或肺心病病程的增长,舌下络脉增粗、延长、迂曲、扩张、侧支多以及色泽深紫等变化程度日益显露。因此,对于肺心病患者来说,血瘀证可能是舌下络脉异常的病理、生理学的重要内涵,提示逐渐有"瘀血"征象,符合中医学"久病入络为血瘀"之说。

(许朝霞　骆震)

三、脾系疾病及其不同证型的舌象特征研究

中医学认为"舌为脾胃之外候,苔乃胃气之所熏蒸",脾胃疾病与舌象变化关系很密切,通过舌诊可以对脾胃疾病做出判断。舌通过经络循行,直接或间接地与五脏六腑相通,又与人体的四肢百骸相连,脏腑的精气上荣于舌,脏腑的病变也必然影响精气的变化而反映于舌象。长期的临床观察也证实,舌象能比较灵敏的反映人体内部的各种变化,尤其是脾胃病的舌象变化。

(一) 慢性胃炎患者不同证型的舌象特征研究

慢性胃炎是临床常见的消化道疾病之一,属中医"胃脘痛""痞满""腹胀""嘈杂"等范畴,病机复杂,临床症状表现多样,辨证分型错杂。然辨证乃诊断疾病过程的核心,是中医治疗疾病的首要依据,准确地将辨病与辨证结合,有利于提高疾病的临床诊疗水平。长期临床实践和中医理论证明,"舌为脾胃外候",舌象能客观、灵敏、迅速地反应脾胃功能状态,而舌诊是医者对慢性胃炎

患者“司外揣内”的重要临床表征和客观依据[116,117]。因此，通过观察舌质和舌苔的变化，可为中医慢性胃炎的辨证论治提供依据。回顾整理近10年国内关于中医慢性胃炎患者不同证型的舌象特征相关研究，概述如下。

1. 基于传统望舌的不同证型舌象特征研究　舌苔禀胃气而生，舌质赖气血充盈，舌辨别滋味与消化功能有关，舌象形成和变化是脾胃功能状态的反映[117]，通过观察总结慢性胃炎舌象变化，可以为中医辨证治疗慢性胃炎提供参照。叶海潇等[118]观察75例慢性萎缩性胃炎患者，发现临床上肝胃不和证患者以淡红舌、薄白苔或薄黄苔为主，脾胃虚寒证患者以淡白舌、薄白苔或白腻苔为主，脾胃湿热证患者以红舌、黄腻苔为主，胃阴不足证患者以绛红舌、薄白苔或有剥落为主，胃络瘀血证患者以紫暗舌、薄黄苔为主。吴耀南等[119]观察600例不同证型慢性浅表性胃炎患者舌象，发现肝胃不和型以淡红舌、红舌、薄苔多见，脾胃虚弱型以淡红、淡白舌、薄苔多见，胃阴不足型以红舌、淡红舌、薄苔多见，胃络瘀阻型以紫舌、红舌、薄苔多见，脾虚气滞型以淡红舌、淡白舌、薄苔多见，脾虚湿热型以红舌、淡红舌、紫舌、厚苔多见，寒热错杂型以红舌、淡红舌、厚苔多见，脾虚湿热血瘀型以红舌、紫舌、淡红舌、厚苔多见，认为舌象能一定程度反映慢性浅表性胃炎病情与证型的改变规律。方华珍等[120]观察102例不同证型慢性萎缩性胃炎患者的舌形、舌色、舌苔变化情况，认为舌诊在慢性萎缩性胃炎辨证中有助于区别病因病机、辨别疾病浅深、推断病势进退和估计病情预后。

此外，还有研究者依舌辨证结合胃黏膜病变情况，选用宏观和微观辨证结合的方法，对慢性胃炎进行客观分型研究。王季春等[121]在近些年的临床工作中将辨舌察苔与胃黏膜病理变化相结合，将120例脾胃专科患者客观辨证为四型，肝胃不和型、脾胃湿热型、脾胃虚弱型和胃阴不足型，通过依舌辨证结合胃黏膜病变的辨证诊治方法，取得了较好的疗效。王德媛等[122]用舌诊结合胃镜下黏膜表现，将慢性浅表性胃炎分为肝胃不和证、脾胃虚弱证、脾胃湿热证、胃阴不足证和胃络血瘀证五个证型，认为这种结合观察的方法可以加深临床对慢性浅表性胃炎的认识，发展辨证论治的内涵，提高辨证准确性。

2. 基于舌象量级诊断的不同证型舌象特征研究　中医证候诊断的标准规范影响着中医学的发展与创新，对证候本质要素的症状、体征及客观指标进行量化研究，对中医药现代化有着重要的意义[123]。因此，也有研究者将量化诊断的方法应用到舌诊中，辅助中医慢性胃炎患者进行辨证分型。许家佗等[124]

应用《舌象量级识别记录表》对 166 例慢性胃炎患者进行辨证分型，结果显示多数证型的主要舌象特征与证型内脏的病机一致，慢性胃炎不同辨证分型的舌象具有一定的规律。张平等[125]通过量化诊断标准，注重舌质的老嫩，舌体的胖瘦，舌质的点刺，舌苔的厚薄、分布位置及润燥等临床表现，发现在各证型中裂纹舌主要以脾胃虚寒证为主，点刺舌多见于脾胃湿热证，最后拟定脾胃湿热证轻、中、重度时舌质、舌苔及分布情况的分级标准。可见，舌象量化诊断对于中医慢性胃炎不同证型诊断标准的确立有参考意义。

3. **基于舌象分析仪的不同证型舌象特征研究** 牧童等[126]运用舌象分析仪对 925 例慢性胃炎患者的舌象变化、舌苔颜色、舌苔厚度、舌质变化和舌质颜色情况与证型相关性分别进行研究，发现舌苔颜色在实证和虚证之间及本虚标实和实证之间存在显著差异，认为白苔是慢性胃炎各个证型的代表苔色，舌质多呈红色，以厚苔多见。李萍等[127]采用舌象自动分析软件对 657 例慢性浅表性胃炎患者的舌色、苔色进行客观量化的分析分类，发现脾胃虚弱型以淡舌为主，其他不同证型的舌质以红舌和淡红舌为主，脾胃湿热型的舌苔明显增厚变黄，胃阴不足型舌苔明显变薄，提示舌象一定程度上能反映慢性胃炎病情和证候变化的规律。付晶晶等[128]运用舌象分析仪研究慢性胃炎中医常见证候的舌象特征，检测比较 330 例慢性胃炎各证型的舌色、苔色、舌体胖瘦、舌苔厚薄指数，发现脾胃湿热型和肝胃郁热型患者的舌色、苔色指数显著低于其他型，提示其舌偏红，苔偏黄；与湿困相关的证型，舌体胖瘦、舌苔薄厚及腻苔指数明显高于其他型，提示其舌体偏胖、舌苔偏厚腻，基本与中医诊断学理论一致，通过舌象参数可为慢性胃炎中医证候的临床诊断提供客观参照。

4. **不同证型的舌苔机制研究** 舌苔是指附着于舌面的一层苔状物，中医认为苔状物由脾胃之气蒸化胃中浊气而成，它可以反映脏腑，是脾胃生理、病理变化的灵敏标尺，因此舌苔的变化与慢性胃炎的变化密切相关[129]。西医理论指出舌苔是由丝状乳头、脱落细胞、黏液、食物残渣等混合而成，丝状乳头表面的上皮细胞有轻度角化现象而呈微白色，故正常舌苔呈现薄白苔[117,130]。因此，有研究者对不同证型慢性胃炎患者舌苔形成机制进行现代化研究，以找寻不同证型慢性胃炎分类的客观依据。

（1）舌苔细胞化学研究：舌苔脱落细胞的形态学数量、理化特征等可用于了解相关细胞的更新、变性、坏死情况，可为临床舌诊观察和中医辨证提供客观依据[129]。梁岩等[131]对 67 例慢性胃炎湿证患者的舌苔脱落细胞进行检测，发现脾虚型的角化前细胞和中层细胞明显增多，脾胃湿热型中炎细胞数明显增多，脾虚型炎细胞减少。陈宇等[132]利用舌印片及细胞化学的实验方法检测90例不同证型慢性胃炎患者舌苔脱落细胞的成熟指数(MI)、成熟价值(MV)、乳酸脱氢酶(LDH)、酸性磷酸酶(ACP)等理化指标与正常人比较。发现气滞组的MI、MV改变最轻，阴虚组和湿热组最明显；虚寒组LDH含量最低，湿热组最高；湿热组SDH含量高于正常组，其他组均降低；气滞组、虚寒组ACP含量均低于正常组。张永锋等[133]用流式细胞仪检测不同证型舌苔脱落细胞的周期及舌苔脱落细胞的表皮生长因子受体(EGFR)的表达，发现脾胃湿热型和胃络瘀阻型患者舌苔脱落细胞S期细胞高于脾气虚型和胃阴虚型，EGFR显著上调。

(2) 舌苔蛋白质组学研究：徐琬梨等[134]对不同证型的舌苔上皮细胞表皮生长因子受体进行蛋白检测，发现慢性胃炎脾胃湿热型的表皮生长因子受体表达水平明显高于肝胃不和型、脾胃虚弱型及胃阴不足型，两种虚证类型的表皮生长因子受体水平低于两种实证类型，可见其表达与慢性胃炎中医辨证分型有一定相关性。刘晓谷等[135]运用经表面增强激光解析离子化飞行时间质谱(SELDI-TOF-MS)对比30例慢性胃炎脾虚湿热型患者的舌蛋白质谱与正常组的表达差异，发现脾虚湿热型患者的舌苔蛋白质谱与正常组比有189个差异蛋白质谱峰，且构建了脾虚湿热型的特征性舌苔模型，预测准确率达91.67%。郝一鸣等[136]也运用SELDI-TOF-MS技术对慢性胃炎患者腻苔相关的蛋白标志物进行研究，发现腻苔组、非腻苔组、白腻苔组、黄腻苔组分别与正常对照组存在69、63、52、62个差异蛋白峰，这为慢性胃炎临床诊断与辨证治疗提供了一定客观依据。

(3) 舌苔相关的其他研究：舌苔的结构加上食物的氧化腐败作用为微生物的定植、生长及繁殖提供了适宜的场所，形成相对完整且独立的微生态系统，是影响舌苔形成与变化的外在原因，研究舌苔形成的生物学原理，也为临床舌苔辨证辅助疾病诊断提供了一定的理论基础[130]。李福凤等[137]通过研究慢性胃炎腻苔患者的口腔微生物菌群的组成特征，探索腻苔形成的机制，发现腻苔组、非腻苔组、正常人组在16SrRNA基因变性梯度凝胶电泳(DGGE)获得的图谱中有最为明显的8号和10号条带，8号条带所代表的菌种与腻苔形成有着密切关系，10号条带与腻苔形成有一定关系。此外，该课题组还对慢性胃炎患者腻苔的代谢指纹图谱变化进行研究，发现腻苔组和非腻苔组之间差异的化合物有3-酮基乳糖、2-脱氧-D-核糖、变视紫红(质)等7种物质,腻苔组和正常组之间差异的化合物有3-酮基乳糖、UDP-D-半乳糖、白细胞三烯A_4、维生素D_2等,认为糖代谢的变化是腻苔形成的物质基础之一。试验得到的物质可能是腻苔形成相关的生物标志物,这实现了用现代医学语言阐释慢性胃炎因"痰""湿"所致腻苔的生物学基础[138],对慢性胃炎不同证型舌苔形成机制的探索有一定的参考意义。

舌诊能客观反映人体脏腑、气虚、津液之虚实,察疾病之浅深,随着科学技术的发展,研究也从宏观到微观。但临床实践中,慢性胃炎患者证候多兼挟,舌象与中医慢性胃炎辨证仍然缺乏统一标准,具体的机制也有待进一步阐释。舌诊在辅助中医慢性胃炎辨证中扮演着重要的角色,如何借助现代科学手段,更为客观地辅助辨证,提高临床的使用性和适用性,从而对中医慢性胃炎的诊治和预防起到积极作用,尚须进一步深入研究。

(徐玮斐)

(二)其他脾系疾病的舌象特征研究

1. 结肠疾病患者的舌象特征研究　有学者[139]对1 731例电子结肠镜检查者进行了舌象观察,除经病理证实为慢性结肠炎、结肠息肉、结肠恶性肿瘤的患者外,还有862例没有发现结肠黏膜异常病变,将这862例作为对照组。结果发现,本组观察的病例以厚腻苔居多,1 026/1 731例(59.3%),其中又以黄厚腻苔为多,黄厚腻苔与白厚腻苔之比为758/268例,这与结肠疾病的病因病机相吻合。结肠炎症组中,黄厚腻苔占62.0%,白厚腻苔占18.7%,两者相加共80.7%,这些患者多见纳呆、口苦、大便或秘或黏滞不爽或带黏液等症状。可见消化系统的炎症,不管是上消化道疾病或下消化道疾病,其舌苔的表现规律是一致的。剥苔在胃镜与舌苔的对照观察中,视为胃癌的多见苔,有人报道胃癌患者中有1/3的病例见剥苔。剥苔在正常组、息肉组、炎症组和恶性肿瘤组间无显著差异($P>0.05$);青紫舌占553例,其中息肉组94/202例,占46.7%,与正常组的差异有显著性($P<0.05$);恶性肿瘤组201/330例,占61.1%,与正常组的差异有高度显著性($P<0.01$);暗红舌在息肉组和恶性肿瘤组的比例相当高,息肉组61/202例,占30.4%,恶性肿瘤组86/330例,占26.0%,两组的比例均仅次于青紫舌组。在本组观察中,舌苔的变化以厚腻苔,尤以黄厚腻苔为多见,说明厚腻苔,尤其是黄厚腻苔,在结肠疾病中带普遍性,而舌质暗红、青紫则是结肠肿瘤的特征之一,提示舌象的变化对结肠疾病

在肠镜诊断中有一定意义。

2. 胃溃疡患者的舌象特征研究　周胜等[140]采用道生四诊仪观察了胃溃疡患者的舌象与胃内炎症反应的相关性，结果发现随着胃溃疡患者急性炎症活动性的加重，患者舌象的厚薄指数、腐腻指数、剥苔指数逐渐升高，其中厚薄指数和腐腻指数组间差异均具有统计学意义。认为舌象的这些变化可为评估胃溃疡患者炎性反应的发展趋势、预后提供客观依据。方华珍等[141]观察慢性萎缩性胃炎患者的舌苔变化，发现幽门螺杆菌感染阳性率最高的苔色为灰黑苔，最低的为薄白苔，认为舌苔是辨别慢性浅表性胃炎幽门螺杆菌感染阳性率高低的一个指标。卢亚娟[142]观察了胃病在急性单纯性胃炎至浅表性胃炎、胃及十二指肠球部溃疡，再至萎缩性胃炎、胃癌的发展过程中，舌苔也发生相应的变化，依次为白腻苔、黄白腻苔、黄腻苔，从而表明舌苔的变化对判断疾病的轻重、浅深、转归有一定的诊断价值。

（许朝霞）

四、肝系疾病及其不同证型的舌象特征研究

目前主要集中在慢性肝炎患者及其不同中医证型的舌象研究。

（一）慢性肝炎患者不同中医证型的舌象特征研究

慢性肝炎是一种有多种病因的临床、病理综合征，其特征为肝细胞有不同程度的坏死和炎性细胞浸润，病程为至少 6 个月，其病因包括病毒感染、酒精依赖、药物中毒、自身免疫疾病等，但我国以病毒感染所致者最多[143-145]。其中以慢性乙型肝炎(chronic hepatitis B, CHB)多见，慢性丙型肝炎有上升趋势，慢性戊型肝炎亦有少数，而自身免疫性肝炎则十分少见。因此，研究治疗的重点仍应为慢性乙型肝炎，同时探索慢性丙型肝炎、慢性戊型肝炎的治疗[146]。慢性肝炎归属于中医“湿温”“湿疫”“胁痛”“黄疸”“积聚”等范畴。《医门棒喝·伤寒论本旨》中有云：“观舌本，可验其阴阳虚实；审苔垢，即知其邪之寒热深浅也。”可见舌象变化能较客观地反映病情，对临床辨证、立法、处方、用药以及判断疾病转归，分析病情预后，都有十分重要的意义[116]。

1. 慢性乙型肝炎不同中医证型患者的舌象特征观察

(1) 慢性乙型肝炎中医证型分布：目前，国内学术会议中慢性乙型肝炎的证型标准规范有：1984 年全国肝炎会议(南宁)分为 5 型，肝郁气滞证、湿热未尽证、肝郁脾虚证、肝肾阴虚证、肝郁血瘀证；1990 年第六届全国病毒性肝炎会

议(上海)分为5型,肝胆湿热证、肝郁脾虚证、肝肾阴虚证、脾肾阳虚证、瘀血阻络证[147];1991年中国中医药学会内科肝病专业委员会分为5型,湿热中阻证、肝郁脾虚证、肝肾阴虚证、脾肾阳虚证、瘀血阻络证[148];1993年中国中西医结合学会消化系统疾病专业委员会分为6型,肝气郁结证(含肝胃不和证、肝脾不调证)、脾虚湿盛证、湿热内蕴证、肝肾阴虚证、脾肾阳虚证、血瘀证,且各证可以相兼;2004年中华中医药学会内科肝病专业委员会宜昌年会上提出的修订版中医辨证标准与1991年版基本相同[149]。叶永安等[150]对522篇文献进行证型分布情况统计和评价,发现肝郁脾虚和湿热中阻是慢性乙型肝炎最主要的证型。夏小芳等[151]在研究90例患者中医证型与西医临床分类的关系中发现,瘀血阻络组重度占93.33%,明显高于肝郁脾虚证组的10.00%和湿热中阻证组13.33%($P<0.01$)。瘀血阻络也是慢性乙型肝炎的一个主要证型。

慢性乙型肝炎中出现频率较高的证型为肝胆湿热、湿热蕴结、肝郁脾虚、肝气郁结,均因湿热之邪盛而蕴结为患,肝失条达,导致肝脾失和,脾虚湿困,可用肝胆湿热,肝郁脾虚来概括,舌象特征为舌色红或淡红,苔薄白或黄腻。肝炎病位在肝,但仍与胆、脾、肾密切相关,肝气郁结日久,气机不畅,血行受阻,形成血瘀,舌象特点为舌质暗或有瘀斑。王凤云等[152]对126例患者进行研究发现舌质暗在肝郁脾虚型、湿热中阻型和瘀血阻络型三型中发生率显著高于肝肾阴虚型,湿热中阻型出现舌红的发生率高于肝郁脾虚型,肝郁脾虚型、湿热中阻型苔腻的发生率较肝肾阴虚型、瘀血阻络型有显著性差异($P<0.05$)。

(2) 慢性乙型肝炎不同证型的舌象特征:叶永安等[153,154]开展全国范围内多中心研究,采集并分析1 003例慢性乙型肝炎(ALT≥2×ULN)患者舌象,发现慢性乙型肝炎(ALT≥2×ULN)患者常见舌色分布中红舌出现频率最高,达56%,其次为淡红舌(34%)、暗舌(16%);常见的舌形分布依次为齿痕(25%)、荣润(24%)、胖大(18%)、舌有瘀斑及舌下脉络发绀(10%);常见的舌苔色分布主要为白(53%)、黄(45%);常见的苔质分布依次为薄苔(51%)、腻苔(40%)、厚苔(16%)。认为单一证候存在的情况下,肝胆湿热(30.9%)、肝郁脾虚(38.7%)及复合证候肝胆湿热,肝郁脾虚证发生率较高,为慢性乙型肝炎(ALT≥2×ULN)的核心病机。其舌象分布特点与相关标准较为一致,分别为肝胆湿热证,舌红,苔黄腻;肝郁脾虚证,舌淡红或红,苔薄白或腻,舌胖大有齿痕。

郭明星[155]发现在1 200例慢性乙型肝炎临床病例中，常见舌质以舌红、舌淡红为主，合计所占比重90%；常见舌苔以苔薄白、苔白为主，所占比重分别为49.83%、21.08%。主要证型肝郁脾虚证(53.41%)，常见舌象为舌淡红或红，苔薄白或白；湿热蕴结证(28.33%)，常见舌象为舌淡红或红，苔黄腻或苔薄黄。

郭晓霞[156,157]发现375例慢性肝炎患者舌象以红舌(57.9%)多见，苔多见薄白(53.8%)，其次是黄苔(33.3%)和腻苔(30.9%)。各证型的常见舌象为无证可辨型，舌红，苔薄；肝郁脾虚型，舌红或淡红，苔薄；肝胆湿热型，舌红或暗，苔黄或腻；肝肾阴虚型，舌红，苔少；肝血瘀阻型，舌暗，苔薄。

吴韶飞[158]发现在404例慢性乙型肝炎患者中，肝气郁结型与肝胆湿热型的出现频次比均大于20%，两者相加占所有患者的57.92%，为慢性乙型肝炎的最常见证型。常见舌质为红舌205例(50.74%)、淡红舌125例(30.94%)，苔质为薄苔238例(58.91%)、厚苔102例(25.25%)，苔色为黄苔197例(48.76%)、白苔141例(34.90%)。

冯小红等[159]发现100例慢性乙型肝炎患者中医证型以肝郁脾虚(46例)为主，暗红舌、红舌和腻苔是其主要舌象。

李亚萍等[160]对研究慢性乙型肝炎肝胆湿热证的相关文献进行研究，发现70篇文献中描述舌质者共47篇，其中舌质红出现频次最多，为39次；关于舌苔描述的文章共67篇，以舌苔黄腻最为多见，为59次。对慢性乙型肝炎瘀血阻络证相关的71篇文献研究发现，舌质的描述中以舌瘀斑瘀点、舌质紫暗出现频率最多，分别为50次，频率为13.30%。

2. *慢性乙型肝炎中医证候与客观舌象信息*　何凯茵等[161]发现120例慢性乙型肝炎患者各中医证型舌象分布中，湿热中阻证多为淡红舌、红舌，舌苔黄或黄白相间；肝郁脾虚证多为淡红舌、红舌，舌苔白或黄白相间；瘀血阻络证多为紫舌、绛红舌、红舌，苔白；肝肾阴虚证多为绛红舌、红舌，苔白。与健康舌象对比，慢性乙型肝炎患者舌象参数R、G、B值及S、V值均有显著性差异。

许岚等[162]通过使用中医智能舌象仪搜集病例200例，研究慢性乙型肝炎治疗前后舌象及中医证候指标的变化，发现治疗前后舌边齿痕面积及数量存在变化，认为慢性乙型肝炎常见证型为肝郁脾虚型。

丁然等[163,164]利用舌诊仪对临床54例慢性乙型肝炎患者的舌象进行中医舌诊的客观化观察，发现治疗后舌边齿痕面积减小，反映了脾虚和水湿病理因素的改善，证明了舌诊客观化的重要意义。

张秋云等[165]将慢性病毒性乙型重型肝炎不同证候组之间舌质、舌苔 R、G、B 值，与慢性病毒性乙型肝炎进行对照研究，结果显示舌质、舌苔 RGB 前者各组均低于后者各组，认为它们反映了该病毒邪壅滞、气滞、血瘀、气虚等病理本质，可以作为区分两者的参考指标。

胡建华等[166]认为肝脾血瘀是慢性乙型重型肝炎的重要致病因素和基本证型，并在对 141 例患者的研究中发现肝脾血瘀证舌质 RGB 值均高于非肝脾血瘀证，两者比较差异有显著性意义($P<0.05$)，得出慢性乙型重型肝炎患者舌质 RGB 值、唇部 BR 值变化可作为肝脾血瘀证辨证标准的参考指标。

位庚[167]采用 TP－1 型中医舌脉象数字化分析仪对慢性乙型肝炎肝胆湿热、湿邪困脾、肝郁脾虚、肝郁血瘀、肝肾阴虚五个常见证型的舌象进行测定，发现慢性乙型肝炎患者多见紫类舌和淡红舌，舌苔多见白腻苔和淡黄腻苔。舌象参数中舌色指数、苔色指数、厚薄指数、胖瘦指数、腐腻指数，可作为慢性乙型肝炎中医辨证分型的参考指标：① 肝胆湿热组以红类舌、淡黄腻苔和黄腻苔为主，舌象参数中舌苔的厚薄指数较其他四型明显升高，苔色指数、润燥指数较其他四型明显降低。② 湿邪困脾组以淡白舌、白腻苔和淡黄腻苔为主，舌象参数中苔色指数、润操指数、胖瘦指数、腐腻指数较其他四型明显升高。③ 肝郁脾虚组以淡白舌和淡红舌、白腻苔和淡黄腻苔为主，舌色指数较其他四型明显升高。④ 肝郁血瘀组以紫类舌、白腻苔为主，舌色指数较其他四型明显升高。⑤ 肝肾阴虚组以红类舌和紫类舌、白腻苔和淡黄腻苔为主，舌象参数中裂纹指数较其他四型明显升高，厚薄指数、腐腻指数较其他四型明显降低。

3. *其他类型慢性肝炎的舌象研究* 王佳佳[168]对慢性丙型肝炎进行两方面的研究：① 文献研究，检索 1994 年到 2011 年的文献，发现暗红舌(29.4％)、黄腻苔(25.8％)出现频率最高。② 临床研究，119 例临床病例舌质频率分布为舌质红(29.4％)、暗红(20.2％)、淡红(19.3％)，舌苔分布为薄白(54.6％)、薄黄(24.4％)、黄腻(7.6％)。

韦溪[169]在对 145 例慢性丙型肝炎患者临床调查中发现，其舌质主要有四种，以舌红(44.8％)、淡(43.4％)为主，舌苔共见 6 种，以薄白(51.7％)为主。

唐亚乐[170]在研究中发现，146 例酒精性肝病患者中出现频率最高的舌象为舌淡红(66.0％)、苔白腻(47.9％)。

刘广正[171]在观察益气解毒通络法对自身免疫性肝病患者的临床疗效时

发现,此类患者的舌质以暗红为主,舌苔以白厚腻和黄厚腻为主。

舌可以反映消化系统和体液代谢的变化,被喻为消化系统的窗户,故舌诊在消化系统疾病的诊治中有重要的意义[172]。慢性肝炎的病程呈波动性或持续进行性,如不进行适当治疗,部分患者可进展为肝硬化。因此通过对慢性肝炎舌象规律的研究及舌诊客观化技术的探索,可以判断疾病进退及预后,为中医诊断提供依据,提高慢性肝炎的临床疗效。

(王蕾)

五、肾系疾病及其不同证型的舌象特征研究

慢性肾脏病患者不同证型的舌象特征研究

1. *慢性肾脏病患者不同肾功能分期的舌面象特征研究* 金亚明等[175]利用Z-BOX舌象数字分析仪检测334例慢性肾功能衰竭患者的舌象参数,分析其与不同肾功能分期的相关性,结果发现,慢性肾脏病患者舌色参数中R、G、B值较对照组显著性降低,参数H、S、V中V值较对照组显著性降低;慢性肾脏病组舌形中裂纹指数、胖瘦指数,苔质中腐腻指数、厚薄指数、剥脱指数均较对照组显著性升高。

2. *慢性肾脏病患者不同证型的舌质研究* 舌质的研究是舌象研究中重要的一个环节,实际上舌质的研究是以舌色、润燥、老嫩等舌体本身的表现为观察对象而进行的研究。不同方面舌质的表现共同构成了患者在不同证型下舌象的特征。

(1) 慢性肾脏病患者不同证型的舌色特征:徐贵华等[173]运用中医数字化分析软件对150例慢性肾衰竭患者进行舌象分析,发现不同证型患者舌色指数为脾肾阳虚型>脾肾气虚型>正常对照组>肝肾阴虚型>气阴两虚型>阴阳两虚型,润燥指数为脾肾气虚型>正常对照组>脾肾阳虚型>肝肾阴虚型>气阴两虚型>阴阳两虚型。张昱等[174]通过对171例慢性肾衰患者的舌色R值进行分析,发现慢性肾衰本虚证中脾肾气虚R值偏低,说明疾病早期已有瘀血征象,认为舌质能体现本虚证的病理变化。朱穆朗玛等[175]对157例CKD不同肾功能分期的患者进行舌色参数分析,发现157例CKD患者和对照组相比,R、L值有明显差异,肾病组与对照组相比,舌色偏暗,提示患者病情缠绵、虚实夹杂。

李志更等[176]对340篇慢性肾衰同时记录症状和证候类型的相关文献进

行分析，发现慢性肾衰患者舌色淡白、舌体胖大，提示阳虚和湿浊内蕴的占比较大。武曦蔼[177]对213例糖尿病肾病患者的证候分布进行调查，发现舌色暗红、紫暗，提示瘀热、痰湿在不同期广泛分布，提示气血虚的淡舌在各期都普遍存在。丁建文等[178]对162例慢性肾功能不全患者舌象进行观察，认为舌象为探求证型演变规律提供依据。通过对阴虚患者舌色分析，发现此类患者的舌色少呈阴虚证常见的红色，反而以淡舌居多，并且无红降舌出现。胥筱云[179]认为对于慢性肾功能衰竭阴虚的患者，由于病情的进展使得舌质由红转淡红至淡白，并非与阴虚不符合，而是慢性肾功能衰竭患者随病情进展阴血亏虚，舌下循环血量减少，表现出舌质淡白，故认为对于慢性肾功能衰竭患者不能单以舌色红、红绛判别为阴虚，应该结合其他症状综合考量。马居里等[180]对100例慢性肾功能衰竭患者依照肾功能不全分期进行舌图舌色分析，发现淡白舌随肾功能损害程度加重以及血清肌酐升高而出现频率增加，呈正相关，而淡红舌则呈负相关。

（2）慢性肾脏病患者不同证型的舌质润燥特征：舌体的润燥程度、津液多少是慢性肾脏病患者舌质研究中不可缺少的一部分。宋金涛等[181]对51例慢性肾功能衰竭患者进行舌面酸碱度、津液、干湿度测定，发现脾肾阳虚的患者舌津液缺乏所占比例较大，气阴两虚其次。并且通过对脾肾阳虚患者进行观察分析，发现患者大多舌淡且舌体胖大、边有齿痕，认为是患者血浆蛋白低下、血黏度降低、舌体组织水肿、血循环红细胞减少导致。徐贵华等[182]同样对于舌体的润燥程度进行了研究，发现润燥指数以尿毒症期最低，较肾功能代偿、失代偿以及肾功能衰竭期均低。在舌色方面，肾功能不同阶段的舌色指数由大到小依次为肾功能衰竭期、正常对照组、肾功能失代偿期、肾功能代偿期、尿毒症期。认为这类无创物理检测对于临床辨别病情轻重、判断预后及诊断治疗均有一定指导意义。

（3）慢性肾脏病患者不同证型的舌质老嫩特征：除了舌色和舌质润燥外，舌体老嫩也是舌质特征的重要组成部分。杜家和[183]观察分析137例肾病患者的舌象，发现舌边齿痕出现在肾病中不一定是正虚的表现，齿痕下舌色能更正确地反映正虚与否，而舌质的老嫩变化对于病情的轻重有较高的符合率。沈祥立等[184]在观察61例原发性肾病综合征患者的舌质后，发现舌形与证型的符合率较舌色与证型的符合率高，认为胖嫩舌合并齿痕分析，对气虚和阳虚型的辨证具有较大意义。

2. 慢性肾脏病患者不同证型的舌苔特征研究

(1) 慢性肾脏病患者不同证型的苔质特征：舌苔特征在舌象分析中有其独到之处，而苔质和苔色则是舌苔特征的两个重要组成部分。苔质包括厚薄、润燥、腐腻、剥脱等，通过对苔质特征的分析，能对病情的变化进行有效的判断，且相对于病情的变化，苔质的特征同样反映着患者的证型特点。

丁建文等[185]观察发现肾功能代偿期患者以薄苔多见，随着肾功能减退，以淡白苔、腻苔(白腻或黄腻)多见，至尿毒症晚期则仅有 1 例薄苔，认为舌苔由薄变腻可作为肾衰竭或由代偿到衰竭的一项重要依据。马居里等[186]对 100 例慢性肾衰竭患者依照肾功能分期后，观察舌苔特点，发现润苔和厚腻苔在 2 期中占比较高，而厚腻苔在 3 期占比最高，4 期最高则是浊腻苔，认为舌苔由润转向厚腻，再变为浊腻是随肾功能损害程度进展而出现的动态变化过程，腻苔是预示肾功能损害加重的舌象特征。武曦蔼等[187]通过对 213 例糖尿病肾病患者的舌象进行数据分析后，发现 3 期糖肾患者以少苔、花剥苔居多，提示津伤，而病情发展到 4、5 期时，提示痰浊的腻苔出现频次较高。付广荣等[188]观察 76 例肾病综合征经激素治疗患者的舌象后，发现患者舌苔在服药短期内表现为腻、白腻，舌质则是暗红、暗淡，认为早期患者多为湿热阻络。李志更等[176,186]通过对 340 篇慢性肾衰相关文献研究，发现腻苔在慢性肾衰中出现的频率最高，其次是白苔，提示本病与阳气虚衰、湿浊内蕴相关，在 217 篇与慢性肾病相关的临床研究文献中发现，在舌苔中占比最高的是腻苔(26.2%)。朱穆朗玛等[175]分析 157 例 CKD 不同肾功能分期患者的舌色参数后发现，CKD5 期患者组舌苔剥脱、腐腻、裂纹参数均明显增高，而 CKD3、CKD4 期患者舌苔剥脱参数增高，认为随着 CKD 病情发展舌苔腐腻程度加重，随着舌苔剥脱程度加深，提示患者气血亏虚更加严重。

(2) 慢性肾脏病患者不同证型的苔色特征：舌苔特征研究中苔色的研究对于辨证分析能提供依据，张昱等[174]对邪实证型和本虚证型的舌苔 RGB 值对比分析，认为相对于本虚证型而言，舌苔变化更能体现邪实证型的不同变化。

安鹏等[187]对 300 例原发性肾小球肾病的患者观察分析，发现虚证患者，尤其是气虚和阳虚的患者苔色多为白色，而血瘀患者的灰苔出现比例占 47%，认为苔色对于原发性肾小球肾病的辨证意义较大。李雪[188]在 600 例慢性肾衰患者中发现白苔出现频率最高，占 40.3%，其次是淡黄苔，占 22.1%。贾冬梅[189]通过对 194 例慢性肾炎患者舌象研究发现患者薄白苔最为常见，其次是薄黄苔。沈祥立等[184]观察61例原发性肾病综合征患者的舌象后发现患者舌苔以薄白、白腻为主,而传统阴虚型的“舌红少苔”与之不符,认为舌苔与证型不符可能与肺、脾、肾功能失调,水湿内停,湿邪内阻相关。徐大基等[190]经过对179例慢性肾功能衰竭血液透析患者进行舌象分析,发现透析充分的患者舌苔多见薄白,透析不充分的患者则是以浊腻苔居多,表明舌苔的变化在帮助辨证分型的同时还能指导临床用药。严晓华等[191]将120例经激素治疗的肾病综合征患者舌象进行对比分析,发现经过激素标准剂量治疗4～8周后,大部分患者出现了苔薄黄或黄腻现象,认为糖皮质激素强的松具有类似温阳化气行水的功效,舌苔变化对用药有极大的指导意义。

3. *慢性肾脏病患者不同证型的舌下络脉研究* 舌下络脉的研究相比舌质与舌苔的研究较少,但在舌象特征的研究中仍是不可或缺的部分。

宋金涛等[181]分析51例慢性肾衰患者舌象后发现,患者舌下络脉主干形态以双支干为主,占42.31%,其次为单支干,而对于脾肾阳虚型的慢性肾衰患者则主干形态以单支干多见,其次是多支干和双支干。部分慢性肾衰竭患者舌淡紫、暗红,有瘀斑、渗血的同时,舌下络脉主干多为双、多支干,且部分络脉主干呈青紫、紫红,提示瘀血表现,认为是因虚致瘀。叶彬华等[192]发现糖尿病肾病患者3期时舌下络脉以淡紫色(60.6%)为主,4期时则是以青紫(54.3%)居多,认为随着病程的进展,患者血瘀的征象更加严重。舌下络脉相比于舌质和舌苔反映疾病的本证虚实,更多是反映患者瘀血的情况。

4. *慢性肾脏病患者舌象与理化指标的相关研究* 舌象作为中医诊断疾病的方法与手段,在现代科学飞速发展的今天,与西医的理化指标相结合,是舌象研究的一个趋势。

(1) 慢性肾脏病患者舌象与血常规指标的相关性研究：程晓霞[193]通过对127例原发性肾小球疾病患者舌象分析,并对比血红蛋白检测,发现舌质淡白者血红蛋白偏低,舌质偏红、淡红则血红蛋白高,认为肾功能减损后促红细胞生成减少,发生肾性贫血,从而产生了舌质淡白的表现。随着时间的推移,舌象与理化指标相关的研究越发多样化,徐贵华等[173]将150例慢性肾衰患者作为患者组和52例正常对照组进行舌象参数以及血生化指标分析,发现脾肾气虚舌色与钾离子、白细胞相关,苔色与嗜酸性粒细胞有关,厚薄与血小板相关,胖瘦与血红蛋白、白细胞相关,腐腻和血细胞比容、血小板、白细胞相关。

(2) 慢性肾脏病患者舌象与肾功能指标的相关性研究：丁建文等[178]认为

舌象变化与肾功能以及血红蛋白间存在一定关系，经过对 162 例不同中医证型慢性肾功能不全患者的舌色深浅与 Hb、BUN、Cr 平均值分析后，发现 Hb 低，BUN、Cr 高者，舌多为淡白，而 Hb 高，BUN、Cr 低者，舌色呈现淡红或偏红。马居里等[180]将 100 例慢性肾衰患者舌象与肾功能改变相关性进行分析后，发现淡白舌在 4 期中占比最高（63%），远高于 2 期（18%）、3 期（26%），而淡红舌与之相反，认为随肾功能损害程度的加重以及血清肌酐的升高，淡白舌出现频率增高，呈正相关，而淡红舌与之相反，呈负相关。

（3）慢性肾脏病患者舌象与血脂指标相关性研究：林日阳等[181]对 50 例慢性肾小球肾炎腻苔患者的血脂与 C 反应蛋白、超敏 C 反应蛋白特征进行分析，发现腻苔舌图患者组与正常舌图患者组在 TC、TG、LDL－C、CRP、hs－CRP 方面均未见明显差异，而腻苔舌图患者组的 HDL－C 明显低于正常舌图患者组。

（4）慢性肾脏病患者舌象与其他指标的相关性研究：舌象与理化指标之间的研究向着更多的方面发展。对于慢性肾衰患者瘀血舌和超敏 C 反应蛋白以及血清同型半胱氨酸之间的相关性，张昱等[195,196]通过研究后发现超敏 C 反应蛋白与瘀血舌呈正相关，而血清同型半胱氨酸在瘀血舌象组中远高于非瘀血舌象组，且超敏 C 反应蛋白和血清同型半胱氨酸是慢性肾功能衰竭患者心血管风险的评估因素，认为可以通过瘀血舌象对慢性肾功能衰竭患者进行心血管意外潜在风险评估。周世喜等[197]分析了 65 例慢性肾功能衰竭患者的舌象和血液流变学检测指标，发现血细胞压积降低、血沉加快，反映患者红细胞聚集性增强，能直观呈现于舌。辨证分型方面舌象同样与客观化接轨，王忆勤等[198]将 80 例慢性肾病患者和 10 例正常人的舌苔上皮细胞进行分析，检测其中琥珀酸脱氢酶（SDH）、葡萄糖－6－磷酸脱氢酶（C－6－PDH）、酸性磷酸酶（ACP）、糖原（PAS）四种成分，经过逐步分析发现脾肾气虚、脾肾阳虚型细胞化学特征是 SDH、G－6－PDH 活性降低，而 PAS 相对含量增高，认为 SDH、PAS 和 G－6－PDH 能作为鉴别慢性肾衰四种证型的客观诊断依据。

5. 慢性肾脏病患者舌象与蛋白组学相关研究 通过蛋白组学、质谱技术、生物信息学等多学科结合，程亚伟等[199]对 72 例湿证慢性肾衰患者、26 例非湿证慢性肾衰患者和 38 例正常人的舌苔上清液蛋白变化对比研究，发现 11 个差异蛋白质谱峰，认为所筛选到的差异表达蛋白质谱峰可能与慢性肾衰中医湿证的发生发展相关，然后运用层次聚类分析、主成分分析，构建了中医湿证预测模型,为中医湿证微观辨证提供依据。程亚伟等[200]继续对慢性肾功能衰竭患者舌苔上清液探索研究,在慢性肾功能衰竭组 67 例和正常对照组 38 例舌苔样本中共检测到 242 个蛋白峰,其中 13 个蛋白差异质谱峰有统计学意义,显示慢性肾功能衰竭与正常舌苔上清液有区别,提示可从蛋白组学角度反映慢性肾功能衰竭的生理病理变化。

郝一鸣等[201]运用 SELDI-TOF-MS 技术研究慢性肾功能衰竭患者舌苔、尿液相关蛋白变化与慢性肾功能衰竭中医湿证的相关性,运用决策树分类得出舌苔 5 个差异质谱峰生物标记、尿液 4 个差异质谱峰生物标记将湿证和非湿证相区分,为慢性肾功能衰竭中医湿证发生发展提供依据。而后郝一鸣等[202]采集 102 例慢性肾功能衰竭患者舌苔,其中腻苔 56 例(白腻 24 例、黄腻 32 例)、非腻苔 46 例以及正常对照组薄白苔 38 例,运用 NP20 蛋白芯片技术分析,检测到腻苔与正常 17 个差异蛋白峰,非腻苔与正常 19 个差异蛋白峰,初步筛选出了慢性肾功能衰竭 4 种类型舌苔蛋白标志物,为慢性肾功能衰竭中医舌诊的客观化研究提供了依据。

6. 小结　随着对慢性肾脏病患者舌象特征的进一步研究,通过舌象特征对不同证型慢性肾脏病患者病情变化进行的判断越发准确。分析舌质特征,从而发现慢性肾脏病本证的特点,对舌苔特征进行分析,以知晓慢性肾脏病标证的特质,并将舌质和舌苔统一对比分析,能更加全面地了解慢性肾脏病不同的证型特点。将舌象特征与客观的理化指标相结合,能够让舌象分析更加精准,并且与西医学对疾病的理解更加切合。蛋白组学和舌象特征相结合,为慢性肾脏病舌象特征,乃至中医舌诊的客观化研究提供了研究依据。对于慢性肾脏病患者舌象特征研究,新技术多学科的结合将会是一条有着广阔前景的道路。

（宋雪阳）

六、其他病证的舌象特征研究

（一）妇科疾病的舌象特征研究

妇人经、带、胎、产、哺等生理特点,均为人体脏腑气血生化作用的表现。当脏腑功能失常,气血失调,冲任受损而引发妇科疾病时,同样会引起舌象发生相应的病理变化。历代医家亦有“据舌以分阴阳虚实……妇人之病,闻之无息,唯有舌验”之说。临证望舌,医者多是先观舌苔而后视舌质。妇科病舌诊,常以舌质为主，而舌苔次之。妇科病应望舌苔与望舌质两者兼顾，方可相得益彰[203]。

1. **妇科疾病常见舌象**　研究显示[204,205]舌质在妇科病主要表现为颜色改变，常见色淡白、鲜红和深红。不孕症患者的舌象，以淡红舌、薄白苔为多。妇科病常见苔象有三种：全舌面满布反常舌苔；舌根或中根部有反常苔；舌中心线两旁平行分布异常苔，而单纯舌尖部与舌中部出现异常苔象者则鲜见。苔色多见白色、黄白相兼色，单纯黄色鲜者次之，焦黄色更次，黑苔最少见。从舌苔的厚薄可见，白色舌苔中白厚于全舌面者多见，薄白者较少，无苔者更少；黄色苔中以黄白相兼色于中、根部厚而舌尖部薄者多见；土黄、焦黄色苔厚者较少，鲜黄色薄苔分布于舌中根部的次之。在观察舌质的异常变化中，发现围绝经期妇女，肾阴虚型舌苔表现首先以黄厚苔为最常见，其次为白厚苔，而苔少、剥苔最少。早期妊娠孕妇苔水滑，舌色暗淡或红，舌质或瘦薄或嫩或胖；孕后苔滑多津明显，且随孕周的增加而渐增不减。

2. **妇科疾病不同病证的舌象特征研究**

(1) 血瘀证患者的舌象特征：有研究[206-208]对妇科疾病与舌尖瘀点关系进行分析，发现和其他疾病的血瘀证相比，妇科肿瘤、痛经出现的瘀象明显，且多集中于舌尖部，而其他疾病出现舌尖瘀点的临床表现较少，提示舌尖的变化可以反映女性子宫方面的生理、病理情况。从临床调查资料看来，女性因生理特点，在月经期，可出现菌状乳头充血，且舌质偏红，舌尖有明显的红刺，月经后可恢复正常的生理现象，说明舌尖变化和妇科有着密切的关系，它可以反映子宫的生理状态，而舌尖瘀点的出现则反映了病理性的痛经或妇科肿瘤。舌尖的瘀点是在长期血瘀情况下，逐渐明显。临床观察到，有一些瘀点并不是肉眼直接可以看到，有时患者因为伸舌头的时间较短、光线不足等，所以无法真正观察到舌尖有瘀点，当把患者舌象采集之后，在照片上将舌象按比例放大时，可非常清楚地看见舌尖上的瘀点。红点和瘀点，目前只能用肉眼去判断，所以观察到的痛经、癥瘕方面的患者，主要舌尖边部位出现瘀点是菌状乳头瘀点，而失眠、肺系疾病等上焦疾病主要是舌尖菌状乳头出现红点，且发现子宫部位的肿瘤出现舌尖瘀点主要是呈弥漫性的瘀点，而卵巢方面主要是集中性的舌尖瘀点。

(2) 不孕症患者不同中医证型的舌象特征

1) 脾肾亏虚证：有研究显示[209]，淡胖舌在不孕症中最为常见，常伴舌边齿痕，属脾肾阳虚，多见于卵巢功能低下、黄体功能不足或多囊卵巢综合征。

因脾肾阳虚，阴寒内盛，胞宫失煦而不能摄精成孕，治以温补脾肾为主，尤重视经间期及经后期的用药，常用方为温胞饮、毓麟珠、二仙汤、寿胎丸等，常用药如淫羊藿、巴戟天、菟丝子、补骨脂、紫石英、鹿角霜、党参、黄芪等。暗舌的特征是暗滞而无润泽之光，与血瘀之紫暗不同，提示患者肾气不足、精血不充，临床治疗以补肾益精血为主，兼以活血，方用归肾丸加减。另需注意结合脉诊，若沉弱，说明肾中阳气虚衰，应增温阳益肾之品，如仙茅、淫羊藿、紫石英、肉桂；若脉细数或脉虽不数、舌质亦不红，但舌下系带及牙龈呈鲜红者，为热象，需加牡丹皮、地骨皮、赤芍。在不孕症中见到苔剥，一般说明肾阴不足，选用甘寒滋肾液之女贞子、天门冬、熟地黄，同时再佐养肺阴之沙参，此即取“金生水”之理。

2）阴血亏虚证：不孕症患者常见舌体瘦小，此乃血少精亏，不能充盈舌体，舌失濡养所致，多属先天不足、体质虚弱，或阴血不足或精亏血少，致冲任失滋，不能摄精成孕。治以补养肝肾，滋补阴血，常用方养精种玉汤、左归丸、归芍地黄汤等，并辅以血肉有情之品，所谓“精不足者，补之以味”，尤应重视经后调治，以促使阴血之恢复。但需注意此型阴精形质已少，治疗宜缓图，不可急功近利，对经闭或经少者切不可大行通散活血之品[209]。

3）瘀血内停证：舌紫或瘀斑是血瘀证的典型舌象，此类不孕症患者常患有子宫肌瘤、子宫内膜异位症、输卵管不通等。因瘀血内停，冲任受阻，胞脉瘀滞，不能摄精成孕。治疗以活血化瘀为主，常用方桃红四物汤、少腹逐瘀汤，尤其重视经期和排卵期的用药，经期血室正开，可以通过活血化瘀，荡涤胞宫、胞络之宿瘀。排卵期正值阴阳转化，用活血化瘀法可使胞络气血流通，促进阴阳顺利转化，需辅以补肾温阳之品。若舌下络脉呈紫红色、绛紫色，甚至紫黑舌，形体表现为两条纵行的大络脉增粗，周围幼小络脉分支增多，甚至呈串珠状等变化，都是瘀血的标志，有的患者舌质无明显变化，唯有舌下络脉有明显瘀暗或脉络增粗，西医检查常发现患者有子宫肌瘤、子宫内膜异位症、卵巢囊肿，此时，活血化瘀药需贯穿始终。

4）痰湿内蕴证：腻苔是痰湿内停的重要指征，多由脾虚不运，水湿不化所致。湿浊下注，阻滞胞宫、胞脉，不能摄精成孕，是不孕症的常见原因。多囊卵巢综合征、慢性盆腔炎、宫颈炎、输卵管炎等患者常见此苔。一般黄腻苔为湿热，白腻苔为寒湿。白腻苔多从运脾除湿论治，黄腻苔应从清热利湿论治，需注意下焦湿热易致瘀滞，适当配以活血药可以提高疗效。

（3）盆腔炎患者不同中医证型的舌象特征：汤倩珏等[210]研究发现肝郁肾

虚型慢性盆腔炎患者舌象在裂纹指数、厚薄指数、胖瘦指数、瘀斑指数上与正常人相比，差异有统计学意义；在胖瘦指数上肝郁肾虚型与非肝郁肾虚型差异有统计学意义，治疗后胖瘦指数明显上升，瘀斑指数明显下降，结果提示慢性盆腔炎的辨证分型与舌象指数存在一定的关联性。中医药治疗后，肝郁肾虚型患者的舌象指数(胖瘦指数、瘀斑指数)发生了较为明显的变化，显示舌象对临床疗效的观察也有一定的指导意义。有研究[211]观察了 144 例盆腔炎患者的舌象，结果发现盆腔炎血瘀证患者舌象中，肿胀舌占 84.02%，齿痕舌占 25%，青紫色占 93.06%，瘀点(斑)占 38.90%。有研究[212]观察 66 例肝郁肾虚证和湿热瘀阻证盆腔炎患者，运用 ZBOX-Ⅰ型中医舌象数字化分析仪采集治疗前后的舌象客观化参数，比较治疗前后舌象客观化参数，结果发现 66 例肝郁肾虚证和湿热瘀阻证患者，治疗前，湿热瘀阻证腐腻指数大于肝郁肾虚证；治疗后，肝郁肾虚证瘀斑指数小于湿热瘀阻证，肝郁肾虚证患者瘀斑指数低于治疗前，湿热瘀阻证患者的腐腻指数低于治疗前，差异均有统计学意义。提示不同证型的慢性盆腔炎患者舌象分布不同，不同治法对舌象客观化参数的影响不同。

(4) 多囊卵巢综合征患者不同中医证型的舌象特征：佟庆等[213]用数码相机拍摄 101 例多囊卵巢综合征患者的舌象照片，通过图像统一化处理，对舌象的颜色、形态、舌苔等进行分析，结果显示多囊卵巢综合征患者以脾肾不足多见，其舌色有淡紫舌、淡舌和紫红舌三类，胖大舌、齿痕舌、嫩舌等舌形的出现率高，舌苔以腻苔和滑苔多见。

3. *妇科疾病病因病机与舌象变化*　当病因病机相同时，不同的妇科病可出现类似的舌象[214-216]。因热邪与血相搏，冲任受损，热灼胞络，迫血妄行所致功能失调性子宫出血、赤白带下、胎漏、月经先期等，可出现舌苔鲜黄或焦黄、舌质鲜红或深红、少津等舌象；因寒邪与血搏结，寒凝血滞所致月经后期、经闭、痛经、产后腹痛、癥瘕、不孕等病，均会出现舌苔白滑、舌质暗淡，或舌苔白腻、舌质淡而舌边紫块等异常舌象；因情志不和，肝气郁结，气滞血瘀所致之月经病常会出现舌质紫褐或舌尖、边有紫点(或块)，或褐红色点(或块)；因肝血不足，或中气亏损，血海空虚，或饮食劳倦，忧思伤脾而生化之源不足所致的月经过少、经闭、月经后期，可出现淡白不荣之舌质；因过度劳心，心火偏亢，引动相火，迫血妄行所致之月经过多、崩漏、月经先期，均可出现舌尖部之丝状乳头处呈鲜红色，或舌尖边出现散在分布之鲜红色点；因脾阳不运，湿浊内停，下注冲任所致的带下、崩漏、月经过多，其舌质多为淡白，舌苔白厚、津多而舌体松胖。

由于病机不同，同一妇科病可出现不同的舌象变化。① 子宫功能性出血：凡血热者，常呈舌质鲜红，或伴苔黄；瘀血者，常有舌尖边出现紫红点(或块)；血亏脾虚者，常出现舌质淡白不荣；湿热下注者，常有舌苔黄腻厚而舌质红绛。② 痛经：因气滞血瘀者，舌质多暗淡或舌尖边有紫红点(块)；因寒湿凝滞者，多有舌苔白腻，舌边出现淡紫块；因气血虚弱者，舌质淡而苔薄或腻；因肝肾气损者，舌淡、苔薄；因湿热下注者，其舌苔多见黄厚腻且津多。③ 带下：因寒湿凝滞者，常见舌面苔白厚、津多，舌体胖大，边有齿痕；因内热者，舌根部常呈鲜黄色，舌质正常或鲜红；因湿热下注者，苔黄腻或黄白兼，且厚腻津多，多见于全舌面。少数仅于舌根部可见，脾肾阳虚者，常见全舌面苔白津多、舌质淡白不荣。

4. *妇科疾病临床诊治与舌下络脉变化的关系* 朱文新[217]观察了 44 例子宫内膜异位症血瘀证患者治疗前后的舌脉变化，发现治疗 2 个月时，舌下脉变化不大，但临床瘀血证候开始减轻，如经期发热、痛经已明显缓解，内膜瘤变化不明显；治疗 3～4 个月后，舌下络脉的评分明显下降，舌下络脉主干充盈度由圆柱形慢慢萎缩，趋向平坦，曲张度不显，青紫色退为淡紫色或淡紫红，且直径明显缩减，长度变短，外带网状小血管萎缩不显，此时临床症状已基本缓解，体征也明显变化，内膜瘤由大变小或消失，宫体周围粘连松动，开始恢复内生殖器功能，不孕者得以受孕。说明子宫内膜异位症前后舌下脉评分的明显差异，子宫内膜异位症与舌下脉变化的联系密切，显示了舌下脉定量研究作为血瘀证的诊断指标是较灵敏的，作为疗效观察也是看得见的，且是能重复测量的比较客观的指标，为血瘀证范畴的舌诊增添了有意义的科学性较强的诊断、观察指标。陈可冀等[218]对血瘀证舌诊、腹诊进行系统研究，发现瘀血腹证与血瘀证的主要表现有较好相关性，舌质的“质”分量值与血瘀证的轻重密切相关。尤昭玲等[219]发现月经后期患者舌苔细胞 LDH 在排卵前活性不稳定，呈反抛物线状的特殊表现。徐志明[220]观测晚期妊娠患者，显示正常孕妇与妊娠高血压综合征孕妇舌深静脉图像差异极显著，重度妊娠高血压综合征与轻度妊娠高血压综合征舌深静脉图像差异极显著。

(二) 抑郁症的舌象特征研究

焦虑抑郁症属中医“郁证”范畴，多因情志不遂，肝气郁结，肝气乘脾，又因

“脾在志为思”“思伤脾”“思则气结”，因而造成脾失健运，生湿生痰，湿浊阻滞中焦，故多生腻苔；舌质多见红与暗红，说明热证居多，久则兼瘀。舌象可作为一项重要观察指标，能在一定程度上提示抑郁症的临床特征。其变化规律，能反映抑郁症的病情发展及控制情况[221,222]。研究发现[222]焦虑抑郁症得到有效治疗，病情控制情绪明显好转后，舌象随即会由腻苔转为薄白苔，病情反复后又会变腻，苔腻的程度与病情的轻重呈正相关。治疗上以疏肝解郁，理气活血，化湿和中或清热化湿为主，且要适当心理疏导，并注意中西医结合治疗，使患者及早康复。认识焦虑抑郁症的舌象特征、共性，对疾病的诊断和治疗有很大的指导意义，如患者出现异常舌苔时应引起医生的重视，使医生及早关注患者的心理问题，帮助准确及时地使患者得到诊断和治疗，减少误诊，不致出现严重后果，也为临床焦虑抑郁症判断病期及估计病情轻重提供客观依据。

徐瑛等[222]观察了 200 例抑郁焦虑症患者的舌象，结果发现舌淡红 68 例（34%）、红 58 例（29%）、暗红 59 例（29.5%）、青紫 15 例（7.5%），舌苔情况统计有苔薄白 37 例（18.5%）、白腻 131 例（65.5%）、黄腻 29 例（14.5%）、黑腻 1 例（0.5%）、剥苔 2 例（1%）。200 例焦虑抑郁症中舌质异常 132 例（66%），尤以舌苔异常更为明显，腻苔出现率为 80.5%。可见该病患者中舌质以暗红、红为多见，舌苔以腻苔为多见。

李晓照等[223]收集肝郁气滞、肝郁脾虚、肝郁痰阻、心脾两虚、肝肾阴虚 5 类证候共 1 731 例抑郁症患者，观察其舌象特征，结果显示，舌质淡白、舌质淡红、舌质暗紫、舌体胖大、舌质齿痕、舌苔少、舌苔白、舌苔黄、舌苔干燥少津、舌苔腻等指标在 5 类证候间的差异有统计学意义，而舌质瘀点（或瘀斑）差异无统计学意义。其中肝郁气滞证以舌质淡红、舌苔白或黄、脉弦为显著，肝郁脾虚证以舌质淡红或齿痕、舌苔白、脉细为显著，肝郁痰阻证以舌质淡红、舌苔白腻、脉弦滑为显著，心脾两虚证以舌质淡白或淡红或有齿痕、舌体胖大、舌苔白、脉沉细或脉虚无力为显著，肝肾阴虚证以舌质淡红或紫暗、舌苔少、脉细数为显著。

陈文姬[224]对 200 例抑郁症患者进行舌象研究，发现其中舌象异常 176 例，占 88%。其中舌淡红者 30%，非淡红舌者中暗红舌所占比例（32.5%）最大，其次为红舌（19%）、青紫舌（12%），淡白舌（6.5%）最少。舌形异常者以舌体胖大为主（45%），合并有舌点刺、舌齿痕、舌裂纹者居多。本组资料显示，红舌及暗红舌占 51.5%，表明抑郁症以热证居多。最多见的舌苔是腻苔，其中白腻苔50.5%、黄腻苔25.5%，表明抑郁症发病过程中湿浊阻困脾胃，阳气被遏多见，临床上以实证居多。

赵燕等[225]通过对1994—2004年发表的抑郁症文献进行统计分析，结果发现抑郁症舌象分布规律为，舌色淡、舌色红、舌苔白是出现频次最多的舌象，提示虚证、热证是抑郁症常见证候。

李培根[226]根据患者的舌象变化进行辨证治疗，气血郁舌象为苔薄腻，舌质暗淡，甚者舌质紫暗或有瘀斑，舌下脉络迂曲青紫；痰湿郁舌象为苔白厚而腻，舌质淡，舌体胖大；火热郁舌象为满舌遍布黄苔，舌边尖红，舌质纹理粗糙，甚或舌面起刺；伤神郁舌象为苔薄白滑，舌质淡，边有齿痕；虚热郁舌象为苔薄或无苔，舌质红而少津，边有裂纹。

（许朝霞　高慧）

第三节　舌诊对临床疾病预警的意义

一、中医舌象检测与疾病预警

舌象与疾病的研究已非常广泛。香港理工大学课题组[233]运用舌色分析系统，纳入143名健康人和902名疾病患者(疾病达13种，每种疾病至少10例)，通过舌象校正和特征提取，分析后发现该系统区分健康者和疾病者舌象的有效率达91.99%，对11种疾病的区分率为70%。此研究为舌象检测用于临床研究不同疾病，提供了研究基础。舌象特征可以反映疾病不同的分期，不同病程分期中的舌象特征也有一定的分布规律，舌色、苔色、舌苔厚薄、瘀斑、裂纹等的不同表现是辨证分型的重要依据。目前关于舌象检测与疾病预警的相关研究主要集中在探讨不同疾病及不同中医证型、病程、分期下的舌象分布规律以及舌象与生理指标的联系方面，现论述如下。

(一) 呼吸系统

翁诗婷[234]观察了68例支气管哮喘发作期和40例缓解期患者的舌象特征，发现哮喘发作期患者舌色与苔色均与缓解期患者有显著差异，且各证型的发作期患者舌象特征之间也存在差异。

张葆青[235]对134例肺炎儿童和30例健康儿童的舌象进行比较，发现健康儿童舌象以淡红舌、白苔、薄苔为主，肺炎患儿以红舌、黄苔、厚苔、腻苔为主，而且舌色、苔色与病情的严重程度相关，不同病程间的苔质也有差异。

余松[236]收集70例肺间质纤维化患者的舌象发现，肺间质纤维化患者舌色以暗色、紫色两种瘀血舌色为主；肺间质纤维化患者瘀血舌象呼吸困难评分与非瘀血舌象组比较，存在显著性差异，紫舌组呼吸困难评分最高，暗舌组次之；肺纤维化患者其余舌象与临床其他症状、体征及血气分析等指标无明显相关性。研究提示，肺间质纤维化患者异常舌象以舌色的暗色、紫色两种瘀血舌象为主，瘀血内阻可能是其主要病因病机之一。

张杉[237]用横断面研究的方法观察了372例原发性支气管肺癌患者的舌象，发现肺癌患者的舌象以暗舌、厚腻苔、胖大舌、裂纹舌为主，并且早、中期和晚期患者在舌色、舌苔、舌形方面均有差异。早、中期肺癌患者以淡红舌、红舌为主，薄白苔较多，晚期患者暗舌、薄黄苔较多。舌形方面肺癌患者胖大舌、芒刺舌、裂纹舌和正常舌形方面差异均有统计学意义。杨琼等[238]对31例原发性非小细胞型肺癌患者进行舌象客观化研究，纳入证型均为气阴两虚，发现舌象特征的综合变化与生命质量量表综合变化相关性较大，其中点刺舌与失眠相关，齿痕舌与四肢疼痛相关，表明舌象变化对判断病情以及临床疗效有一定的参考价值。

（二）心血管系统

陈可冀[239]团队经过1年的随访发现，蓝舌、紫红色舌下血管、腻苔的患者更有可能发生急性心血管事件。江时森[240]研究冠状动脉狭窄指数与舌尖的血流速度、血管直径、红细胞积聚变化的相关性，得出微循环异常变化越显著，冠状动脉狭窄及痉挛指数越多的结论，且多数冠状动脉狭窄患者舌体肥大，边有齿痕，舌色青紫。贾钰华等[241]研究发现左室射血时间延长的患者紫瘀舌居多，有淡白舌、暗红舌、紫瘀舌的患者动脉粥样硬化程度偏高，紫瘀舌患者的血压较高，由此得出按心功能优劣等级排列，5种舌色分别为淡白舌＞红舌＞暗红舌＞淡紫舌＞紫瘀舌。

冯利民[242]对急性心肌梗死患者进行动态观察，根据急性心肌梗死演变过程，发现早期舌红、苔黄，中期舌色增深红紫、苔腻，后期舌质多呈暗红、苔薄白或无苔，舌苔动态演变为薄—腻—薄，白—黄—白。王静[243]对716例广东地区原发性高血压患者的中医舌象进行流行病学调查，得出结论高血压患者以绛舌、胖大舌为主，舌苔以黄苔、薄苔为主。

杨社香[244]观察发现高血压1级患者舌质偏红或红绛，舌苔薄黄者多见辨证以肝火亢盛、阴虚阳亢居多，2级患者舌质淡胖，苔白腻或黄腻者多见，辨证以痰浊壅盛居多，3级患者多见舌瘀紫，苔白腻或黄腻。樊艳[245]在研究临界高血压患者舌象特征中发现，高血压发病的过程中，舌质颜色逐渐加重，提示瘀血逐渐加重，从舌苔的指标上看，临界高血压的舌中裂纹指数最小。陈可冀[246]发现高血压患者当舌下络脉增粗、迂曲、颜色暗紫时，血流变也发生改变，血浆黏度呈显著性增高。可见心血管病与舌象变化有一定相关性，在临床上可依据舌象特征，进行辨证论治，判断预后，指导治疗，对心血管疾病的诊治及预防起到了积极作用。

（三）消化系统

叶艳[247]收集103例拟行手术的原发性肝癌患者，于术前1日及术后1、3、5日用数码照相机留取患者舌体图片，采用中医舌诊综合信息处理系统分析舌质及舌苔颜色。定性及定量结果均提示，术前患者以青紫舌为主，术后1日以红舌为主，术后3、5日青紫舌为主；术后舌形胖大、齿痕、点刺舌有增多趋势；手术前后皆以厚腻苔为主，且术后较术前比例逐渐上升；术后1、3、5日较术前1日舌下络脉宽度明显降低。得出结论血瘀、水湿、气虚证舌象贯穿原发性肝癌患者围手术期，术后5日内阴虚内热舌象比例有所增加。

周胜[248]对25例外科腹腔镜胆囊切除术患者进行舌象采集，结果发现外科手术后患者的舌象腻腐指数和剥苔指数均较术前显著升高，且腻腐指数和剥苔指数与中性粒细胞的回归分析均有意义，得出结论外科手术患者的舌象腐腻和剥苔变化情况能较客观地反映手术创伤后炎性细胞的变化情况。

李宁[249]发现，肝炎肝硬化患者出现舌下细络显现或舌上瘀点瘀斑时，多与肝功能蛋白类指标相关；舌下络脉增长、黄苔、黄白相间苔、滑苔、腐腻苔等，多与胆红素类指标相关；老舌、齿痕舌、点刺舌，多与肝功能蛋白、胆红素类指标相关；而当患者出现绛紫、紫暗、暗红舌，厚苔，裂纹舌，舌下络脉增粗、迂曲、颜色青紫紫黑，则与大多数的肝功能指标有一定的相关性；且随着病情的加重，舌象的异常出现率越来越高。赵丽红等[250]通过多中心收集肝炎肝硬化患者临床资料，并计算MELD分值，结果发现肝炎肝硬化患者的舌象表现与MELD评分间存在着一定关联，其中舌下络脉迂曲、舌下络脉紫黑及厚苔的出现与胆红素和INR水平有一定关联，提示肝炎肝硬化患者的舌象表现可以反映其病情的严重程度。

翁佩珊[251]收集东莞中医院行首次肠镜检查患者舌象，结果发现肠癌组患者以青紫舌、腻苔、厚苔较多见。得出结论，初诊肠道癌前病变患者肠镜诊断与舌象之间存在相关性，舌苔厚腻患者提示肠道存在癌前病变可能。提示根据观察到的患者舌象，可以预测患者若行肠镜检查是否有肠道癌前病变，有利于指导临床进一步筛查大肠癌。

（四）内分泌系统

王露[252]对180例2型糖尿病患者的舌象进行临床观察，发现2型糖尿病患者舌苔的润燥、厚薄和剥苔指数与血糖的长期控制状况有关，而舌色 R 指数和腐腻指数则可以反映即时血糖变化状况。血糖控制不佳者的舌苔厚薄、舌质腐腻和舌质颜色 R 分量显著高于正常组，剥苔与腐苔指数亦显著增高。

（五）泌尿系统

徐贵华[253]研究了不同肾功能分期的慢性肾衰竭患者的舌象特征，发现慢性肾衰竭患者的舌色指数、厚薄指数、腐腻指数较正常人显著升高，而润燥指数显著低于正常人。肾衰竭期的舌色指数最高，肾功能不同阶段的舌色指数大小依次为肾衰竭期＞肾功能失代偿期＞肾功能代偿期＞尿毒症期，润燥指数以尿毒症期为最低。

（六）其他重症

据临床统计，在青紫舌人群中，癌症患者约占54.4%，非癌症患者占30.6%，健康者占15%。曾有报道，在151例食管癌患者中，其中青紫舌105例。也有学者观察100例肝癌患者，发现紫暗舌者占71.9%。临床还发现，中晚期癌症患者青紫舌远远多于早期患者，转移者亦多于无转移者。癌症患者在经过手术、放疗及化学治疗后，如出现青紫舌，则预后较差，病情将恶化。

宋麦芬[254]采用格拉斯哥昏迷分级(GCS)评分法，对75例颅脑损伤患者的舌象变化进行定性分析，结果发现传统GCS评分没有变化时，舌质已经出现变化。舌质演变情况一般由淡红→红→淡暗→紫为逆，由紫→淡暗→红→淡红为顺。传统GCS评分变化时，舌苔同时变化，且明显早于舌质变化。舌苔演变情况一般由薄→腻→黄→少苔为逆，由少苔→黄→腻→薄为顺。得出结论，中医舌象动态变化分析可以作为颅脑损伤患者预后的一项观察指标，也可作为国际公认的GCS评分法的补充。

综上所述，舌象与疾病的研究非常广泛，舌诊作为一种无痛、高效的病检方式，在某些方面可区别疾病与健康者，也可以作为病情严重程度的参考指标之一。

舌为心之窍,五脏六腑之外候。舌诊是中医诊断疾病的重要方法,可以客观地反映脏腑的虚实、气血的盛衰、津液的盈亏、病邪的深浅、病邪的性质、病情的进退以及预后的好坏。正如《临症验舌法》所说:“凡内外杂证,亦无一不呈其形,著其色于舌。”舌质和舌苔是反映舌象的重要组成部分,揭示了疾病病机,反映了疾病的病理变化。舌作为肌性器官,依赖于神经与大量微血管的滋润与濡养。舌色是舌微血管循环乃至全身循环的反映,与血液循环、血管结构、血红蛋白含量、乳头分布、上皮结构是否正常密切相关[255]。舌象能灵敏地反映机体内部的病变,舌象变化可早于自觉症状而出现,正常人出现异常舌象,有一部分可能是疾病前期的征象。

随着人们对身体健康状况的关注度越来越高,疾病风险自动预警已经成为信息技术在医学领域的首要任务。预警技术是利用机器学习方法对杂乱的医学数据进行信息化处理、数据挖掘,最终得出疾病风险预测结果的过程[256]。数据挖掘是从海量的、不完全的、有噪声的、模糊的、看似随机的数据集合中,提取隐含其中的、事先未预知的,但又有价值的知识和规律的过程[257]。目前,数据挖掘的主要算法有聚类分析、因子分析、主成分分析、关联规则分析、粗糙集、贝叶斯网络、神经网络、人工智能等。这些算法各有特点,根据主题的不同,可以采用不同的算法[258]。中医证候系统庞大而复杂,诊断系统又是一个非线性的、多维多阶的、可以无限组合的复杂巨系统,用线性研究的方法无法真正进行规范,而数据挖掘可通过大量的临床数据,发现证型和症状之间的关系,进而辅助临床诊断。充分利用数据挖掘技术手段,建立健康状态的现代中医诊断评价方法,将有助于建立中医特色的健康状态评价体系。综上所述,基于现代中医信息检测技术的舌诊研究是获取人体健康状态微观信息的重要途径。利用舌象分析技术,可以初步把握健康状态的微观生物信息特征,为管理疾病奠定基础,为实现有效的全面的全民健康管理体系做出贡献。

(陈佳)

二、糖尿病患者的舌象特征研究

糖尿病是常见病、多发病,是严重威胁人类健康的世界性公共卫生问题之一。2011 年 11 月 14 日的“联合国糖尿病日”公布的最新数据显示,我国 20 岁以上成年人中,糖尿病患病率达到 9.7%,我国以 9 240 万的患者人数成为世界糖尿病"第一大国",发病人数因为人口老龄化加剧而增多,"儿童糖尿病"的上升趋势也很明显。糖尿病属中医学"消渴病"范畴,中医药防治糖尿病是有一定疗效的,与西药配合使用可有一定的协同作用,值得进一步研究和提高[259]。舌诊是中医诊断学的重要内容之一,历代医家均十分重视。糖尿病舌象特征的研究,不仅可以为糖尿病的中医诊断提供依据,而且便于大规模、准确地收集并保存临床资料,有效地分析、总结临床经验,确切地评价中医临床疗效。

(一) 基于传统望舌方法的舌象特征研究

近30年来,由于早期中医诊断仪器的缺乏,绝大多数研究者对于糖尿病患者舌象特征的收集还是依靠传统的自然光线下肉眼观察。由于医师的专业知识、临床经验的不同,所以通过该方法进行研究所得结果主观性较大。

1. 舌质、舌苔的研究

(1) 糖尿病患者的常见舌象特征:由于不同研究者的临床经验有所差别以及样本选择范围的不同,糖尿病患者最常见的舌象描述也不尽相同。从舌质上来看,贺宏波等[260]发现5 930例2型糖尿病患者中,舌质红占42.12%,暗红占30.90%;舌体胖大占34.58%,齿痕占31.40%。杨亚平等[261]认为红舌为糖尿病最常见的舌色,常兼见裂纹舌。付贵基[262]发现红、绛舌为糖尿病最常见的舌色,常伴有裂纹舌或瘦薄舌、点刺舌、镜面舌,这与传统理论认为肺胃热盛、阴虚内热为常见证型的看法相吻合。但是,陈泽霖[263]认为糖尿病患者舌象除了红、绛舌占多数以外,提示血瘀的青紫舌是出现最多的舌象。周立国等[264]也发现糖尿病并发周围血管病变患者多因气阴两伤、阴阳俱损、脉络瘀阻、血瘀不畅而致舌质淡暗。武曦蔼等[265]发现2型糖尿病继发糖尿病肾病中提示瘀热、痰湿证候的暗红舌、紫暗舌、胖大舌和提示气血虚的淡舌、淡红舌均广泛存在。张晓辉等[266]认为青壮年气血旺盛,故红舌居多,老年人五脏皆衰,或气不运血、血行瘀滞,舌质暗红,或阴损及阳、阴阳两虚而舌质淡白。从舌苔上来看,贺宏波等[260]发现5 930例2型糖尿病患者中,苔色白占42.43%,黄占37.32%;苔质厚占30.09%,腻占21.68%。陈泽霖[263]发现糖尿病患者舌苔以薄白为主,其中薄而干、花剥、光剥如镜面者占47.5%。不同的是,石曾淑等[267]观察60例糖尿病患者发现苔黄腻者50例,且多为黄厚腻,占83%。

(2) 糖尿病患者不同中医证型的舌象特征:糖尿病的中医证型不同,对应的舌象特征也不相同。张清梅等[268]认为热盛伤津证以舌质边红(尖红),舌苔薄黄为特征;肝肾阴虚证以舌质暗红,舌苔薄黄少津为特征;气阴两虚证以舌质淡或淡红，舌苔薄白或少苔为特征；阴阳两虚证以舌质淡或舌淡胖，舌苔白为特征；湿热内蕴证以舌质暗红，舌苔黄腻为特征。陈剑秋等[269]认为糖尿病血瘀证多表现为舌质紫暗，舌体有瘀点或瘀斑。李振中等[270]指出糖尿病痰瘀阻络均可见舌体胖，舌质红暗，舌苔白。肖万泽等[271]发现2型糖尿病合并微血管病变阴虚阳亢者的紫暗舌的发生率明显高于非阴虚阳亢者。不同证型的舌象研究为糖尿病的中医辨证提供了一定的依据。

(3) 糖尿病不同病程阶段的舌象特征：糖尿病病程各个阶段的中医证型会发生变化，同时伴随的舌象特征也有所不同。在舌质方面，多数人一致认为病程短、病情轻的舌象多因阴虚热盛所致，病程长、病情重的舌象多因血瘀所致。杨亚平等[261]指出病程长、病情重、并发各种并发症者以青紫舌为多。付贵基[262]也认为青紫、淡紫或紫暗舌，以病程较长、病情较重、年龄较大者多见，并见于多种并发症。眭书魁等[272]发现病程10年以上的糖尿病患者，舌质紫暗，舌体瘀斑斑点极为普遍。老玉铎[273]发现糖尿病初起多见红舌，病久多见暗红舌。张晓辉等[266]认为糖尿病早期多舌质红，中期舌由红转淡且舌体胖，晚期舌有瘀点或瘀斑。侯永茂等[274]发现糖尿病患者血糖11 mmol／L以上，尿糖(＋＋＋)以上，85％以上显胖大暗舌，用药后随着“三多一少”症状的消失，逐渐变为暗红舌或正常舌。在病情严重阶段，一般认为应当出现的光红燥舌，恰恰极少，只在3％左右。在舌苔方面，武曦蔼等[265]发现糖尿病肾病Ⅲ期，提示津伤、阴虚的少苔、花剥苔较多，随着病程的进展逐渐减少；当病情发展至Ⅳ、Ⅴ期时，提示湿浊证的腻苔则出现较多。侯永茂等[274]也发现糖尿病患者血糖11 mmol／L以上，尿糖(＋＋＋)以上，85％以上显白腐苔，为湿浊证。

2. 舌下络脉的研究　望舌下络脉是舌诊的一部分，舌下络脉的形态、颜色等变化具有重要的临床意义。多数研究者认为糖尿病患者的舌下络脉变化情况可作为糖尿病血瘀证的客观指标之一[269,275,276]。贺宏波等[260]发现5 930例2型糖尿病患者中，舌下脉络瘀占63.25％，由滞到瘀占15.34％，滞占15.06％。杨亚平等[261]发现300例糖尿病患者舌下络脉除12例外，其余多出现程度不同的紫红、绛紫、紫黑，或舌下细小络脉呈暗红色或紫色网状，或舌下络脉曲张，甚至有如紫珠状瘀血结节。陈泽霖[5]观察200例糖尿病患者舌下络脉有不同程度的曲张、隆起、弯曲，色泽以青紫为主，占52.0％。施赛珠等[277]在观察76例糖尿病患者中发现，舌下络脉异常为52％，以脉形充盈明显，脉形呈柱状枝、囊状枝异常为常见，甚则葡萄球状；舌下络脉长度的增长或管状增粗亦很突出，脉色改变，舌下脉分支多也很明显。眭书魁等[272]发现糖尿病患者的舌下静脉迂曲极为普遍。郝爱真等[278]发现糖尿病组舌下络脉变化较正常对照组严重，且与病程有关，合并心脑血管病者舌下络脉的增粗、延长、迂曲、扩张、侧支增多以及色泽深紫等变化加重。唐彩平等[279]发现 218 例糖尿病慢性并发症患者中有 160 例患者舌底脉络迂曲，占 73.39%。李振中等[270]指出糖尿病血管病变患者均可见舌下静脉紫暗曲张。周立国等[264]观察到糖尿病并发周围血管病变患者的舌腹面静脉瘀紫。

（二）基于计算机自动识别技术的舌象特征研究

近几年，随着中医诊断客观化研究的突飞猛进，出现了一些较先进的中医诊断信息采集仪器。一些研究者利用这些仪器对糖尿病患者的舌象进行客观化的采集分析，取得了较肉眼观察更客观、更严谨的研究成果。王露等[280]应用由上海中医药大学和上海交通大学研制的 ZBOX-Ⅰ型中医舌象数字化分析仪采集患者舌象，辨析生成量化舌象数据（舌色 R、G、B、S、H、V 指数，苔色 R、G、B、S、H、V 指数，润燥指数，厚薄指数，裂纹指数，剥苔指数，胖瘦指数，腐腻指数）后保存入数据库，观察中医舌诊对 2 型糖尿病患者血糖控制、营养状况及膳食结构的评估价值。发现空腹血糖和餐后 2 小时血糖异常组的舌苔厚薄、腐腻和舌色 R 指数明显高于正常组，糖化血红蛋白异常组的舌苔润燥、厚薄、腐腻和剥苔及舌色 R 指数明显高于正常组；超重肥胖组舌苔润燥、厚薄、腐腻及裂纹指数高于正常组，蛋白质和脂肪摄入过高组的舌苔厚薄、腐腻和舌色 R 指数明显高于正常组，碳水化合物摄入过少组的舌色 R 指数明显高于正常组，说明糖尿病患者的舌象能客观反映其血糖控制、营养状况以及膳食结构状况。邢志光等[281]分析 42 例脂代谢异常的 2 型糖尿病患者数字化舌象特征，发现其舌苔腐腻指数显著高于血脂水平正常的 2 型糖尿病患者，其中单纯三酰甘油增高者的剥苔指数，单纯胆固醇增高者的点刺指数、润燥指数和剥苔指数较血脂水平正常的 2 型糖尿病患者显著增高，认为 2 型糖尿病伴血脂异常患者表现出脾虚痰聚、胃阴不足等舌象特征。李慧等[282]应用四诊合参辅助诊疗仪，采集分析 35 名 2 型糖尿病患者舌诊信息，发现糖尿病组舌质红、绛，舌苔黄、厚、腻比例显著高于正常对照组，认为应用四诊合参辅助诊疗仪，获取糖尿病患者的重要数字化、量化舌诊信息，有助于实现对 2 型糖尿病中医诊断的标准化，进而通过主客观联合辨证进行中医辨证施治，干预 2 型糖尿病的病程，更有利于中西医结合对其进行诊疗以控制血管并发症和血管恶性事件发生。

（三）基于超声技术的舌象特征研究

目前，有研究者运用超声对舌象特征进行研究。陈剑等[283]发现红舌为糖尿病患者中较为常见的舌色，随病程延长，病情加重，多渐变为紫舌，异常舌质彩色血流信号平均密度与正常舌质差异均有统计学意义，其中舌质红与紫、绛与紫两组间差异有统计学意义；舌深动脉最大流速时间平均值、阻力指数、搏动指数、舌深动脉收缩期、舒张期比值各组间差异有统计学意义。认为口腔内彩色多普勒超声可为糖尿病患者舌质的观测提供定量指标。

（四）基于生物传热技术的舌象特征研究

生物传热技术在舌诊中的应用为糖尿病舌象特征的研究提供了新的思路和条件。刘黎青等[284]发现糖尿病组红外舌图温度普遍低于正常组，且对冷、热负荷的敏感度明显降低；舌红少津组各点温度均高于正常组，冷负荷后舌温变化大于正常组；紫暗舌组舌温多低于正常组，冷负荷后舌温变化大于正常组；淡红舌组与舌红苔黄腻组舌温变化不明显。说明糖尿病不同舌象组的舌温各有其特征量，可为糖尿痛的诊断和疗效观察提供一定的客观依据。严文娟等[285]采集健康人和糖尿病患者舌诊光谱样本各 39 例，分别利用计算机所建的 3 种模型对舌诊光谱样本进行训练和预测，发现其中 PCA - GRNN 模型可以应用于舌诊光谱法的分析，并取得较好的分析结果，对中医舌诊的客观化起到了一定的推动作用。

（五）舌象特征与实验室指标的关联研究

研究发现糖尿病血瘀证的舌象特征与一些实验室指标具有一定的相关性。在舌质特征与实验室指标的关联研究中，一些研究者利用数字化舌象仪采集 2 型糖尿病患者的舌象客观参数，认为部分参数与患者血糖的变化具有一定的相关性，可能为临床提供无创性辅助诊断依据。如郝一鸣等[286]发现 2 型糖尿病患者舌象裂纹参数与空腹血糖(FBG)具有相关性。

徐杰等[287]分析 2 型糖尿病患者的糖化血红蛋白(HbA1c)、空腹血糖(FBG)及日均血糖(ABG)与舌象客观参数之间的关系，发现与 FBG 和 ABG 相比，舌象客观参数与 HbA1c 关系更为密切。

郝一鸣等[288]应用 Smart TCM - Ⅰ型中医生命信息分析系统采集并分析 2 型糖尿病患者的舌诊参数特征，分析舌诊客观参数与 GHb 指标的关联，结果发现糖尿病患者的 13 个舌诊参数与 GHb 指标的相关系数有统计学意义($P<0.05$)，其中，舌色 S 值与 GHb 变化关系最密切，与 GHb 指标呈正相关，

提示2型糖尿病患者舌诊客观参数可以反映GHb的变化，可能为临床提供无创性辅助诊断依据。

贺宏波等[260]探讨5 930例2型糖尿病患者舌象特点及其与实验室指标相关性，发现苔质评分与空腹血糖、餐后2小时血糖呈正相关，舌质评分与三酰甘油呈正相关，苔色评分与患者年龄、体质量指数、三酰甘油呈正相关，舌下脉络评分与患者年龄呈正相关，与餐后2小时血糖呈负相关。王磊等[289]发现与非肝郁脾虚组比较，肝郁脾虚组2型糖尿病患者瘦素水平显著升高，脂联素水平显著降低，空腹胰岛素水平、胰岛素抵抗指数均显著升高，肝郁脾虚组患者瘦素、游离脂肪酸水平与空腹胰岛素和胰岛素抵抗指数均正相关，脂联素与胰岛素抵抗指数负相关，认为瘦素、脂联素、游离脂肪酸与2型糖尿病肝郁脾虚证具有相关性，对指导辨证论治具有重要作用。罗振亮等[290]指出2型糖尿病患者瘀血舌象组、非瘀血舌象组的凝血酶原时间均比正常组显著缩短，瘀血舌象组、非瘀血舌象组的活化部分凝血酶时间均比正常组显著缩短，非瘀血舌象组的纤维蛋白原水平显著高于正常组，瘀血舌象组的纤维蛋白原水平显著高于非瘀血舌象组，说明糖尿病患者体内凝血功能增强、纤溶功能升高，而糖尿病血瘀证患者体内凝血功能增强、纤溶功能升高可能是其出现瘀血舌象的病理基础之一。李琳等[291]发现2型糖尿病患者血浆α-颗粒膜蛋白含量明显高于健康组，并呈递增性改变，且青紫舌组与红绛舌组的增高幅度较淡胖舌组更为显著，认为糖尿病患者舌色与血小板活化水平存在一定关系，从而提示糖尿病患者可依据患者舌色情况，采用相应的活血化瘀疗法。苏丽等[292]发现2型糖尿病患者舌质的色泽深浅与血黏度呈正相关，其中暗红舌占44.0%，与红舌、淡红舌、胖淡舌相比血液流变学各项指标显著升高。魏守宽等[293]发现糖尿病紫舌患者血液流变学、血脂分析各值较正常舌质均无明显差异，充分证明体外血栓的增高是糖尿病紫舌的主要病理、生理变化，即瘀血的主要客观指标。血液流变学各指标不能完全反映舌质的瘀血病理改变，很可能是瘀血的前期“血滞”期(只有血液流变学有关指标的变化)，还没有达到“血瘀”(不仅有血液流变学有关指标的变化，体外血栓模拟试验也异常，并且出现舌质的改变)的程度，或是瘀血程度尚轻。这对于指导临床合理用药(活血或破血)不无意义。蔡新吉等[294]指出糖尿病血瘀证型(舌象为舌暗或有瘀斑，或舌下青筋怒张，苔薄白或少苔)与局部大脑血流量的关系，与其他证型相比有显著意义，提示糖尿病患者脑血流量可作为糖尿病血瘀证的一个客观指标。

在舌下络脉特征与实验室指标的关联研究中，石志芸等[295]指出舌下络脉异常的糖尿病血瘀证患者血浆α-颗粒膜蛋白、凝血酶-抗凝血酶Ⅲ复合物、血浆纤溶酶-α2抗纤溶酶抑制物、内皮素均高于非血瘀证和正常对照组，提示血小板活化、内皮细胞受损、凝血/纤溶平衡的改变有利于血瘀证的发生。周建扬[296]发现糖尿病患者舌底络脉瘀血程度与血糖、糖基化血红蛋白呈正相关。

（六）问题和展望

舌诊是中医望诊的重要组成部分，是临床辨证的主要手段之一。纵览近30年来糖尿病舌诊特征的研究，主要集中在临床观察，而利用现代科学仪器对舌象的特征进行采集分析以及将舌象与实验室指标进行关联的客观化研究还为数不多。随着科学技术的不断进步，用于采集分析舌象特征的仪器设备越来越先进、种类越来越多，我们要充分利用这一有利条件，将现代科技服务于古老的中医，使糖尿病中医舌象特征的采集更加规范化和标准化，从而制订统一的糖尿病舌诊客观量化诊断标准，提高中医对糖尿病本质的认识，为糖尿病中医临床诊断和疗效评价提供客观依据，为推动中医的现代化、标准化创造条件。

（郝一鸣）

三、肿瘤患者的舌象特征研究

近年来，恶性肿瘤已成为严重危害人民生命健康的疾病之一，舌象对于癌症的诊断、治疗和预后有着重要的意义。研究显示，恶性肿瘤患者的舌象较之正常人群及其他疾病患者多有异常变化，不同脏腑的肿瘤患者其舌象特征各有差异。癌症与舌象变化关系较密切，癌症早期，病变轻浅，预后较好，以淡红舌为主；中期以红绛舌居多，多属阳热偏盛、阴虚火旺；晚期红绛舌多于早期。当癌症并发感染性炎症，使舌丝状乳头减少、蕈状乳头增加、血管扩张、血流速加快，则产生红绛舌[297]。

（一）头颈部肿瘤患者的舌象特征

尹伸等[298]用回顾性分析对67例头颈部肿瘤放疗后患者的临床资料进行整理分析，发现头颈部肿瘤放疗后的患者常见中医证型有肝郁脾虚证、气阴两虚证、痰湿凝聚证和热毒瘀结证，其中肝郁脾虚证患者的舌象特征是舌淡、苔白或白腻，气阴两虚证患者的舌象特征是舌红、少苔或无苔，痰湿凝聚证患者的舌象特征是舌淡红、苔白或苔白腻，热毒瘀结证患者的舌象特征是舌绛、苔黄。

(二) 肺癌患者的舌象特征

随着肺癌的发病率逐渐增高以及中医对肺癌治疗的有效性逐步提升,现代中医学者对肺癌的研究越来越多。在对肺癌患者舌下络脉、舌色和舌苔等各种变化不断研究的基础上,总结出其舌象特征,继而探讨其变化规律,以期能为肺癌患者在临床诊断、治疗及预后上提供参考性的指标。

肖寒等[299]将103例肺癌患者分为阴虚热毒证、气虚痰湿证、气血瘀滞证、气阴两虚证,结果发现肺癌患者舌质以淡舌、红舌、暗舌多见,舌苔以薄苔、腻苔、少苔多见。冯月娟等[300]对112例肺癌患者舌象分析发现:① 紫暗舌出现率最高,腺癌以紫暗舌、红绛舌为主,小细胞癌、鳞癌以紫暗舌为主,胖大舌和齿印舌亦多见。鳞癌与小细胞癌患者以腻苔为主,腺癌以薄白苔、光剥苔为主。② 其中92例Ⅲ期以上肺癌患者的淡红舌、薄白苔的比例远小于Ⅰ、Ⅱ期患者,晚期患者以胖大舌、齿痕舌、裂纹舌、紫暗舌、腻苔、光剥苔及舌下络脉曲张居多。③ 以胖大或有齿痕者、紫暗舌、腻苔居多的鳞癌中医辨证以痰湿蕴肺为主,气滞血瘀为次;以紫暗舌和腻苔为主的小细胞肺癌辨证以气滞血瘀为主;以红绛舌、紫暗舌、光剥苔为主的腺癌辨证以阴虚毒热为主,气滞血瘀次之。杜坚[301]观察发现肺癌患者异常舌形中以齿印舌(15.7%)和胖大舌(13%)多见。吴君德[302]对250例肿瘤患者观察发现裂纹舌在肺癌中所占比例较多(30.77%)。万晓凤[303]对30例肺癌患者舌苔观察发现,腻苔和厚腻苔的比例达58.9%,提示肺癌患者痰湿浊邪相对较重;肺癌患者早期以正常舌象居多,中晚期胖大舌、齿痕舌、裂纹舌、瘀血舌象、腻苔或厚腻苔的比例会逐渐增多。苏晋梅等[304]对400例肺癌患者舌象的研究发现,Ⅲ、Ⅳ期患者紫舌比例高达80.1%,厚腻苔占70.6%。苏婉等[305]对肺癌患者舌象在不同临床因素中的分布规律观察,发现舌质的颜色在中医不同证型中分布存在差异,如红绛舌多见于阴虚内热型肺癌患者、淡红舌和淡紫舌多见于精气亏虚型患者,提示舌诊对肺癌中医辨证有重要指示意义。另有临床研究报道,胃癌患者多表现红绛舌,发生率亦较高[306]。

(三) 胃癌患者的舌象特征

胃癌是我国最常见的消化道肿瘤之一,其发病人数位居世界恶性肿瘤第四位,造成的死亡人数是癌症死因人数的第二位,在消化系统肿瘤死亡人数占30%。胃癌患者气血、阴阳、津液等生理物质的病理变化均反映于舌象,因而通过舌诊可为胃癌患者的诊断提供重要证据。

1. 胃癌患者及其不同证型的舌象特征　对胃癌患者舌象临证观察发现，胃癌患者舌质以青紫舌、淡白舌、红舌为主，舌苔以腻苔、花剥苔为主。王长洪等[307]观察562例胃癌患者舌象，发现舌质暗红或紫舌共计400例(71.17%)。秦吉华等[308]观察60例胃癌患者舌象，发现青紫舌最多，其次为红绛色、淡红色；舌苔以厚白苔、厚黄苔、剥苔多见。牛素蒲[309]观察32例胃癌患者的舌象，发现淡红舌有19例，青紫瘀点舌有3例，淡白舌5例，红(绛)舌5例，白腻苔26例，黄腻苔4例。诸兆虎等[310]观察100例胃癌和200例癌前病变患者，发现早期胃癌患者舌质多无变化或见紫暗，苔多白腻，部分出现裂纹舌，舌象并无特异性；中晚期胃癌患者舌质青紫且多见花剥苔或厚腻苔及裂纹舌，随着病情的进展裂纹加深，瘀舌明显。范德荣等[311]对168例胃癌患者的舌象进行分析，发现胃癌患者紫舌阳性率明显高于健康组，胃癌组剥苔、黄苔、灰黑苔和光剥苔者与健康组有显著性差异。

丁园园[312]观察128例胃癌患者证型分布，发现脾胃虚弱证频次最高，其次是气血两虚证、瘀阻胃络证、胃热阴虚证、肝胃不和证与痰湿凝滞证。统计分析胃癌中医证型与舌象的关系，发现脾胃虚弱证以淡红舌、薄白或薄黄苔为主，气血两虚证以淡白舌、薄白苔为主，瘀阻胃络证以紫舌、白腻苔或白滑苔为主，肝胃不和证以淡红舌、薄白苔为主，痰湿凝滞证以淡白舌、白腻苔为主。

陈鲁媛等[313]对114例未做相关治疗的胃癌患者和80例健康体检者、75例胃溃疡患者、32例萎缩性胃炎患者、122例单纯型浅表性胃炎患者进行舌象对照分析，发现胃癌患者红、绛舌发生率为49.12%，高于健康组($P<0.05$)；胃癌患者青紫舌、胖大舌发生率分别为21.93%、22.80%，均高于其他各组($P<0.05$)；胃癌患者淡白舌发生率为23.68%，比健康组、胃溃疡组、单纯型浅表性胃炎组高($P<0.05$)；胃癌患者白腻苔发生率为21.93%，与健康组比较差异有统计学意义($P<0.05$)；胃癌患者舌面外周部少苔或无苔发生率40.35%，均高于其他各组($P<0.05$)。研究提示胃癌患者易发生红绛舌、青紫舌、淡白舌、胖大舌，舌苔以白腻、白厚腻苔为主，舌面外周部少苔或无苔，对胃癌的诊断有很大意义。

2. 胃癌患者胃镜象与舌象的相关性研究　毛丹等[314]分析60例胃癌患者舌象与胃镜象的相关性，发现早期胃癌患者舌象多正常，进展期多见紫舌、瘀斑舌、舌下络脉曲张以及黄腻苔；舌色淡白者，胃镜下病灶黏膜色泽多为苍白或红白相间以白为主；黄腻苔的患者，胃镜下病灶多为溃疡、糜烂等活动性炎性改变现象；病灶周围黏膜状态多为黏膜肿胀，分泌物黏稠；病灶多覆盖黄苔、污秽苔等；研究提示初诊胃癌患者胃镜象与舌象有一定的相关性，舌象在一定程度上可反映胃癌患者胃镜下的病变情况，有利于指导中医辨证以及临床治疗。王正德等[315]分析 66 例初诊胃癌患者的舌象与胃镜象的相关性，发现胃镜象胃癌分期与舌色、舌苔之间有中度相关性；不同分期胃癌患者的舌形、舌下络脉构成比较，早期胃癌患者舌象多正常，进展期胃癌患者多见紫舌、瘀斑舌、黄腻苔；胃镜象下病灶黏膜色泽与舌色间有高度相关性，与舌苔间有中度相关性；不同色泽病灶患者的舌形、舌下络脉构成比较，胃镜象下胃癌舌色淡白者，胃镜下病灶黏膜色泽多为苍白；胃镜象病灶周围黏膜状态、病灶苔状物均与舌苔有一定相关性；以上差异均有非常显著性意义（$P<0.01$），研究提示胃癌患者胃镜象与舌象之间存在相关性。

3. **胃癌患者化疗前后舌象变化** 朱为康等[316]观察 70 例胃癌患者化疗药物治疗前后的舌象变化，发现化疗前胃癌证型以血虚、气虚、气滞和血瘀为主，舌象以舌淡、苔薄及舌淡紫、苔厚为主；化疗后阴虚、脾虚和痰湿证明显增加（$P<0.05$），舌象转变为红舌、厚腻苔为主。研究提示化疗后血瘀和气滞证减少，阴虚、脾虚和痰湿证明显增加，在舌象上亦有变化，对指导化疗患者中医辨证诊断有重要意义。

4. **胃癌患者血清人上皮生长因子与舌象的相关性研究** 血清人上皮生长因子（EGF）是一种多功能的生长因子，在体内外都对多种组织细胞有强烈的促分裂作用。董伟等[317]通过检测 266 例胃癌患者和 246 例正常对照人群血清 EGF 水平，记录舌象表现及实验室检测结果，分析舌苔、血清 EGF 水平及实验室指标的关系。结果发现，胃癌组厚苔最多见（51.5%），对照组薄苔比例最高（64.6%）；胃癌组白细胞计数、淋巴细胞、总蛋白异常者，其薄苔比例下降，厚苔比例增高（$P<0.01$）；胃癌组血清 EGF 水平比对照组明显升高（$P<0.01$），胃癌组和对照组总蛋白降低时血清 EGF 均明显高于正常者（$P<0.01$）；相关分析表明，两组受试者总蛋白与血清 EGF 水平均呈负相关（$P<0.01$），研究提示白细胞、淋巴细胞、总蛋白等临床检验的异常与胃癌患者舌苔薄厚及血清 EGF 水平具有密切关系。林景松等[318]采用放射免疫分析法（RIA）检测 118 例胃癌患者 hEGF 含量，研究胃癌患者瘀血舌象与血清 hEGF 含量的关系，发现胃癌患者瘀血舌象为 91 例，瘀血舌象组血清 hEGF 含量与非瘀血舌象组血清 hEGF 含量均明显高于正常组；瘀血舌象组血清 hEGF 含

量明显高于非瘀血舌象组($P<0.01$),研究表明血清 hEGF 水平与胃癌患者瘀血舌象密切相关。

目前对于胃癌患者舌象的研究在胃镜象与舌象及胃癌总体舌象有较多研究,但对于胃癌中医证候分型下的舌象特征研究仍有不足。胃癌作为一种较易转移的慢性疾病,防止疾病的进展是治疗胃癌的关键。通过研究,可探索生活因素与共患病对于胃癌患者舌象以及预后的影响,可以通过舌象与胃镜象的联系探寻胃癌病理变化的程度,舌象与胃癌的中医分型研究可以为中医辨证提供更为可靠的诊断依据。随着现代化技术的发展,舌象规范化、精准化是不可阻挡的趋势,相信通过更为深入的研究,舌象可为胃癌病理分期、中医证型、胃黏膜病理类型提供更多的信息,更有利于胃癌的临床诊断和治疗。

(四)其他肿瘤的舌象特征

杨汉辉等[319]对 1 731 例电子结肠镜检查者进行舌象观察,发现其中恶性肿瘤组中青紫舌有 201/330 例,占恶性肿瘤组人数的 61.1%。通过观察杨氏还发现暗红舌在恶性肿瘤组的比例也相当高,为 86/330 例,占恶性肿瘤组人数的 26.0%,比例仅次于青紫舌组。林景松[320]观察 248 例消化系恶性肿瘤患者,其中结、直肠癌 53 例,53 例患者中舌质青紫 31 例,舌苔厚腻 25 例,无苔 11 例。林氏通过观察认为消化系恶性肿瘤患者以舌质青紫、厚腻苔多见,癌症患者的舌质异常主要表现为青紫舌,青紫舌是血瘀证的主要体征之一,青紫舌的轻重反映了气滞血瘀和体内邪毒蕴积的程度,另外舌苔厚腻也是肿瘤舌象的常见表现。赵永伟等[321]观察 360 例消化道肿瘤患者,发现其中食管癌和胃癌以舌胖大、舌齿痕、舌质暗红、舌苔腻为多见,大肠癌以舌胖大、舌齿痕、舌质暗、舌苔黄腻多见,肝癌以舌体瘦小、舌裂纹、舌质暗、舌苔黄腻或少苔多见。钱峻[322]研究发现,消化系恶性肿瘤约一半以上患者表现为青紫舌,舌苔则以白腻苔为多,故认为消化系恶性肿瘤之癌毒多以痰湿和瘀血互结的形式存在。

赵海燕[323]总结郭勇治疗大肠癌的经验,认为大肠癌患者舌苔黄腻出现频率最高,舌苔黄腻在湿热证中有重要地位,提示湿热证是大肠癌的重要临床证型。郑祎[324]总结齐元富治疗大肠癌的经验,齐氏认为大肠癌患者舌象表现为舌质紫暗、有瘀斑、舌下静脉增粗,所以肿瘤与血瘀是有着密切联系的。有研究[325]运用上海中医药大学自行研制的 DKF-Ⅱ型中医舌诊数字化检测仪检测 493 例大肠癌患者的舌诊客观参数,观察大肠癌的舌诊信息特征,结果发现:① 大肠癌组与正常人群组舌诊参数比较,舌象颜色参数与正常组比较,大

肠癌组的舌色参数 R、G、B 值比正常组高，而苔色参数 R、G、B 比正常组低；大肠癌组与正常人群组舌质分析参数比较结果显示，大肠癌组的齿痕指数、点刺指数、瘀斑指数比正常组高；大肠癌组与正常人群组舌苔分析参数比较结果显示，舌苔厚薄指数、润燥指数和腐腻指数比正常组高。这些差异均有统计学意义，提示可能与肠癌患者的脾虚湿热体质相关。② 大肠癌五证型舌象颜色参数比较结果显示，气血两虚组舌色参数 G 比其他组高，与脾肾阳虚组比较有显著差异；湿热蕴结组苔色 R、G、B 值均比其他组高，且均与肾精亏虚组有显著差异；湿热蕴结组苔色 R 值与脾虚气滞组比较有显著差异；舌质分析参数结果比较显示，脾肾阳虚组瘀斑指数比其他组高，与脾虚气滞组有显著差异；舌苔分析参数结果比较显示，肾精亏虚组腐腻指数比其他组低，与脾虚气滞组有显著差异。该研究提示，大肠癌患者舌诊参数与正常人组有显著差异，不同证候类型的大肠癌患者舌诊信息特征也有所不同。这表明舌诊参数可以作为辅助大肠癌临床辨证的客观依据。

王长洪等[326]观察 1 026 例胃病患者的舌象，其中胃癌 562 例，舌质暗红或紫舌占 71.17%，黄苔占 38.08%，以厚苔多见，黄厚腻苔占 69.93%。王正德等[315]发现进展期胃癌患者多见紫舌、瘀斑舌、舌下络脉曲张及黄腻苔。

吴晓莉等[327]将肠道肿瘤分为湿热下注型，舌质红，苔黄腻；瘀毒内阻型，舌质紫，有瘀斑，苔黄燥少津；脾肾阳虚型，舌胖淡，舌根腻，苔白滑；气血双亏型，舌淡，苔白；气虚血瘀型，舌淡暗或有紫斑；痰瘀互结型，舌淡或有瘀斑，苔白腻。

有些研究者并未单独研究某一系统肿瘤的舌象特征，而是统一研究肿瘤患者的舌象特点，如谌玉佳等[328]在自然光下观察 507 例肿瘤患者舌色、舌形、舌苔及舌下络脉，结果发现：① 舌色，暗舌类(淡暗舌、暗红色、紫暗舌)所占比例平均为 77.7%，暗舌数量与年龄成正比。化疗组紫暗舌比例明显高于非化疗组($P<0.05$)。② 舌形，齿痕舌(55.2%)、胖大舌(50.9%)，化疗组胖大舌比例较非化疗组多($P<0.05$)。裂纹舌(40.0%)，男性组裂纹(49.1%)多于女性组(33.4%)($P<0.01$)，裂纹舌比例与年龄成正比($P<0.05$)。化疗组瘀斑舌较非化疗组增多($P<0.05$)。女性点刺舌概率高于男性($P<0.05$)。③ 舌下静脉，舌下静脉迂曲者(61.9%)，年龄越大，舌下静脉迂曲所占比例越大($P=0.005$)。④ 舌苔，薄白苔占比例平均为 35.1%，白腻苔占 33.5%，剥脱兼腻苔以胃癌多见(21.1%)。许家佗等[329]对 58 例肿瘤患者的舌象进行观察，肿瘤病组包括肝癌、胰腺癌、胃癌、乳腺癌、鼻咽癌、皮肤癌等，结果发现肿瘤组舌象

分布情况为,舌体多见舌下瘀血和青紫舌、红舌, 舌苔以腻苔、剥苔最为多见。

综上所述,肿瘤患者病机以脾虚湿盛,痰浊阻滞,瘀血内结为主,瘀血舌象是临床比较常见的一种舌象,且在肿瘤患者中具有普遍性[330]。目前研究者多以单纯论述肿瘤患者舌象为主,中医辨证分型后再论述不同证型组肿瘤患者舌象特点者较少。若将不同系统的肿瘤疾病加以辨证分型,并观察不同证型肿瘤患者的舌象特点,将为肿瘤疾病的辅助诊断、预后判断及临疗效提供一定的帮助。

(李学良　陈聪)

第四节　临床专家的舌诊应用经验

舌诊因其诊断意义客观准确,方法简便易行,深得临床的重视,成为中医辨证的常规手段和重要依据。《临症验舌法》指出:"凡内外杂证,无一不呈其形、著其气于舌……据舌以分虚实,而虚实不爽焉;据舌以分阴阳,而阴阳不谬焉;据舌以分脏腑、配主方,而脏腑不差、主方不误焉。危急疑难之顷,往往无证可参、脉无可按,而唯以舌为凭;妇女幼稚之病,往往闻之无息、问之无声,而唯有舌可验。"可见舌诊在临床对于鉴别病因性质、病变部位及深浅、辨别病机转归和病势趋向等方面有重要的指导意义。近现代医家对于舌诊的临床应用非常重视,亦积累了丰富的经验。

一、恽铁樵(1878—1935)

中国医学家,早期中西医结合的代表医家之一。其说多衷中参西,说理透彻,且贴近临床,颇受后世医家推崇。恽铁樵对舌诊的认识独辟蹊径,在阐述舌诊时不仅深入剖析其中医病理机制,而且多结合西医学知识,对味蕾与胃病的关系、舌神经与脑髓的关系、临床常见舌象等详加论述。其舌诊临床应用经验主要有[331]如下几方面。

1. 细观味蕾,察胃疾之轻重　每诊舌必看舌面组织之变化。舌面无皮,仅有膜,此膜却与其他黏膜不同。恽氏将味蕾作为胃的首道防线的提法别出心裁,提出味蕾可察人之胃气,舌面上味蕾的多少可反映胃病的浅深,味蕾丰富则消化力强,味蕾减少则舌的感觉能力减弱,并推断味蕾与胃消化力存在某种联系。指出光剥之舌的本质是味蕾的缺失，而味蕾又与胃密切相关，故光剥舌和味蕾的多少皆可反映胃病的浅深。

2. 详察舌苔，明辨表里虚实　恽氏认为，舌苔非必病人有之，平人亦有薄苔。若平人无苔者，则胃之气阴必弱也。而胃中有积则舌苔必垢腻，认为"舌上苔满者，食积明矣"，但临床尚有厚、薄、黄、白、干、润之辨。

3. 贴近临床，悉论舌象之变　恽氏还对临床常见的一些舌色、舌质和舌态从中西医角度进行了论述，如舌绛而干，兼见壮热无汗者，为血分热；舌干者为荣不足，舌胀大为热甚；舌短者病在脑；舌强也是舌神经疾病，乃气管分泌过量液体欲上乘以救济，变为痰涎壅阻于舌所致。

恽氏论舌不似众多医家从舌质、舌苔、舌形、舌态等方面按部就班阐述，而是直接从临床常见之舌象及易混之舌象入手，开门见山，直入主题，同时结合西医学知识，将部分舌象的临床意义发挥得淋漓尽致，不愧为民国时期中西医结合的先驱，其严谨的治学精神和临证验舌经验值得当今学者学习和借鉴。

二、钱远铭(1923—1999)

曾任湖北省中医药研究院附属医院内科主任，院长，湖北省中医药研究院医史文献研究室主任，研究员。业医 40 余载，治学严谨，临床应用，知常达变，灵活多变。运用舌诊指导临床辨证论治经验丰富，认为舌质是判断正气虚实，舌苔是观察邪气进退之重要依据，其主要经验[332]如下。

1. 舌苔日增，祛邪为先　舌苔日益增多，舌质不出现异常变化，是病邪日加而正气不亏之候，治宜祛邪为主。

2. 舌质俱变，扶正祛邪　舌上苔垢满布，而舌质又出现异常，示病邪不减而正气已衰，法当扶正、祛邪两法同施。

3. 苔消质变，辅正为主　舌苔虽然逐步消退，但舌质出现特殊变异，或紫或绛，或枯萎无色，是谓邪退正衰之候，示病情已到严重阶段，治宜以辅正为主。

4. 质平苔减，法在安和　大凡起病之初舌质正常而舌苔薄少，或病中舌苔日减，而舌质正常者，皆正气未损，邪气不甚之佳兆，治宜安和平淡，切勿耗伐。

三、柴嵩岩(1929—　)

北京中医医院主任医师，教授，全国名老中医药专家学术经验继承工作指导老师，获全国名老中医、"国医大师"称号和人力资源社会保障部、国家卫生健康委、国家中医药管理局联合颁发的“全国中医药杰出贡献奖”称号。行医50载，擅长诊治多种妇科疑难杂症，临证注重舌诊，认为闭经患者临证舌象有如下特征[333]。

1. 嫩淡舌　以脾肾阳虚证为主要病机，治以温补肝肾、健脾益气，临证用药多选用菟丝子、茯苓、杜仲、太子参、蛇床子、桃仁、当归、川芎、薏苡仁、冬瓜皮、益智仁等，或单味，或2～3味组合而用。

2. 淡暗舌　以脾肾不足、气虚血瘀、血海亏虚诸证为常见，治法健脾益气、补肾养血、祛湿化瘀，用药多选用续断、杜仲、益智仁、蛇床子、太子参、茯苓、薏苡仁、冬瓜皮、当归、桃仁、川芎诸药。

3. 嫩红舌　以脾肾不足、脾虚湿盛、气血两虚、血虚有热等证为主要病机，治以滋阴养血、健脾益气化湿。选择健脾益气化湿药物，药性以平为主，不宜偏温补，以避免再伤阴血，常用太子参、茯苓、山药、荷叶等平和之品。选择补血养阴药，为避滋腻生湿瘀滞，多配伍理气化浊之品共用，药用阿胶珠、女贞子、墨旱莲、熟地黄滋阴养血，配伍少许陈皮、枳壳、荷叶理气。主张清热药物不宜过用，以避阳气受损，导致寒湿凝聚，常用药金银花、玉竹、槐花等。补肾选用平缓而非过补之品，多用菟丝子、续断、枸杞子等平补之品，不宜选用酸敛之品，以避收敛太过，不利病情恢复。

4. 肥红舌　以邪热伤阴伴脾肾不足为主要病机，治以健脾补肾、清热利湿，选药多用太子参、茯苓、薏苡仁、冬瓜皮健脾利湿清热；以菟丝子、枸杞子、女贞子、续断补肾，并配伍枳壳、荷叶、泽兰之品理气化浊；以金银花、玉竹、莲子心、地骨皮、生甘草、芦茅根、生槐花等平和之品清热，用量需轻，避免日久伤阳气；血分药之选择亦应回避辛热之品，以免生热伤阴，多用当归、丹参、月季花、桃仁等品，一般在方中作为佐助之品。

5. 红绛舌　以阴血耗伤、血热伤阴为主要病机，治法清热养阴。用药须分阶段，初期以祛邪为主，兼调和脏腑功能，少用滋阴养血之品以避滋腻留邪；后期可适时、适度加大滋阴养血力度，又要配合理气化瘀之品，以免脾胃负担过重，影响脏腑功能协调，同时需避选用温燥之品，以防再伤阴血。

6. 暗红舌　需同时观察其他伴随舌象，分别施以活血化瘀、清热养阴、健脾益气、补肾活血法。临床选药做到化而不散、补而不腻、清热不伤阳气、补气而不壅滞。同一种疾病、同施补肾养血治法于不同患者，可能一位患者因舌象偏嫩暗选用温肾之品助阳，而另一位患者因舌绛红则选用养阴清热补肾之品。

四、隗继武[334]（1936—　）

曾任山东中医药大学副校长，教授，博士生导师，主任医师，全国名老中医。临床善治脾胃病，认为舌诊作为中医重要的诊疗手段，在长期临床实践中，通过观察舌质、舌苔、舌体、舌态、舌下络脉来判断脾胃病的性质、邪气的深浅、正气的盛衰，以及疾病的预后与转归，为脾胃病的辨证，提供了有力的临床依据。中医贵在辨证，辨证脉舌尤重，舌诊可以洞观五脏，关键在于分清寒热虚实，隗氏善于从复杂的舌象变化中执简驭繁，抓住主要矛盾，用以指导临床辨证立法与用药，其主要经验如下。

1. *观舌质以明邪正盛衰*　隗氏认为，在脾胃病中，舌的形与质有以下几种变化：舌胖大浮肿者，属脾虚湿积，脾为湿困；胖大色暗淡，为虚寒，脾肾阳虚，津液不化，水饮痰湿阻滞所致；若舌体肿大而深红，甚则绛紫舌，则为实，多为心脾热毒炽盛。舌松皱者，为胀大不实而空松，舌面上有皱褶样之直条隆起，此属脾之气阴双亏已极，为久病之象，如吐泻急作，则又为脱水之征。舌瘦小者，属脾之气阴大衰；瘦小而红，为心脾之津亏血虚，真阴不足；瘦小而淡，为脾肾心之气阴双亏。

2. *辨舌苔以明寒热浅深*　隗氏认为，在临床中，脾胃病常观舌象以判病位，如邪在卫分，舌苔薄白；邪在气分，舌苔白厚而干或见黄苔，舌色红；邪在营分，则舌绛；邪在血分，舌色深红，紫绛或紫暗，舌枯少苔或无苔。隗氏在长期的临床实践中，通过对舌质与舌苔的变化来分析疾病的寒热转归，舌质与舌苔变化趋势一致，则病机相同，若两者变化差异较大，则体内存在两种或两种以上的病理变化，病情多复杂多变，临床上要处理好标本缓急的关系，急则治其标，缓则治其本。

3. *据舌象以定则遣方药*　隗氏认为，舌诊对辨证用药具有相当重要的作用，但是仍需要四诊合参，辨证结合辨病，综合考虑，全面分析。凡诊治疾病，都应以察舌、问症为主，从舌质变化，分清疾病本质，据苔之变化，观察疾病现象。

五、陈家礼[335]（1940—　）

山西中医学院第二中医院主任医师，全国第三、第四批老中医药专家学术继承工作指导老师，从事临床、教学、科研工作40年，积累了丰富的临床经验。临床注重舌诊，尤其舌苔的变化：

1. 观舌苔可断病邪深浅　①舌苔的厚薄辨证病邪的轻重，根据苔质的色泽辨证病邪的寒热性质及表证、里证。②根据苔质的厚薄及色泽判断胃气的存亡，舌苔的形成，反映了胃气的有无，舌苔虽厚，说明胃气尚存，而少苔常表示机体正气不足，无苔则是胃气大虚，缺乏生发之机。③根据舌苔的消长、变化判断疾病的进退预后，舌苔由白转黄，又进一步变灰黑，说明病邪由表入里，由轻变重，苔由厚变薄，由燥转润，往往是病邪渐退，津液复生。④根据苔质的润燥状况了解津液的变化，正常舌苔舌面润泽，干湿适中，不干不湿，润泽是津液能上承之征，说明病中津液未伤，若水分过多，扪之湿而滑利，甚者伸舌流涎欲滴，为滑苔，主寒、主湿，因三焦阳气衰少，不能运化水湿导致。

2. 察舌质可判病性虚实　陈氏注重舌形辨别胖大舌、齿痕、薄瘦。从舌的形态来看，胖大舌、齿痕舌为脾虚水饮痰湿阻滞所致。瘦薄舌，瘦薄而色淡，多是气血两虚；瘦薄色红绛而干，多是阴虚火旺，津液耗伤所致。

六、单兆伟(1940—　)

全国名老中医，南京中医药大学教授，博士生导师。认为舌诊对指导临床用药有着重要意义，在脾胃疾病辨治时十分重视舌诊，认为舌象能客观地反映正气盛衰、病邪深浅、邪气性质、病情进退。在诊治疾病时，尤重舌诊，着重观察患者的舌质、舌苔及舌下络脉的变化，认为舌象的变化直观地反映病情变化，若出现证、舌、脉不符时，往往舍脉取舌，舍证取舌，灵活运用。主要经验如下[336]。

1. 诊察疾病多从舌色和舌体大小两方面观察　慢性萎缩性胃炎患者若舌色淡红，多为气血调和之象，病情尚轻浅；若舌色偏红而少津，多属气郁化热，热灼津液；若舌色淡或有紫气，多为气血亏虚，寒凝气滞；若舌色暗红或青紫，多提示气滞血凝，血瘀重症。慢性萎缩性胃炎患者若舌体胖大，边有齿痕者，多为脾胃气虚，运化无力，水湿内停；舌体瘦小，多属脾胃气虚，运化失司，水谷精微不能上荣，阴液不足，舌体失养。

2. 观察舌苔主要从舌苔薄厚及颜色两方面着手　舌苔薄厚显示病邪的浅深，舌苔的颜色则提示热邪轻重。

3. 观舌下络脉辨血瘀轻重　临证时重视舌下络脉的望诊，主要从舌下络脉的颜色、延伸度、充盈度、扭曲度及分支密度这五个方面观察舌下络脉的变化。分支密度，舌下络脉一般只可见一支色泽红润的主干，单氏通过临床观察发现,若见舌下络脉出现散在的一到两个分支,为血瘀轻证;若见舌下络脉有较多分支,呈树杈状,多为血瘀重证;若见舌下络脉分支联络呈网状,则提示邪盛正虚,气血结聚。

七、曾升平[337](1945—)

成都中医药大学附属医院(四川省中医院)风湿免疫科主任医师,博士生导师,四川省名中医,四川省中西医结合学会风湿免疫病专委会主任委员。擅用温药治疗多种疑难重病,精于四诊,对舌诊尤多独到经验,其于寒热之辨,痰湿之分,尤能示人以法,经验主要如下。

1. **红、黄为暖色调,灰、白为冷色调,以证病之寒热**　此言其常,但亦有变。

2. **舌色红而鲜活者乃是真热**　若红而晦暗不鲜,或红中见隐隐青光,此皆寒邪内阻、阳气拂郁使然,乃属真寒假热,温之则其舌转淡,持续用药,舌转红润者愈。

3. **舌苔黄而鲜明者乃是真热**　若黄而晦暗水滑,或白底罩黄腻之苔,或黄白相间,此皆真寒假热;若苔黄燥而细,其色鲜明,如细沙贴于舌面,遍及舌边及舌尖者,纵使甚薄,亦属有热。

4. **舌面为阳,舌底为阴**　若舌面色绛红而舌底色淡者,乃属里寒外热;若舌面色淡而舌底色绛红而均匀鲜活者,乃属里热外寒。满舌皆红者乃是真热,若舌中、舌根色淡或红而晦暗不鲜,或见青光隐隐,皆上实下虚之证,或虚阳外越,或气虚热中,或两者皆而有之。

5. **腻苔有松密之分**　临床常见苔虽厚腻而纳运不减者,若苔质颗粒松散,其间隐隐可见舌质者,多纳运不减而腻苔易化;若苔质致密成长,其间全然不见舌质者,多纳运不聪。

6. **察湿宜苔质合参**　湿在卫气,苔多厚腻,湿入营血,无苔者多。若营气同病,可见厚腻之苔。当此之时,最宜详参舌质。

八、陆小左(1951—)

天津中医药大学中医药工程学院院长,教授,博士生导师。临床诊病重视舌脉、问诊,认为对于小儿,舌诊应用尤其重要。“幼稚之病,往往闻之无息,问之无声,而唯有舌可以验。”婴幼儿的言语功能尚未发育完全,小儿也不懂用言语表达自己的痛苦,所以许多病情需要医者从大人问诊中获得。但通过医者细心观察患儿舌象，确定病情性质，往往起到事半功倍的效果。主要的经验如下[338]。

1. 察舌质以验阴阳虚实　正常小儿舌质柔润，颜色淡红。若为新生儿，舌色往往偏鲜红。若舌质淡红，咳嗽，发热或不发热，痰少或黏，咳声偏上，咽痒，多为表证咳嗽；若舌质红，则为表证风热咳嗽；若舌质淡，咳嗽，无发热表现，仅有痰，或多或少，痰色白，为里寒证咳嗽；舌质红，痰黏或多而黄稠，则为里热证咳嗽。或表里证共见，根据舌色可验阴阳寒热。

2. 审舌苔以知寒热深浅　正常小儿舌苔为薄白苔，新生儿可无苔。表寒证咳嗽舌苔一般为白苔，若表热证，虽可出现黄苔，但一般小儿仍为白苔。里寒证咳嗽一般苔白而厚腻，为痰湿阻肺或痰湿蕴脾之象，化热出现里热证咳嗽时苔为黄，痰多、咳声重一般苔为黄腻。若苔白湿润而厚腻，往往提示湿邪滞留。同时观察舌苔的薄厚程度也可判断邪气的深浅，配合听咳声或肺部听诊，便可知道病变部位。

3. 评舌象改变以测预后　患儿的舌色由淡或鲜红转淡红皆为邪退的表现，临床上，舌色的反应不如舌苔明显。若患儿舌苔厚腻或黄腻，若药对其证，往往 3 剂后舌苔就会转薄，证明效方对证。

九、亓鲁光（1951—　）

成都中医药大学附属医院糖尿病专科主任医师，四川省名中医，博士生导师，教授。在临床实践中总结出了一套独特的舌诊思路和方法，主要体现在对舌与五脏六腑之间联系的认识，舌质与舌苔、舌下静脉、舌觉的动态综合诊察及舌诊与其他现代诊断方法的联合应用上。主要经验如下[339]。

1. 望舌知犯　传统中医舌诊主要包括望舌质和望舌苔两部分内容。因舌质与舌苔是从不同角度对机体情况的反映，所以临床辨舌必须将两者联系起来考虑。亓氏将观察舌下静脉和问舌觉添加到舌诊的范畴中，认为通过观察其形态，有助于直观地了解体内血液流动的状况。如舌下静脉迂曲，常常提示存在血液流行的瘀滞。而舌觉，包括口腔内的各种异常感觉，也能从一个侧面反映体内的疾病状况。

2. 望舌知变　认为舌象能灵敏快速地反映机体状态，故而舌象本身也不是一成不变的，而是随着机体状态的不同而发生着变化。这种动态变化中的舌象不但可以为辨证提供依据，还可以作为判断病情变化，评价临床疗效的重要指标。

3. *望舌知防*　在临床上充分结合患者生活、工作的具体环境来辨舌，充分体现了中医因时、因地、因人制宜的特色，在疾病的防治中起到了重要的作用。

十、仝小林（1956—　）

中国科学院院士，中国中医科学院广安门医院科研副院长，中国中医科学院首席研究员，国家中医药管理局内分泌重点学科带头人。仝氏认为糖尿病的发生与发展均能在舌诊上反映出变化，糖尿病不同阶段的舌诊特点各有不同，指出在糖尿病的治疗中，舌诊有着极其重要的作用。舌能反映全身的气血津液的变化，而气血津液的变化与糖尿病的发生、发展、转归有着密切的联系，故通过舌诊不仅可指导辨证施治，亦可预知患者的病情轻重、转归和预后。其主要经验如下[340]。

1. *观舌苔看津液盛衰*　认为糖尿病中满内热的共同表现除中满体型肥胖外，最明显的表象就是舌的变化，舌苔厚、腐、腻，苔色多为黄色，舌或有点刺，或有裂痕，舌质或红，舌底或瘀滞，根据舌的变化，可以判断中满化火的程度，进而可以判断病情。糖尿病后期，部分患者随着内热耗气伤阴，出现消渴的变现，舌苔亦随之变化。多见苔薄少苔，或者无苔，舌诊其他方面多见舌瘦小，红，或有舌体细颤，此时治疗除益气养阴外，仍应以清除内热为主，热清则耗气伤阴之源除，为治本之法。

2. *观舌质看脏腑寒热*　观舌相对应脏腑为舌尖候心肺，舌中候脾胃，舌中两边察肝胆，舌根以候肾。糖尿病患者舌尖红多为心肺之热，舌之两侧主要看"肝的疏泄"情况，如有郁滞或瘀血现象，舌体两侧就会出现青紫色或者小瘀斑、瘀点。如肝胆湿热，则见舌两侧红而舌苔黄腻；舌淡而胖，兼有齿痕，为肾虚水泛或脾虚停饮，需四诊合参得出结论。

3. *观舌底络脉看血瘀闭阻*　若舌下浮络过多，为血脉瘀阻初期；若舌下络脉出现青紫或紫绛、迂曲、增粗或黑斑，两侧分支浮现、积团成片等，为血脉瘀阻中期，此时痰热互结而成络脉郁阻，见于实证；若舌底络脉出现迂曲、膨大，伴瘀点、瘀斑，或舌下络脉塌陷，脉形细短、迂曲变形，或见条索，此为血脉瘀阻后期，多为气血阴阳不足之证。另外，舌下脉络颜色变化可反映病势与寒热。舌下络脉色红，提示病情轻，热势不重；若络脉色鲜红，则热势渐重；色红绛或紫，提示病情较重或热重；或有舌下络脉色暗红或紫而属于寒的，则应四诊合参而定。

4. 观舌态看气阴盛衰　舌态细颤(伸舌时,舌不自主的颤抖,即是细颤),舌体瞤动,属气阴亏虚,筋脉失养,虚风内动,气液不足,肌肉失去温养,故见动象,且若其尺肤多潮,更是气阴不足的明证。

十一、徐振晔(1960—　)

上海市名中医,上海中医药大学附属龙华医院肿瘤科主任医师,教授,博士生导师,博士后流动站指导老师。在临床上尤其重视舌诊,特别重视查看舌苔与舌质的变化,认为舌象变化常能较客观地反映病情,可较好的指导临床辨证用药[341]。

1. 重舌诊,治疗晚期肺癌的理论基础　通过临床观察发现,恶性肿瘤患者的舌苔改变以白腻、黄腻及花剥苔较为多见。从中医病因病机角度分析,腻苔乃邪毒、湿毒蕴于体内,熏蒸于上而形成,对于临床上辨证论治、判断邪气盛衰有着重要的指导意义。辨舌象之变化可以反映证候虚实、病邪寒热深浅,以及津液盈亏。

2. 重舌诊,治疗晚期肺癌的临床依据　认为中医舌诊包容了丰富的"辨证"思维于其中,如肿瘤晚期患者舌光红,多为阴虚;舌苔黄厚腻,多有湿热邪毒。舌苔的厚薄常可以反映病位的深浅,若苔薄者,则多为疾病初期,若苔厚者,则多病化已深。就肺癌患者而言,若苔薄白、质润,则疾病多在早期,若苔厚腻、晦暗,则病化较深,多处于中晚期。中医应用舌诊来观察疗效及判断预后转归由来已久,许多学者研究发现,舌质由紫转淡红或晦暗转明润,舌苔由厚变薄,由无苔变薄苔,说明病情好转,反之为逆;舌红绛少苔或无苔表示胃气已绝,预后差。

3. 肺癌诊察,四诊合参,尤重舌象　认为观舌质可验其正气之阴阳虚实,察舌苔可推知邪气之寒热浅深,舌苔之润燥可验津液之盈亏。舌质淡胖或兼有齿印的肺癌患者,为肺气亏虚,必补益肺气;舌质淡暗或淡而不胖者,为阳虚湿停,则健脾温阳;舌质红或偏红,苔少或有裂纹者,为肺阴虚,治以养阴润肺,清虚热;舌质红或红绛无苔者,为肺肾阴虚,宜滋养肺肾之阴,结合清热消肿。尤其善于根据舌质和舌苔的变化发现疾病的演变规律和预测其发展趋势,及时调整治疗策略。如患者舌质由紫暗转向淡红,或由晦暗转向明润,舌苔由厚转薄,或由无苔转为薄白苔,提示证情好转,反之则警惕扩散、转移、出血等病情恶化的可能。在治疗过程中,应始终努力保持患者淡红舌,薄白苔。治疗证情复杂的肺癌患者时,常舍脉,甚或舍症而重视苔舌,根据舌象变化,制裁方药,多见良效。

十二、张福利[342](1962—)

黑龙江中医药大学温病教研室主任,教授,博士生导师。在远程诊疗中以舌诊为核心,指导临床用药,取得了良好的疗效。张氏认为中医诊疗需始终贯彻整体观念,故临证时应以机体为整体,将舌诊信息与机体综合信息及疾病整体变化结合,分析病因病机,以指导临床。在临床所获诸多信息中,舌诊具有高度准确和提纲挈领的作用,无疑是诊断的核心,所以高度重视舌诊所得。舌诊在疾病诊疗,尤其是在远程诊疗缺少体格检查及资料不完备的情况下,对辨别病情轻重,指导诊断治疗,特别对急重症患者的及时治疗发挥了重要作用。远程诊疗中,患者由于病情重、病症急或其他原因无法亲自就诊,仅能通过电话或网络叙述病情及症状,提供西医检查结果,传递舌诊图进行诊治。张氏认为,患者症状描述带有一定主观性,可能有所遗漏或偏颇,舌诊图则是诊疗中不可或缺的重要依据。尽管舌诊图受光线和拍摄水平的影响,可能对真实舌象有所影响,但是通过综合观察舌诊图,排除舌诊图失真部分,仍可得出真实可靠结论,指导诊断治疗。

张氏指出:① 观察舌诊时,舌质与舌苔变化不可分割,舌苔反映卫气层次,舌质反映营血层次,临床中应苔质合参。② 观察舌苔应注重色泽、润燥、厚薄及分布。舌苔颜色可反映病邪性质,白苔主表、主湿,黄苔主里、主热,灰黑苔主里,示病情较重。舌苔薄厚可反映病邪浅深,透过舌苔隐约可见舌质为薄苔,示病情轻浅;否则即为厚苔,示病已入里,病情较重。舌苔润燥可反映津液盈亏,苔润示津液充足,苔燥示里热较重,津液已伤。③ 舌诊对辨别病情轻重、寒热虚实具有重要的指导意义。④ 舌诊可指导判断病情顺逆及预后。判断患者病情变化不能单靠症状或西医指标的改变,远程诊疗中,舌诊图可以保留下来作为很好的佐证,动态观察舌诊变化是十分可靠的依据,并可为进一步治疗确定方向。

十三、张永康[343](1963—)

陕西省人民医院主任医师,教授,全国第三批名老中医学术经验继承人。

在治疗杂病时善于从抓主症、查舌体方面入手，认为舌为后天之本，气血生化之源，舌能反映全身气血的盛衰，将抓主症和查舌结合起来辨治疾病，则辨证准确。临床治疗疾病尤重脾，喜用归脾汤加减治疗各类杂病，疗效确切。舌体的运动和气血津液生成及运行依赖于脾的运化功能，舌苔是由于胃气蒸发谷气上承于舌面而成，亦与脾胃功能相关，脾胃为后天之本，气血生化之源，舌体血脉丰富，最能反映脾胃功能。临床治疗疾病，不同病症只要见到舌淡有齿痕、苔白、睡眠不好就用归脾汤加减，常去酸枣仁，减少了油腻之性和养心之力，重在健脾。舌诊既是抓主症，也是抓主证，抓主症的目的在于抓主证，兼症不同可以主证相同，证同则治同，即所谓异病同治。

（许朝霞　季杰）

参考文献

[1] 刘克卿，李滦香.舌诊于早期妊娠诊断的初步观察[J].辽宁中医杂志，1995，23(5)：219.

[2] 李万林，黄靖字.亚健康状态中医学干预研究进展[J].辽宁中医药大学学报，2011，13(6)：254-257.

[3] 王彦晖，何宽其.中医诊治亚健康状态的优势[J].中华中医药杂志，2007，7(22)：473-475.

[4] 许家佗，张志枫，李蕾，等.基于图像分析的亚健康状态舌象颜色特征研究[J].辽宁中医杂志，2010，37(12)：2328-2330.

[5] 崔龙涛，邱智，于波，等.大学生亚健康状态中药干预前后舌象分析[J].中国中医基础医学杂志，2012，18(9)：1044-1046.

[6] 许家佗，屠立平，邱智，等.亚健康状态的四诊信息分析与辨证分类研究[J].北京中医药大学学报，2011，34(11)：741-742.

[7] 黄勃，李乃民，张大鹏，等.基于计算机舌象图像的健康人群中的亚健康状态研究[J].计算机在诊法中的应用与研究论文汇编，2016：40-41.

[8] 王冬雪.齿痕舌的识别及其与亚健康状态之间相关性的研究[D].哈尔滨：哈尔滨工业大学，2011.

[9] 陈清光，许家佗，张志枫，等.气虚体质大学生客观化评价方法研究[J].中华中医药杂志，2012，27(1)：34-35.

[10] 周小青，吴正治.不同舌苔患者植物神经平衡功能的综合评判[J].甘肃中医，1995，8(1)：10-11.

[11] 王春荣.儿科舌诊经验浅析[J].山西中医，2018，34(1)：1-3.

[12] 王忆勤.中医诊断学[M].北京：中国中医药出版社，2004.

[13] 钟松柏,苏树蓉,陈海红,等.易感儿舌象与红细胞免疫和淋转关系的研究[J].辽宁中医杂志,1997,24(5): 201-202.
[14] 钟柏松,苏树蓉,石锦萍,等.易感儿不同舌象与体液免疫关系的研究[J].中国中医基础医学杂志,2001,7(3): 64.
[15] 江育仁.中医儿科学[M].上海: 上海科学技术出版社,1985: 49.
[16] 蒋利群.中医儿科病情观察要素浅析[J].北京中医药大学学报,2008,31(7): 502-504.
[17] 蒋利群.中医儿科病情观察特点及临床运用原则[J].时珍国医国药,2009,20(1): 140-141.
[18] 张树一,王湘云.小儿支气管哮喘的舌象观察[J].赤脚医生杂志,1979,10: 11-12.
[19] 何庆勇,王阶,张允岭,等.对应分析技术在冠心病舌脉象定量提取中的应用[J].中华中医药杂志,2009,24(3): 287.
[20] 魏家涛.120 例胸痹心痛患者舌象及变化规律的研究[J].山东医学高等专科学校学报,2010,32(2): 115-118.
[21] 陈岩,杨关林,张会永.136 例胸痹(气阴两虚兼血瘀证)患者舌象观察[J].中华中医药学刊,2009,27(3): 478-480.
[22] Wang YQ, Xu J, Guo R, et al. Therapeutic Effect in Patients with Coronary Heart Disease Based on Information Analysis from Traditional Chinese Medicine Four Diagnostic Methods[J]. JTCM,2014,31(1): 34-41.
[23] 孙敏,张华敏,曹洪欣.冠心病舌诊研究[J].中医药信息,2004,21(3): 51-53.
[24] 史琦,陈建新,赵慧辉,等.212 例冠心病患者舌下络脉征象与中医辨证关系的研究[J].北京中医药大学学报,2011,34(12): 855-859.
[25] 焦启超.冠心病病人舌象变化及临床意义[J].Chinese Journal of Integrative Medicine on Cardio-/Cerebrovascular Disease, 2003, 1(1): 62.
[26] 李敬华,翁维良.冠心病舌诊定量研究[J].中国中医基础医学杂志,2009,15(4): 284-286.
[27] 高秀娟,韩晓华,江春花.冠心病患者舌象变化规律探讨[J].甘肃中医,2011,24(5): 25-26.
[28] 裘秋月,肖雯晖,汪国建,等.急性心肌梗死患者舌象变化应用分析[J].浙江中医杂志,2015,50(7): 483-484.
[29] 张明雪,曹洪欣,吴东宁.论“血瘀”在冠心病发病中的作用[J].中国中医基础医学杂志,2009,15(2): 128-132.
[30] 刘宁.冠心病合并糖尿病中医证候要素、证候特征及证候病机演变规律研究[D].沈阳: 辽宁中医药大学,2014.
[31] 李京.冠心病合并高血压中医证候要素、证候特征及证候演变规律研究[D].沈阳: 辽宁中医药大学,2015.

[32] 张剑,陈智慧,张哲,等.982 例心脑合病患者舌象、脉象分析[J].辽宁中医药大学学报,2013,13(6): 61 - 63.
[33] 郭力恒,张敏州,曾影红,等.岭南地区 207 例胸痹患者冠脉造影结果与舌象关系分析[J].辽宁中医杂志,2006,33(9): 1098 - 1099.
[34] 马晶晶.冠心病中医症状及舌脉信息与冠状动脉病变的关系[J].吉林中医药,2012,32(9): 903.
[35] 张学森.舌下静脉分度对冠心病的预测价值[J].西南国防医药,2014,24(8): 861.
[36] 吕洋,凌子,王祖禄.79 例冠心病患者舌象与冠脉造影结果相关性研究[J].辽宁中医药大学学报,2017,19(11): 202 - 205.
[37] 谢晓柳,安冬青,汪建萍.冠心病患者舌底脉络征象与冠状动脉粥样硬化的相关性[J].中医杂志,2016,57(3): 241 - 244.
[38] 林雪娟,陈群,莫传伟,等.心病瘀血舌与血液流变学的相关性[J].辽宁中医药大学学报,2009,1: 3 - 7.
[39] 王琦,傅凤霞,许爱兰,等.56 例冠心病舌下脉诊断与实验检测相关性研究[J].辽宁中医杂志,1997,24(9): 387 - 388.
[40] 王铭等.紫暗舌与心肌梗死患者预后关系的研究[J].北京中医药大学学报,2012,35(7): 495 - 496.
[41] 江时森.冠状动脉狭窄患者舌尖和唇微循环定量研究[J].微循环技术杂志,1996,4(2): 68 - 69.
[42] 李敬华,翁维良.冠心病舌诊定量研究[J].中国中医基础医学杂志,2009,15(4): 284 - 286.
[43] 王祉.基于舌、面、脉诊图像参数的冠心病中医疗效评价研究[J].中华中医药杂志,2015,30(3): 693.
[44] 刘黎青,刘斌,周盛年.冠心病患者红外热像舌图特征及温度负荷变化[J].山东中医药大学学报,2001,25(4): 278 - 279.
[45] 姜智浩,诸凯.舌象特征的量化研究[J].天津中医药,2008,25(6): 456 - 458.
[46] 田野,陈娟,王海鹏,等.1991—2009 年我国成人高血压流行趋势分析[J].中国预防医学杂志,2014,15(2): 138 - 142.
[47] 胡大一.抓好高血压防治,实现 25 / 25 目标[J].中华高血压杂志,2016,24(1): 1.
[48] 中国高血压患者教育指南编撰委员会.中国高血压患者教育指南[J].中华高血压杂志,2013,21(12): 1123 - 1149.
[49] 王河宝,吴丽芳,孙悦,等.舌诊在高血压病健康风险评估中的作用意义研究[J].辽宁中医杂志,2017,44(12): 2524 - 2525.
[50] 王静,陈群,莫传伟,等.716 例广东地区原发性高血压患者的中医舌象特征及病机探讨[J].中华中医药学刊,2012,30(11): 57 - 59.
[51] 贾微,刘兆秋,唐亚为,等.广西壮族地区原发性高血压病患者的中医舌象与证候要素

相关性研究[J].中国民族医药杂志,2016(1): 21 - 23.
[52] 韩垚.高血压病舌诊定量诊断与中医证型的研究[D].北京: 中国中医科学院,2003.
[53] 李京.冠心病合并高血压中医证候要素、证候特征及证候演变规律研究[D].沈阳: 辽宁中医药大学,2016.
[54] 王发渭,刘毅,王治宽.高血压病患者舌下络脉的对照观察[J].中国动脉硬化杂志,2004,12(4): 455 - 457.
[55] 刘兴方.痰瘀同治、解毒通络法治疗 1、2 级高血压病用药规律挖掘及疗效观察研究[D].北京: 中国中医科学院,2013.
[56] 丁喜艳,刘顺益.原发性高血压病中医证型与舌下静脉关系的临床观察[J].辽宁中医杂志,2008,(6): 867 - 869.
[57] 国家药品监督管理局.中药新药临床研究指导原则(试行)[S].北京: 中国医药科技出版社,2012: 73 - 78.
[58] 田金洲,董建华.中医老年病学[M].天津: 天津科学技术出版社,2009: 92 - 96.
[59] 张伯臾.中医内科学[M].上海: 上海科学技术出版社,2010: 204 - 210.
[60] 杨社香.高血压病常见舌象分析[J].河南中医药学刊,1997,12(6): 45 - 47.
[61] 王静.原发性高血压病中医舌象与证候的相关性研究[D].广东: 广州中医药大学,2012: 17 - 22.
[62] 龚一萍,连怡绍,陈素珍,等.常见病理舌色定量研究及与疾病和证型相关性分析[J].中国中医药信息杂志,2005,12(7): 20 - 21.
[63] 周勇.高血压病不同证型的舌形、苔质计算机定量化研究[D].浙江: 浙江中医药大学,2006: 5 - 13.
[64] 李震生,李忠,王汝琨.405 例高血压病患者舌象分析及临床实验观察[J].河南中医,1982,5: 46 - 48.
[65] 张天权,张伯讷.1 000 例高血压病患者的舌象分析[J].上海中医药杂志,1965,7(16): 30 - 32.
[66] 刘顺益.原发性高血压病中医证型与舌下静脉相关性的临床研究[D].福建: 福建中医学院,2005: 16 - 21.
[67] 丁喜艳,刘顺益.原发性高血压病中医证型与舌下静脉关系的临床观察[J].辽宁中医杂志,2008,35(6): 867 - 868.
[68] 崔敏圭,项宝玉,黄世敬,等.中风病舌诊定量研究[J].中国中西医结合杂志,2001,21(9): 670 - 673.
[69] 李松霖.基于光谱技术对高血压病不同证型舌象的定量研究[D].广东: 广州中医药大学,2013: 11 - 19.
[70] 程南方.基于光谱技术对高血压病两证舌象的定量研究[D].广东: 广州中医药大学,2012: 12 - 16.
[71] 张晨,王保和.基于从肝论治的高血压病舌象的临床试验研究[J].辽宁中医杂志,

2016,43(4): 685-689.
[72] 李震生,王青云,孙国强,等.高血压病患者舌质与血流动力学及肾上腺皮质、髓质激素的关系[J].中西医结合杂志,1984,4(4): 214-215.
[73] 周仲瑛.中医内科学[M].北京: 中国中医药出版社,2004: 146.
[74] 王春勇,姜良铎,康雷.215 例失眠患者舌诊的特征性研究[J].中国中医基础医学杂志,2013,12: 1424-1427.
[75] 于志峰,陆小左,胡广芹.失眠患者舌象与血流变相关性研究[J].国医论坛,2013,5: 15-17.
[76] 胡广芹,陆小左,周冰,等.舌诊应用于健康检查失眠病人诊断的临床研究[J].职业与健康,2009,11: 1211-1213.
[77] 姚憬.裘昌林.治疗不寐证临床经验[J].实用中医内科杂志,2001,15(3): 15-16.
[78] 高建荣.从脾胃论治失眠治验[J].山西中医学院学报,2011,(4): 28-30.
[79] 安妮,马智.马智教授治疗不寐经验撷菁[J].时珍国医国药,2008,19(5): 1288-1289.
[80] 张雯静,施明,徐建.从临床调查入手,掌握当今失眠症发病规律[C].睡眠研究: 传统与现代-第四届全国中医睡眠医学学术研讨会论文集,2006: 57-61.
[81] 胡广芹,陆小左.舌象在失眠辨证诊治中的意义研究[J].中华临床医学杂志,2007,3(8): 39-42.
[82] 黄小芹,王长松.110 例失眠患者证型与舌象特征关系的研究[J].东南大学学报(医学版),2015,1: 100-103.
[83] 黄春华,陈建斌,聂容荣,等.温阳法治疗阳虚型失眠症 40 例[J].辽宁中医杂志,2011,3: 473-475.
[84] 蔡庆豪.桂甘龙牡类方治疗失眠的证治规律研究[D].广州: 广州中医药大学,2014.
[85] 王翘楚.失眠症的中医诊断、辨证和治疗[J].中医药通报,2006,5(5): 10-13.
[86] 李欢欢,张新峰,胡广芹,等.失眠舌象特征的量化研究[J].北京生物医学工程,2013,3: 267-271.
[87] 陈聪,宋咏梅.失眠症中医证候的聚类分析及因子分析研究[J].时珍国医国药,2014,11: 2811-2812.
[88] 耿洪娇.失眠中医证候要素的临床调查与研究[D].北京: 中国中医科学院,2015.
[89] 陈聪,宋咏梅.基于现代中医医案的失眠辨证规律分析[J].安徽中医药大学学报,2014,3: 6-8.
[90] 中华医学会呼吸病学分会哮喘学组.支气管哮喘防治指南(支气管哮喘的定义、诊断、治疗和管理方案)[J].中华结核和呼吸杂志,2008,31(3): 177-185.
[91] 吴沛田.观察舌象在哮喘病治疗中有何意义? [J].中医杂志,2004,45(10): 793-794.
[92] 郭楚杰.咳嗽变异性哮喘中医证候特点的研究[D].广州: 广州中医药大学,2012.
[93] 刘小生,朱立成,吴新开,等.基于数据仓库技术发掘中医古文献医案哮喘证治规律[J].江西中医药大学学报,2012,24(3): 13-22.

[94] 张丽.基于数据挖掘技术对安效先教授诊治儿童咳嗽变异性哮喘的临床经验研究[D].北京：中国中医科学院,2014.
[95] 朱立成,林色奇,薛汉荣,等.名中医哮喘医案 445 例关联规则分析[J].江西中医药大学学报,2007,19(5)：83-87.
[96] 吴敏.700 例哮喘儿童患病情况及中医辨证资料计算机数据库统计分析[J].上海中医药杂志,1992(6)：25.
[97] 赵霞,苏树蓉.100 例哮喘患儿体质调查及分型研究[J].成都中医药大学学报,2001,24(3)：16-17.
[98] 颜荣.132 例小儿支气管哮喘的中医证型分析[J].中医儿科杂志,2011,7(1)：30-31.
[99] 宁彦柳.120 例小儿咳嗽变异性哮喘的中医证型分析[D].北京：中国中医科学院,2012.
[100] 田净忆.儿童支气管哮喘缓解期中医证候分布规律及健脾补肺化痰方对大鼠 PDGF、TGF-β1、c-fosmRNA 表达的实验研究[D].合肥：安徽中医药大学,2015.
[101] 朱春秋.健脾益气消积汤治疗儿童哮喘合并反复呼吸道感染随机对照临床研究[J].实用中医内科杂志,2012(4)：29-30.
[102] 温柠如,黄赫,范英兰,等.小青龙汤加减治疗支气管哮喘寒哮型疗效观察[J].中华中医药学刊,2015(12)：2912-2915.
[103] 林冰.儿童哮喘舌象变化规律与中医体质及血清 IgE 的相关性[J].吉林中医药,2013,33(8)：809-811.
[104] 翁诗婷,张晓丹,郝一鸣,等.108 例支气管哮喘患者舌脉象特征分析[J].世界科学技术-中医药现代化,2009,11(6)：806-809.
[105] 张钊旺.支气管哮喘急性发作期中医证候分布规律的临床调查研究[D].郑州：河南中医学院,2014.
[106] 史锁芳,刘秀芳,严志林,等.支气管哮喘患者中医四诊信息调查及验证性因子分析[J].中西医结合学报,2005,3(5)：363-365.
[107] 孙慧媛.支气管哮喘慢性持续期证候特征与“肺脾为核心的脏腑整体辨证”的应用研究[D].北京：北京中医药大学,2015.
[108] 龙文.成人支气管哮喘急性发作期中医证候分布规律及病机探讨[D].广州：广州中医药大学,2011.
[109] 张珊珊,诸惜勤.小儿常见病舌苔及末梢血白细胞的观察[J].南京中医学院学报,1986(1)：38-39.
[110] 罗冬秀,章伟光,雷静美,等.微量元素铜、锌与舌象关系初探[J].微量元素与健康研究,1986(3)：47-48,50.
[111] 朱柏君,陈超.哮喘的中医辨证分型与外周微循环的关系[J].微循环技术杂志-临床与实验,1996(3)：159-161.
[112] 李学良,许朝霞,王忆勤,等.基于中医四诊信息的支气管哮喘缓解期患者临床疗效评

价[J].世界科学技术-中医药现代化,2014(6): 1294 - 1299.
[113] 吴济川.舌象诊断在老年性慢性支气管炎诊治中的应用[J].武汉市职工医学院学报,2001,29(3): 26 - 27.
[114] 张有明,刘方英,常玉环.46 例慢性肺心病患者全血黏度与舌象的临床分析[J].天津中医,1997,(6): 76 - 77.
[115] 郑洁,洪广祥,徐友妹,等.肺心病患者舌下络脉变化的临床分析[J].江西中医药,2008,39(6): 30 - 31.
[116] 王忆勤.中医诊断学[M].北京: 高等教育出版社,2016: 28 - 31.
[117] 季绍良.成肇智.中医诊断学[M].北京: 人民卫生出版社,2004: 39 - 40.
[118] 叶海潇.从舌象辨治慢性萎缩性胃炎[D].沈阳: 辽宁中医药大学,2012: 19.
[119] 吴耀南,苏晓芸.慢性浅表性胃炎与舌象的相关性研究[J].光明中医,2012,27(3): 608 - 611.
[120] 方华珍,丁成华,王玉臣,等.舌诊在慢性萎缩性胃炎辨证中的意义[J].中国中医基础杂志,2013,19(4): 416-418.
[121] 王季春,唐立宏,王萍.舌诊在慢性胃炎诊治中的应用[J].杏林中医药,2007,27(10): 25 - 26.
[122] 王德媛,张新,王晓,等.浅述慢性浅表性胃炎舌象与镜下胃黏膜的相关性[J].深圳中西医结合杂志,2014,24(3): 135 - 136.
[123] 王阶,姚魁武.中医学证候量化诊断研究现状与思考[J].世界科学技术-中医药现代化·中医理论的科学特点,2003,5(5): 10 - 13,78.
[124] 许家佗,张志枫,方肇勤,等.舌象量级诊断方法对 521 例舌象特征的临床观察[J].中国中医基础医学杂志,2008,14(10): 750 - 752.
[125] 张平.基于数据挖掘方法的慢性胃炎脾胃湿热证量化诊断标准研究[D].武汉: 湖北中医药大学,2016: 54 - 58.
[126] 牧童,张声生.925 例慢性胃病舌象变化与证型相关性探讨[C].中华中医药学会脾胃病分会学术交流会,2006: 278 - 284.
[127] 李萍,刘卫红,张蕾,等.925 例慢性胃病舌象变化与证型相关性探讨[J].中国中医基础医学杂志,2007,13(2): 132 - 135.
[128] 付晶晶,李福凤,陆雄,等.慢性胃炎中医证候舌象信息特征研究[J].中国中医基础医学杂志,2015,21(9): 1107 - 1108.
[129] 章莹,吴承玉.慢性胃炎与现代舌诊的研究概况[J].中医药导报,2009,15(11): 66 - 68.
[130] 李响,张军峰,杨亚平.舌苔形成的微生物学机制探讨[J].辽宁中医杂志,2014,41(6): 1102 - 1106.
[131] 梁岩,冯奇刚,李志明.慢性胃炎湿证患者舌苔脱落细胞的检测分析[J].宁夏医学杂志,2007,29(9): 795 - 796.

[132] 陈宇,任健,刘家义.120 例慢性胃炎患者舌苔脱落细胞理化指标与中医辨证相关性研究[J].长春中医药大学学报,2008,24(3): 273-274.
[133] 张永锋,徐德芝,杨敏,等.慢性胃炎不同证型患者舌苔脱落细胞周期及其 EGFR 的研究[J].深圳中西医结合杂志,2011,21(4): 208-210.
[134] 徐琬梨.EGF、EGFR 表达与慢性胃炎辨证分型相关性研究[J].山东中医药大学学报志,2008,32(4): 329-331.
[135] 刘晓谷,蔡淦,何磊,等.慢性胃炎脾虚湿热证患者的舌苔蛋白质组学初探[J].上海中医药大学学报,2012,26(1): 31-35.
[136] 郝一鸣,赵洁,王文静,等.基于 SELDI-TOF-MS 技术的慢性胃炎患者腻苔相关蛋白标志物研究[J].中医杂志,2012,53(14): 1223-1225,1229.
[137] 李福凤,赵洁,庞小燕,等.慢性胃炎患者腻苔的口腔微生物指纹图谱分析[J].中国中医西结合杂志,2012,32(10): 1331-1335.
[138] 李福凤,赵洁,钱鹏,等.慢性胃炎患者腻苔的代谢指纹图谱研究[J].中医西结合学报志,2012,10(7): 757-765.
[139] 杨汉辉,苏若瑟,杨澍,等.中医舌诊对结肠疾病的诊断意义——附 1 731 例肠镜资料分析[J].中华中医药学刊,2008,26(3): 486-487.
[140] 周胜,曹海燕,吴传良,等.胃溃疡患者客观化舌象与胃内炎症反应的相关性研究[J].广西中医药,2016,39(5): 15-16.
[141] 方华珍,丁成华,王玉臣,等.舌诊在慢性萎缩性胃炎辨证中的意义[J].中国中医基础医学杂志,2013,19(4): 416-418.
[142] 卢亚娟.腻苔在脾胃病中的临床意义[J].黑龙江医学,2014,38(9): 1084-1085.
[143] 王莉.慢性肝炎的分类——诊断、分级、分期[J].国外医学(消化系疾病分册),1995,15(2): 100-102.
[144] 胡国平,刘凯,王甦,等.多烯磷脂酰胆碱(易善复)治疗慢性肝炎的系统评价[J].中国循证医学杂志,2005,5(7): 543-548.
[145] 中国中医药学会内科肝病专业委员会.病毒性肝炎防治方案(试行)(1995 年 5 月北京第五次全国传染病寄生虫病学术会议讨论修订)[J].中华内科杂志,1995,34(11): 788-791.
[146] 巫协宁.慢性肝炎治疗的新见解[J].新消化病学杂志,1996,4(7): 5-7.
[147] 中华传染病与寄生虫病学会.病毒性肝炎防治方案[J].中华传染病杂志,1991,9(1): 57-59.
[148] 中国中医药学会内科肝病专业委员会.病毒性肝炎中医辨证标准(试行)[J].中医杂志,1992,33(6): 373.
[149] 李亚萍,崔文,杨铂,等.慢性乙型肝炎瘀血阻络证证候特征相关文献分析[J].山东中医杂志,2014,33(4): 259-261.
[150] 叶永安,江锋,赵志敏,等.慢性乙型肝炎中医证型分布规律研究[J].中医杂志,2007,

48(3): 256-258.
[151] 夏小芳,楼孝惠,屠建国,等.慢性肝炎瘀血阻络证的临床观察与研究[J].实用中西医结合临床,2008,8(3): 8-9.
[152] 王凤云,唐旭东,刘燕玲,等.慢性乙型肝炎患者中医证型特点及分布差异[J].世界华人消化杂志,2008,16(7): 716-720.
[153] 叶永安,田德禄,蒋健,等.1 003 例慢性乙型肝炎(ALT≥2×ULN)患者中医常见症状及证候分布特点研究[J].世界中医药,2015,10(9): 1293-1298.
[154] 叶永安,田德禄,蒋健,等.1 003 例慢性乙型肝炎(ALT≥2×ULN)患者中医舌诊特点的临床研究[J].世界中医药,2015,10(9): 1299-1304.
[155] 郭明星.基于临床科研信息共享系统的慢性乙型肝炎证治规律研究[D].武汉: 湖北中医药大学,2014.
[156] 郭晓霞.山西地区基因C型慢性乙型肝炎中医证候特点研究[D].北京: 北京中医药大学,2014.
[157] 郭晓霞,叶永安.多元统计方法在轻度慢性乙型肝炎证候分类研究中的应用[J].时珍国医国药,2014,25(4): 1014-1015.
[158] 吴韶飞.利用数据挖掘技术分析 404 例慢性乙型肝炎患者中医证候组群分布规律[D].济南: 山东中医药大学,2012.
[159] 冯小红,张红峰.慢性乙型肝炎患者中医证型特点及分布差异[J].中医临床研究,2012,4(13): 63-64.
[160] 李亚萍,王伟芹,吴韶飞,等.慢性乙型肝炎肝胆湿热证证候特征文献研究[J].辽宁中医药大学学报,2012,14(2): 47-49.
[161] 何凯茵,肖光明,陈志敏,等.慢性乙型肝炎患者舌脉象参数特征分析[J].实用肝脏病杂志,2016,19(1): 45-49.
[162] 许岚,陈暐,张云静,等.从中医舌诊客观化分析慢性乙型肝炎常见证型[J].辽宁中医杂志,2014,41(9): 1817-1819.
[163] 丁然,陆小左.慢性乙型肝炎中医证候与舌象客观量化指标相关性的临床研究[J].西部中医药,2015,28(1): 56-59.
[164] 丁然,吴喜庆,陆小左.慢性乙型肝炎中医舌诊客观化临床观察[A].中华中医药学会中医诊断学分会.全国第十三届中医诊断学术年会论文汇编[C],2012: 4.
[165] 张秋云,李秀惠,刘绍能,等.慢性病毒性乙型重型肝炎中医辨证与舌诊客观化指标的关系探讨[J].天津中医药,2006,23(5): 365-368.
[166] 胡建华,李秀惠,姚乃礼,等.慢性乙型重型肝炎肝脾血瘀证色诊客观化研究[J].中西医结合肝病杂志,2009,19(1): 4-6.
[167] 位庚.慢性乙型肝炎中医临床辨证舌脉象客观化研究[D].成都: 成都中医药大学,2007.
[168] 王佳佳.119 例慢性丙型肝炎患者中医证候分布规律的研究[D].济南: 山东中医药大

学,2012.
[169] 韦溪.145 例慢性丙型肝炎患者证候分布规律的调查研究[D].济南：山东中医药大学,2014.
[170] 唐亚乐.酒精性肝病患者临床基本要素与中医证型相关性分析[D].沈阳：辽宁中医药大学,2014.
[171] 刘广正.益气解毒通络法治疗自身免疫性肝病的临床研究[D].北京：北京中医药大学,2016.
[172] 危北海.舌象在消化系统疾病诊治中的意义[J].中国农村医学,1988,4：41-42.
[173] 徐贵华,王忆勤,李福凤,等.慢性肾衰竭虚证患者临床辨证舌象客观化研究[J].上海中医药大学学报,2006,20(2)：14-17.
[174] 张昱,李斐,刘刚,等.慢性肾衰竭患者舌象定量与证候分布的研究[A].中国中西医结合学会肾脏疾病专业委员会.第 10 届全国中西医结合肾脏病学术会议论文汇编[C],2009：3.
[175] 朱穆朗玛,张宇,金亚明,等.334 例慢性肾病患者不同肾功能分期的舌象特征研究[J].世界科学技术-中医药现代化,2014,16(6)：1273-1277.
[176] 李志更,王天芳,赵燕,等.慢性肾衰常见中医症状的文献分析[J].辽宁中医杂志,2006,33(4)：407-408.
[177] 武曦蔼,倪青,李平.例糖尿病肾病的中医证候分布调查北京中医药[J].北京中医药,2009,28(1)：13-15.
[178] 丁建文,王永泰,夏延玲.例慢性肾功能不全患者舌象观察及其临床意义[J].甘肃中医,1994,7(2)：18-19.
[179] 胥筱云.慢性肾功能不全中医辨治的几点认识[J].云南中医学院学报,1992,15(2)：13-15.
[180] 马居里,严惠芳,朱海慧,等.慢性肾衰舌象改变与肾功能损害相关性的临床观察[J].陕西中医,2008,29(10)：1322-1324.
[181] 宋金涛,王耀光.慢性肾衰的舌诊研究——附 51 例舌诊资料分析[J].天津中医,1992,(6)：34-35.
[182] 徐贵华,王忆勤,何建成,等.慢性肾衰患者不同肾功能阶段舌象客观化研究[A].计算机在诊法中的应用与研究论文汇编[C],2005：4.
[183] 杜家和.例肾病舌象的动态观察[J].中国中医基础医学杂志,2008,8(8)：599-600.
[184] 沈祥立,师晶丽.原发性肾病综合征舌象观察与辨证分型规律探讨[J].现代中西医结合杂志,2006,15(13)：1748-1749.
[185] 付广荣,李根玉,杨国涛.肾病综合征激素治疗后舌象变化及临床意义[J].河南中医,2006,26(4)：49-50.
[186] 李志更.基于多种数据分析方法的慢性肾功能衰竭证候要素研究[D].北京：北京中医药大学,2007：44.

[187] 安鹏,何娜,吴喜利,等.肾病舌象客观化分析与辨证分型规律的探讨[J].中国中医基础医学杂志,2013,19(2): 136-137.
[188] 李雪.抑郁症、慢性乙型肝炎、慢性肾衰竭舌象特征的临床研究[D].北京: 北京中医药大学,2007: 57-71.
[189] 贾冬梅.基于数据挖掘方法的聂莉芳教授治疗慢性肾小球肾炎经验研究[D].北京: 中国中医科学院,2012: 47-50.
[190] 徐大基,李奋,谢全明.慢性肾功能衰竭血液透析患者中医证候特点及透析效果分析[J].广州中医学院学报,1994,11(4): 185-188.
[191] 严晓华,张雪梅,邱志洁,等.肾病综合征强的松治疗前后舌象变化及临床意义[J].福建中医药,1997,28(4): 22-22.
[192] 叶彬华,阮诗玮,张政,等.糖尿病肾病Ⅲ、Ⅳ期患者中医证型与舌象特点研究[J].中医药通报,2013,12(5): 42-44.
[193] 程晓霞.慢性原发性肾小球疾病例舌象分析[J].中医杂志,1993,34(2): 108-109.
[194] 林日阳,陈艳,秦军燕,等.例慢性肾小球肾炎腻苔患者血脂及特征分析[J].中国中西医结合肾病杂志,2014,15(6): 536-537.
[195] 张昱,刘刚,周群清,等.慢性肾衰竭维持性血液透析患者瘀血舌与 hs-CRP 相关性的研究[A].中国中西医结合学会肾脏疾病专业委员会.第 10 届全国中西医结合肾脏病学术会议论文汇编[C],2009: 3.
[196] 张昱,邓术一,翁维良.慢性肾衰竭患者瘀血舌与血清同型半胱氨酸相关性的研究[A].中国中西医结合学会肾脏疾病专业委员会.中国中西医结合学会肾脏疾病专业委员会 2011 年学术年会暨 2011 年国际中西医结合肾脏病学术会议论文汇编[C],2011: 2.
[197] 周世喜,陈源根,周志成,等.65 例慢性肾功衰患者的舌象、微循环、血流变与肾功能观察[J].中国病理生理杂志,1992,8(5): 508-508.
[198] 王忆勤,李福凤,何立群,等.不同证型慢性肾功能衰竭患者舌象的定量分析[J].上海中医药大学学报,2002,16(4): 38-40.
[199] 程亚伟,何磊,廖萍,等.慢性肾功能衰竭中医湿证舌苔中相关蛋白研究[J].中华中医药学刊,2010,28(9): 1920-1924.
[200] 程亚伟,何磊,廖萍,等.基于蛋白芯片的慢性肾衰舌苔上清液中蛋白研究[J].世界科学技术-中医药现代化,2011,13(4): 616-621.
[201] 郝一鸣,洪名超,王忆勤.慢性肾衰中医湿证舌苔、尿液中相关蛋白研究[A].中华中医药学会.全国第十一次中医诊断学术年会论文集[C],2010: 8.
[202] 郝一鸣,洪名超,王文静,等.基于 SELDI-TOF-MS 技术的慢性肾衰竭 4 种舌苔相关蛋白研究[J].中华中医药杂志,2013,28(4): 1053-1056.
[203] 王晓燕,胡国华,谈月娣.中西医舌诊与妇科疾病关系的临床研究进展[J].医学综述,2006,12(14): 893-895.

[204] 张靖敏.中医舌诊与妇科病的关系[J].光明中医杂志,1997,12(1): 20 - 23.
[205] 高昂.54 例围绝经期综合征妇女舌象的观察分析[J].甘肃中医学院报,2005,22(1): 17 - 20.
[206] 张晓金,杨家林.论治月经病特色探析[J].四川中医,2001,19(1): 12.
[207] 费兆馥,顾亦棣.望舌识病[M].北京: 人民卫生出版社,2004: 124 - 128.
[208] 赖斯宏,何宽其,王彦晖,等.浅析妇科疾病与舌尖瘀点的关系[J].中华中医药杂志,2017,32(4): 1628 - 1629.
[209] 朱红梅,赖鹏华,洪燕珠.舌诊在不孕症诊治中的运用[J].中华中医药杂志,2017,32(4): 1630 - 1632.
[210] 汤倩珏,陈锦黎,黎捷灵.肝郁肾虚型慢性盆腔炎舌象的观察研究[J].中医中药,2010,17(15): 82 - 83.
[211] 林义石,叶树范,方留焰,等.舌象与盆腔炎血瘀证的关系附 144 例分析[J].浙江中西医结合,1994,(8): 80 - 81.
[212] 汤倩珏,陈锦黎,黎捷灵,等.舌象在慢性盆腔炎中应用价值的探讨[J].中国当代医药,2012,19(14): 7 - 9.
[213] 佟庆,金哲.101 例多囊卵巢综合征患者舌象分析[J].北京中医药,2013,32(12): 928 - 930.
[214] 王芙蓉.舌诊在妇科运用中的体会[J].青海医药杂志,2005,52(1): 36.
[215] 余敏,甘梅松,刘俊芬.剖宫产术后舌后坠原因分析[J].中国临床医生,2002,30(5): 40.
[216] 李灿东,高碧珍,兰启防,等.原发性不孕症舌印片与阴道脱落细胞的对照观察[J].福建中医学院学报,2004,14(2): 3 - 7.
[217] 朱文新.血瘀证治疗前后舌下络脉的临床观察[J].上海中医药杂志,1994,8(1): 15 - 17.
[218] 陈可冀,李连达,翁维良,等.血瘀证与活血化瘀研究[J].中西医结合心脑血管病杂志,2005,3(1): 1 - 2.
[219] 尤昭玲,王若光.月经后期患者性周期不同时相中的黏膜细胞化学变化的动态研究[J].中国中医药科技,1996,3(3): 3 - 5.
[220] 徐志明.正常妊娠和妊娠高血压综合征孕妇舌深静脉观测分析[J].安徽中医临床杂志,1998,10(2): 77 - 79.
[221] 刘延颖,颜红,满斌.精神科疾病舌诊研究近况[J].内蒙古中医药,2014,4: 126 - 127.
[222] 徐瑛,刘晏,余莉芳.焦虑抑郁症舌象变化规律[J].辽宁中医药大学学报,2011,13(1): 23 - 24.
[223] 李晓照,陈泽奇,胡随瑜,等.抑郁症 5 类中医证候舌象脉象调查分析[J].湖南中医学院学报,2003,23(5): 40 - 42.
[224] 陈文姬.200 例抑郁症患者舌象研究[J].山东中医药大学学报,2006,30(1): 37 - 38.

[225] 赵燕.抑郁症舌脉象临床分布特点的文献研究[J].山东中医药大学报,2010,34(5): 413-414.
[226] 李培根.郁证的舌象辨析与治疗[J].河南中医,2005,25(4): 37-38.
[227] 张敬华,赵峰,惠振,等.中医舌诊在脑卒中患者临床应用[J].吉林中医药,2018, 38(4): 425-428.
[228] 崔敏圭,项宝玉,黄世敬,等.中风病舌诊定量研究[J].中国中西医结合杂志,2001, 21(9): 670-673.
[229] 刘孟安,许继平,赵岩,等.急性脑血管病舌诊临床研究[J].中国中医急症,2008, 17(11): 1552-1553.
[230] 李海霞,付建平,王竟涛,等.急性心肌梗死病人重度痰瘀互结证舌象变化1例分析[J].中西医结合心脑血管病杂志,2016,14(1): 106-108.
[231] 高秀梅,张伯礼,徐宗卿,等.急性心肌梗死的特殊舌象[J].中医杂志,1994,35(3): 365.
[232] 裘秀月,肖雯晖,汪建国,等.急性心肌梗死患者舌象变化应用分析[J].浙江中医杂志,2015,50(7): 483-485.
[233] Zhang B, Wang X, You J, et al. Tongue Color Analysis for Medical Application[J]. Evidence-based Complementary and Alternative Medicine, 2013, 2013(4): 70-75.
[234] 翁诗婷,张晓丹,郝一鸣,等.108例支气管哮喘患者舌脉象特征分析[J].世界科学技术-中医药现代化,2009,11(6): 806-809.
[235] 张葆青,高金金,陈鲁,等.小儿肺炎舌象特点及相关因素分析[J].山东中医药大学学报,2013(2): 119-121.
[236] 余松.张立山.70例肺间质纤维化患者舌象的临床观察[J].西部中医药,2019,32(5): 87-90.
[237] 张杉.372例肺癌舌象的研究[D].成都: 成都中医药大学,2013.
[238] 杨琼,朱惠蓉,燕海霞,等.31例原发性肺癌患者舌象特征参数与生命质量量表的相关性分析[J].中华中医药学刊,2011,29(4): 786-789.
[239] Feng, Zheng, Feng, et al. Study on the Tongue Manifestations for the Blood-Stasis and Toxin Syndrome in the Stable Patients of Coronary Heart Disease[J].中国结合医学杂志(英文版),2011,17(5): 333-338.
[240] 江时森.冠状动脉狭窄患者舌尖和唇微循环定量研究[J].微循环技术杂志-临床与实验,1996(2): 68-69.
[241] 贾钰华,陈素云.舌色与心脏功能及血管功能的关系[J].中国中西医结合杂志,1995(6): 331-333.
[242] 冯利民,刘长玉,杜武勋.急性心肌梗死舌象研究进展[J].辽宁中医杂志,2008, 35(3): 473-474.
[243] 王静,陈群,莫传伟,等.716例广东地区原发性高血压病患者的中医舌象特征及病机

探讨[J].中华中医药学刊,2012(11): 2423－2425.
[244] 杨社香.高血压病常见舌象分析[J].中医学报,1997(6): 45－47.
[245] 樊艳,梁嵘,张永涛,等.临界高血压人群计算机舌象特征与中医症状的流行病学调查研究[C].第七次全国中西医结合四诊研究学术会议,2004: 111－113.
[246] 陈可冀.心脑血管疾病研究[M].上海: 上海科学技术出版社,1988.
[247] 叶艳,秦丽萍,岳小强,等.103 例原发性肝癌患者围手术期舌象变化规律[J].中医杂志,2014,55(1): 48－52.
[248] 周胜,王忆勤,蒋伟萍,等.外科手术创伤相关因素的现代中医舌象分析研究[J].中国医药导刊,2011,13(10): 1727－1728.
[249] 李宁.肝炎肝硬化患者的舌象特点及其与肝功能指标的相关性研究[D].北京: 北京中医药大学,2013.
[250] 赵丽红,刘燕玲,刘汶,等.肝炎肝硬化患者舌象表现与 MELD 评分及其相关指标水平间相关性的探讨[C].全国中医药博士生学术论坛,2014.
[251] 翁佩珊.异常舌象与肠道癌前病变相关性研究[D].广州: 广州中医药大学,2015.
[252] 王露,高键,王忆勤,等.数字化舌诊对 2 型糖尿病患者血糖水平、营养状况及膳食结构的评估作用[J].上海中医药杂志,2011(6): 25－27.
[253] 徐贵华,袁利,王忆勤,等.慢性肾衰竭患者不同肾功能分期舌象客观化研究[J].中国中西医结合肾病杂志,2006,7(9): 530－531.
[254] 宋麦芬,王旭升,万洁.颅脑损伤患者舌象动态变化与疾病预后评估关系的分析[J].北京中医药,2016(1): 6－8.
[255] 李静,陈家旭,刘玥芸,等.舌色形成的机理探讨[J].中国中医基础医学杂志,2013(6): 670－671.
[256] 刘祎洋.面向健康评估的疾病风险自动预警技术研究[D].沈阳: 东北大学,2013.
[257] Chen BM, Hun J, Yu PS, et al. Data Mining: An Overview from Database Perspective[C]. IEEE Transactions on Knowledge and Data Engineering, 1996: 866－883.
[258] 熊赟,朱扬勇,陈志渊,等.大数据挖掘[M].上海: 上海科学技术出版社,2016.
[259] 许曼音.糖尿病学[M].上海: 上海科学技术出版社,2003: 369.
[260] 贺宏波,闫韶晔,杨玲玲,等.5 930 例 2 型糖尿病患者舌象与实验室指标相关性分析[J].中医杂志,2013,54(23): 2031－2034.
[261] 杨亚平,岳沛平,申全宏.300 例糖尿病的舌象研究[J].南京中医药大学学报,1997,13(6): 338－339.
[262] 付贵基.110 例糖尿病患者舌象观察分析[J].中国中医药信息,1992,10(增刊): 50.
[263] 陈泽霖.200 例糖尿病患者舌象检查分析[J].浙江中医杂志,1985,30(3): 137－138.
[264] 周立国,蔡杰.糖尿病并发症辨证施治[J].中国煤炭工业医学杂志,1999,2(2): 185－186.

[265] 武曦蔼,倪青,李平.213 例糖尿病肾病的中医证候分布调查[J].北京中医药,2009,28(1): 13-15.
[266] 张晓辉,王红霞,李征.无症状性糖尿病辨治体会[J].甘肃中医,2006,19(3): 28-29.
[267] 石曾淑,张进臣.腻黄苔与糖尿病[J].中国乡村医生杂志,1990(3): 32-33.
[268] 张清梅,陈泽奇,陈大舜,等.2 型糖尿病 5 类常见中医证候舌象脉象调查分析[J].中国医学工程,2005,13(5): 513-515.
[269] 陈剑秋,施赛珠,林果为,等.糖尿病血瘀证的临床特点及易患因素探讨[J].中医杂志,1994,35(2): 106-108.
[270] 李振中,尹翠梅,王德修,等.痰瘀互结与糖尿病血管病变[J].中国中医基础医学杂志,2002,8(6): 61-63.
[271] 肖万泽,付伟,毕会民.肝肾阴虚对Ⅱ型糖尿病微血管病变的影响[J].辽宁中医杂志,2001,28(2): 82.
[272] 眭书魁,李佃贵.从瘀论治糖尿病 57 例临床观察[J].中西医结合杂志,1992,12(1): 42-43.
[273] 老玉铎.82 例糖尿病的舌质分析探要[J].中医函授通讯,1996,15(3): 22-23.
[274] 侯永茂,杨秀英.100 例糖尿病舌象分析[J].内蒙古中医药,1992(4): 34.
[275] 王娟.糖尿病人舌质及舌下络脉的初步观察[J].中国中医药信息,1992,9(增刊): 49.
[276] 肖丽明,施赛珠,王倩.140 例糖尿病舌下脉异常的病例对照研究[J].山西医药杂志,1991,21(1): 29.
[277] 施赛珠,陈剑秋,石志芸.2 型糖尿病中的瘀血证和益气活血药预防其血管病变的疗效观察[J].中医杂志,1989(6): 21-24.
[278] 郝爱真,刘毅,王发渭,等.老年糖尿病患者舌下络脉的对照研究[J].解放军医学杂志,2006,31(9): 915-916.
[279] 唐彩平,冯维斌.糖尿病慢性并发症证候演变规律探讨[J].深圳中西医结合杂志,2000,10(3): 122-123.
[280] 王露,高键,王忆勤,等.数字化舌诊对 2 型糖尿病患者血糖水平、营养状况及膳食结构的评估作用[J].上海中医药杂志,2011,45(6): 25-27.
[281] 邢志光,季学清,关玮,等.42 例脂代谢异常 2 型糖尿病患者数字化舌象分析[J].中国中医药信息杂志,2012,19(5): 8-9.
[282] 李慧,张尚尚,芦煜,等.2 型糖尿病中医数字化、量化的四诊特征研究[J].云南中医学院学报,2015,38(2): 43-46.
[283] 陈剑,杨如芬,李潇,等.2 型糖尿病患者舌质与彩色多普勒超声相关改变的研究[J].山西医药杂志,2007,36(6): 493-495.
[284] 刘黎青,周盛年,张轶,等.糖尿病患者红外热象舌图及温度负荷变化的研究[J].山东生物医学工程,2001,20(3): 11-14.
[285] 严文娟,李刚,林凌,等.人工神经网络在舌诊近红外光谱中的应用研究[J].计算机工

程与应用,2011,47(27): 132 - 135.
[286] 郝一鸣,王忆勤,张之辰,等.2 型糖尿病患者舌象参数特征及与空腹血糖的相关性初探[J].时珍国医国药,2017,28(1): 253 - 255.
[287] 徐杰,许家佗,朱蕴华,等.糖尿病患者糖代谢和数字化舌象关系的初步探索[J].上海中医药杂志,2014,48(11): 11 - 13.
[288] 郝一鸣,褚润茹,金铭歆,等.2 型糖尿病患者舌诊客观参数与糖化血红蛋白指标关联分析[J].中华中医药杂志,2018,33(4): 1520 - 1523.
[289] 王磊,朱斌,秦灵灵,等.瘦素、脂联素、游离脂肪酸与 2 型糖尿病肝郁脾虚证的关系[J].中日友好医院学报,2015,29(1): 31 - 33.
[290] 罗振亮,陈壮忠.糖尿病患者瘀血舌象与凝血功能相关性研究[J].四川中医,2011,29(5): 26 - 28.
[291] 李琳,陈百先,何颂华.2 型糖尿病患者舌色与血小板 α -颗粒膜蛋白关系的研究[J].铁道医学,2000,28(3): 155 - 156.
[292] 苏丽,赵希森,杨文炎,等.2 型糖尿病舌脉规律临床研究[J].中华实用中西医杂志,2001,1(9): 2009 - 2010.
[293] 魏守宽,史学茂,魏超.糖尿病性紫舌有关客观指标初步观察[J].山东中医杂志,1994,13(1): 24 - 25.
[294] 蔡新吉,王久春.糖尿病辨证分型与局部脑血流量关系探讨[J].中国中西医结合杂志,1992,12(9): 547.
[295] 石志芸,施赛珠,陈剑秋,等.血栓相关分子标志物在糖尿病血瘀证中的临床意义[J].中医杂志,1999,40(9): 550 - 555.
[296] 周建扬.舌底脉络瘀血与糖尿病[J].浙江中医杂志,2000,45(2): 88 - 89.
[297] 胡占盈,栗振华.舌诊的临床研究与思考[J].深圳中西医结合杂志,2001,11(3): 145 - 146.
[298] 尹伸,殷东风,高宏,等.头颈部肿瘤放疗后患者中医证候特点分析[J].辽宁中医药大学学报,2016,18(4): 185 - 188.
[299] 肖寒,朱介宾,申小苏,等.肺癌血管内皮生长因子与舌脉的观察[J].陕西中医,2008,29(12): 1580 - 1582.
[300] 冯月娟,张建芳,张国良.112 例肺癌中医证型、舌象与病理分型关系探讨[J].中国中医急症,2004,13(7): 446 - 447.
[301] 杜坚.115 例癌症患者的舌象观察与分析[J].江苏中医药,2003,24(6): 18 - 19.
[302] 吴君德.肿瘤患者舌象特点的临床研究[D].北京: 北京中医药大学,2011.
[303] 万晓凤.肺癌的常见临床舌象[J].实用中西医结合临床,2003,3(4): 32.
[304] 苏晋梅,韩明权,林琴娟,等.原发性肺癌 380 例舌象分析[J].山西中医,2000,16(5): 12 - 13.
[305] 苏婉,许家佗,屠立平,等.207 例肺癌患者舌象在不同临床因素中分布规律研究[J].

中华中医药学刊,2015,33(11): 2073 - 2076.
[306] 陈鲁媛,路广晁.114 例胃癌患者舌象分析[J].中医杂志,2011,52(22): 1935 - 1936.
[307] 王长洪,陆宇平,陈山泉,等.10 216 例胃病患者消化内镜与舌诊观察[J].中国中西医结合消化杂志,2002,10(4): 233 - 234.
[308] 秦吉华,李兰,王莉,等.胃癌患者舌涂片细胞学观察[A].第二次全国中西医结合诊断学术研讨会论文集[C],2008.
[309] 牛素蒲,赵礼一.浅析舌诊与上消化道疾病的关系[J].中国实用医药,2007,(33): 92 - 93.
[310] 诸兆虎,蔡慎初,许立华.胃癌及"癌前病变"的舌象观察与探讨(摘要)[J].中西医结合杂志,1985,(1): 29.
[311] 范德荣,林瑞奋,林欣,等.胃癌患者舌象与病机分析[J].中医杂志,1991,(10): 34 - 35.
[312] 丁园园.胃癌中医证型、证候及相关性研究[D].沈阳: 辽宁中医药大学,2010.
[313] 陈鲁媛,路广晁.114 例胃癌患者舌象分析[J].中医杂志,2011,52(22): 1935 - 1938.
[314] 毛丹,陈孟溪.初诊胃癌患者胃镜象与舌象的相关性研究[J].中医药导报,2011,17(5): 17 - 19.
[315] 王正德,何英红,刘凌宇,等.初诊胃癌患者胃镜象与舌象的相关性研究[J].新中医,2011,43(8): 95 - 97.
[316] 朱为康,李雁,候风刚,等.胃癌患者化疗前后中医证候临床观察[J].中华中医药学刊,2012,30(5): 1180 - 1182.
[317] 董伟,吴娟,张军峰,等.胃癌患者舌苔及血清表皮生长因子与实验室指标的关系[J].中医杂志,2013,54(1): 51 - 54.
[318] 林景松,洪茜,李宏良.胃癌患者瘀血舌象与血清人上皮生长因子水平关系的研究[J].新中医,2010,42(5): 23 - 24.
[319] 杨汉辉,苏若瑟,杨澍,等.中医舌诊对结肠疾病的诊断意义——附 1 731 例肠镜资料分析[J].中华中医药学刊,2008,26(3): 486.
[320] 林景松,洪茜,李宏良.消化系恶性肿瘤患者舌象分析[J].山东中医药大学学报,2010,34(4): 337.
[321] 赵永伟,杨树明.360 例消化系统癌症患者舌象探讨[J].实用中医药杂志,2008,24(5): 318.
[322] 钱峻,刘沈林.消化系恶性肿瘤舌象辨治探微[J].吉林中医药,2005,25(12): 1.
[323] 赵海燕.郭勇教授中西医结合治疗大肠癌的经验[J].中医医药导报,2010,7(10): 138.
[324] 郑祎.齐元富教授运用中医药治疗大肠癌的经验[J].中医学报,2010,25(2): 233.
[325] 韩柯柯,钱峻,张伟妃,等.大肠癌临床辨证舌诊信息特征研究[J].中华中医药学刊,2018,36(3): 668 - 671.

[326] 王长洪,陆宇平,陈山泉,等.1 026 例胃病患者消化内镜与舌诊观察[J].沈阳部队医药,2002,15(4): 284-286.
[327] 吴晓莉,张昊飞,雷宝智.肠道肿瘤的分型论治[J].内蒙古中医药,2015,34(10): 39.
[328] 谌玉佳,胡凯文.肿瘤患者舌象特点及其影响因素[J].中医学报,2015,30(202): 309-312.
[329] 许家佗,张志枫,方肇勤,等.舌象量级诊断方法对 521 例舌象特征的临床观察[J].中国中医基础医学杂志,2008,14(10): 750-752.
[330] 孙艳,贾彦焘.肿瘤患者瘀血舌象与凝血五项指标间的联系[J].辽宁中医杂志,2007,34(6): 718-719.
[331] 张海芳,于志峰.恽铁樵诊舌特色探析[J].国医论坛,2016,31(4): 16-17.
[332] 蔡渔琴.钱远铭用舌诊指导辨证论治的经验[J].中医杂志,1993,34(12): 716-717.
[333] 丁毅.柴松岩闭经病舌诊经验浅论[J].北京中医药,2018,37(4): 305-306.
[334] 赵静文,李丛丛,赵继亭.隗继武教授从舌诊辨治脾胃病经验[J].四川中医,2016,34(7): 15-16.
[335] 苗建英,李变花,陈晓红.陈家礼老中医学术思想探析[J].临床医药文献杂志,2015,2(14): 2901-2902.
[336] 胡静怡,杜斌,单兆伟.单兆伟重视舌诊诊治慢性萎缩性胃炎经验[J].辽宁中医杂志,2016,43(8): 1605-1606.
[337] 吴雄志.曾升平教授舌诊经验[J].河南中医,2001,21(1): 48-49.
[338] 温蕾,杨琛,刘媛,等.陆小左教授辨舌论治小儿咳嗽[J].天津中医药,2016,33(6): 325-327.
[339] 刘璐,周艳霞,亓鲁光.亓鲁光教授舌诊思路管窥[J].四川中医,2014,32(4): 13-14.
[340] 贺宏波,张宸,周强,等.仝小林教授治疗糖尿病舌诊特色[J].辽宁中医药大学学报,2013,15(9): 120-121.
[341] 高红芳,侯安继.徐振晔教授重舌诊治疗晚期肺癌经验[J].中国民族民间医药,2013,5(2): 145-146.
[342] 韩裕璧,张福利.张福利教授舌诊远程诊疗经验[J].中国中医急症,2016,25(5): 826-827.
[343] 曹方,乔荣跃,张永康.张永康主任医师查舌辨用归脾汤经验举隅[J].光明中医,2016,31(13): 1863-1864.

第五章

物联网 e+时代舌诊研究的发展趋势

一、物联网在临床医疗中的应用

(一) 物联网的概念

物联网的基本思想[1]出现于 20 世纪 90 年代末,其概念最初来源于美国麻省理工学院 1999 年建立的自动识别中心提出的网络无线射频识别(RFID)系统,即把所有的物品通过射频识别等信息传感设备与互联网连接起来,实现智能化识别和管理。"物联网(Internet of things)概念"是在"互联网概念"基础上,将其用户端延伸和扩展到任何物品与物品之间,进行信息交换和通信的一种网络概念。其定义为通过射频识别、红外感应器、全球定位系统、激光扫描器等传感设备,按约定的协议,把任何物品通过物联网域名相连接,进行信息交换和通信,以实现智能化识别、定位、跟踪、监控和管理的一种网络概念。物联网广泛用于公共安全、城市管理、智能交通、环境监测、远程医疗等领域。在 2005 年国际电信联盟(ITU)发布的同名报告中,物联网覆盖范围有了较大的拓展,不再只是指基于 RFID 技术的物联网。物联网是一个基于互联网、传统电信网等信息承载体,让所有能够被独立寻址的普通物理对象实现互联互通的网络。它具有普通对象设备化、自治终端互联化和普适服务智能化三个重要特征。

设备(devices)和设施(facilities),包括具备"内在智能"的传感器、移动终端、工业系统、楼控系统、家庭智能设施、视频监控系统和"外在使能"(enabled),如贴上 RFID 的各种资产(assets)、携带无线终端的个人与车辆等"智能化物件或动物"或"智能尘埃"(mote),通过各种无线和(或)有线的长距离和(或)短距离通信网络连接物联网域名实现互联互通(M2M)、应用大集成(grand integration),以及基于云计算的 SaaS 营运等模式,在内网(intranet)、专网(extranet)和(或)互联网(Internet)环境下,采用适当的信息安全保障机制,提供安全可控乃至个性化的实时在线监测、定位追溯、报警联动、调度指挥、预案管理、远程控制、安全防范、远程维保、在线升级、统计报表、决策支持、领导桌面(集中展示的 cockpit dashboard)等管理和服务功能,实现对"万物"的"高效、节能、安全、环保"的"管、控、营"一体化。

(二) 物联网在医疗中的应用

医疗物联网的三个方面:"物"就是对象,就是医生、患者、机械等;"网"就是流程,医疗的物联网必须是基于标准的流程;"联"就是信息交互,物联网标准的定义对象是可感知的、可互动的、可控制的。

1. 物联网在医院的应用范畴 在医疗领域,物联网既可应用于临床,也可应用于医院运营管理。在医院临床上,物联网应用在移动护理条码扫描系统、移动门诊输液管理系统、婴儿防盗系统、患者生命体征动态监测系统等;在医院运营管理体系上,物联网应用于消毒供应中心质量追溯系统、科室物资管理系统、医疗废物管理系统、手术器械清点系统等。

2. 物联网在医院应用的条件 医疗物联网离不开二维条码技术和 RFID 射频识别技术。

二维条码技术配备移动护理终端,能全程追踪患者的就诊信息以及医疗器械的消毒信息等,用移动护理终端扫描患者腕带、输液瓶(袋)、药品、病床上的二维条码,信息便无线传递至医护工作站。二维条码技术的应用既能确保各项医嘱信息的实时传递,减少医护人员的工作量,又能减少医疗差错,提升患者的满意度,提高医院的管理水平[2]。

RFID 技术,又称电子标签、无线射频识别,是一种通信技术,可通过无线电讯号识别特定目标并读写相关数据,而无须识别系统与特定目标之间建立机械或光学接触。RFID 技术被应用在资产管理和设备追踪的应用中,中国药学会有关数据显示,我国每年至少有 20 万人死于用错药与用药不当,有 11%~26%的不合格用药人数,以及 10%左右的用药失误病例。因此,RFID 技术在对药品与设备进行跟踪监测、整顿规范医药用品市场中起到重要作用。除此之外,对于婴儿防盗、医疗废物的监测等方面,RFID 技术都功不可没。还有基于物联网的生命体征采集系统采用最先进的 RFID 技术,在患者身上佩戴内置感应器的RFID标签就能实时监测患者的各项生命体征,体温、脉搏、呼吸、血压等[3]。

3. 物联网对医院医疗条件的改变 当前社会的老龄化发展趋势明显,对于整个社会而言,不只是人口结构的变化,更影响了整体医疗服务结构。目前面临的问题很多,尤其以"效率较低的医疗体系、质量欠佳的医疗服务、看病难且贵的就医现状"为代表的医疗问题成为社会关注的主要焦点。大医院人满为患、社区医院无人问津、患者就诊手续烦琐等问题都是由于医疗信息不畅、医疗资源两极化、医疗监督机制不全等原因导致,这些问题已经成为影响社会和谐发展的重要因素。

利用各种物联网新技术的导入,智慧医疗将改变目前医疗服务的现状、医院内外以及医患关系都将发生新的变化,医疗服务将会更加弹性与开放,可以不断持续提升医疗服务品质,例如电子病历与疾病信息平台的建立,都将有助医院无纸化,并进一步打通病患信息的共享机制。从而使患者用较短的治疗时间,支付基本的医疗费用,就可以享受安全、便利、优质的诊疗服务[4]。物联网应用范围见图5-1。

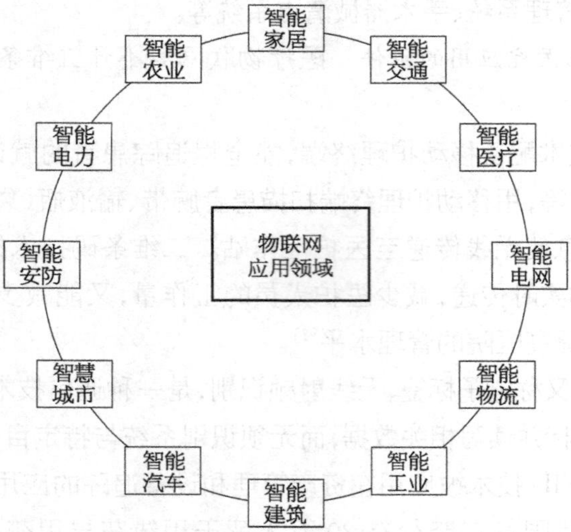

图5-1 物联网应用范围

（三）基于物联网e+实现中医远程诊疗的进展

1. 中医实现远程医疗的必要性 中医的普及和推广受到很多制约,中医诊断要求医生具有丰富的临床经验,所以人们在就诊时大多选择大医院的名中医,但是中医诊断需当面望、闻、问、切,而中医专家工作时间能接诊的人数有限,且优秀的中医资源多集中在各省会城市,所以中医的门诊号源非常紧张。医疗资源的不均衡和中医门诊特点决定了就诊量的限制,使得患者等不到理想的就医环境。物联网技术的兴起为解决中医就诊难的问题带来了转机,为广大患者提供了解决问题的新思路。

中医远程医疗是物联网时代的一种新型医疗形态,这一概念的提出源于物联网的发展,中医远程医疗就是物联网在医疗领域应用的产物。1994 年,世界电信发展会议就提出利用信息通信服务来提高发展中国家的医疗服务。2005 年,世界卫生大会认为数字医疗可以实现低成本、高效率的服务,并强调成员国积极进行数字医疗的规划。2007 年,国际电信联盟发布了发展中国家执行数字医疗的指南和原则。2008 年,IBM 进一步提出了“智慧地球”的概念,随后设想将物联网技术应用到医疗领域中,实现医疗信息的互联共享,同时认为物联网技术有助于整合医疗平台、电子健康档案系统。近 3 年随着网络通信影像及中医诊断仪器的发展,中医物联网正在悄然兴起[5]。

2. 中医物联网实现中医远程诊疗的条件

(1) 感知层技术:感知层主要是为患者诊断用的诊断仪器,通过感知层的仪器记录患者的中医诊断数据,并记录患者的身份及以往病史信息。

(2) 网络层技术:负责和外部网络进行通信,并临时存储从感知层收集的数据,同时还能接收和分析这些感知数据,并执行规定的用户程序。可以是有线连接,也可以是无线连接,可以是短距离网络 Bluetooth、Zigbee、Wi-Fi,也可以是远程网络 GSM、GPRS、3G。

(3) 应用层技术:主要指提供各种应用服务,如患者中医四诊参数的存储、医生对患者病情(或健康状况)的分析,给予患者用药或健康指导,最大限度地发挥中医诊断的专长价值。

3. 中医物联网的特点 中医物联网远程医疗模式具有节省看病时间、节省医疗资源的优点,一般而言,中医物联网远程医疗与传统的医疗服务模式相比,主要有以下一些优点[6,7]。

(1) 利用多种传感器设备和适合家庭使用的中医仪器,自动的或自助的采集各类人体中医四诊数据,在减轻医务人员负担的同时,能够更频繁地获取更丰富的数据。

(2) 采集的数据通过无线网络自动传输至医院数据中心,医务人员利用数据提供中医远程医疗服务，能够提高服务效率，缓解医院排队问题，并减少交通成本。

(3) 数据集中存放管理，实现数据广泛共享和深度利用，从而能够对大量中医医疗数据进行分析和挖掘，有助于解决关键病历和疑难杂症。

(4) 能够以较低的成本对亚健康人群、老年人和慢性病患者提供长期、快速、稳定的健康监控和诊疗服务，降低发病风险，间接减少对稀缺医疗资源(床位等)的需求。

4. 中医物联网的现状 中医物联网是利用现代通信技术、计算机技术、网络技术，与现代诊断技术相结合，实现中医诊断技术手段远程化的方法，是研究中医诊断技术在远程环境下的运用以及现代诊断技术与中医诊断技术结合方法的物联网技术，即实现网络环境下中医望、闻、问、切四诊合参诊断的远程化。

(1) 图像视频方式实现中医物联网的中医望诊：在现代远程医疗环境下，中医物联网系统具备的视频、图形和文本的输入、输出设备，基本上可完成中医四诊合参中“望”诊的基本要求。利用计算机网络，通过视频输入、输出设备，使医生与患者在相距几十、几百，甚至几千公里的两地，能够运用视觉观察患者全身或局部的神、色、形、态的变化，以视频图像传输方式将患者的舌面象传输到中心处理服务器所在位置存储分析，供诊断所用[8]。

(2) 音频及嗅觉传感技术实现中医物联网的中医闻诊：在现代远程医疗环境下，中医物联网系统具备的音频收集设备以及电子鼻等嗅觉采集设备，基本上可以完成中医四诊合参中的“闻”诊的基本要求。在收集完患者闻诊信息后，通过网络远程传输至中心处理服务器所在位置存储分析，供诊断所用。

(3) 智能问答技术实现中医物联网的中医问诊：智能问答技术以一问一答形式，精确设计中医物联网终端患者所需要的提问知识，通过与患者进行交互，为用户提供个性化的中医物联网问诊服务，从而有效快捷地收集患者问诊资料，中心处理服务器存储分析，供诊断所用。

(4) 脉象传感器技术实现中医物联网的中医脉诊：脉象传感器技术的研发为脉象的描记、检测提供了一个方便而有效的工具。脉象数据采集系统的主要任务是真实、客观地检测脉象信息。该系统的主要环节是脉象传感器，从目前微型电子压力传感器的发展情况来看，无论是传感器的体积或是敏感度都早已满足制作腕带式压力传感器的要求，市面上成品的腕带式压力传感器也为数不少，我们所要做的就是将腕带式压力传感器通过无线连接，既可以是短距离网络 Bluetooth、Zigbee、Wi - Fi，也可以是远程网络 GSM、GPRS、3G，将数据传递给中心处理服务器所在位置存储分析，供诊断所用[9]。

5. **中医大数据**　随着国家积极倡导的“3521”医疗系统建设，我国医疗领域信息化程度得到了很大提高，预计在全国会出现上百个医疗数据中心，每个数据中心都将承载近 1 000 万人的医疗数据，数量多、更新快和类型繁杂的特点使医院数据库的信息容量不断膨胀，这就产生了医疗大数据[10]。

中医大数据随着中医诊断数字化的进程也悄然升起，在医疗领域采用云计算的理念构建中医服务系统，该系统能有效地提高医疗保健的质量、控制成本，并且能够提供便捷访问的医疗保健服务。通过云数据中心可以实现快速部署、模块化扩容以及高效节能。

真正的中医云平台不仅能存储医疗档案，而且是包含数据中心和分析工具的系统，通过云处理可以提供中医医疗措施建议。建立国家性质或地区性质的云平台，可以将不同区域、不同医疗系统的中医信息共享，还可用于人群监测。随着云平台服务的发展和推广，可以解决中医医疗资源分配不均的问题，跨区域的中医远程医疗对提升条件落后地区的就医质量有很好的帮助。

二、结合计算机技术和物联网技术的舌诊系统研究

（一）研制舌诊系统的临床意义

数字化舌象分析技术实现了对舌图和舌色的分析，为中医舌诊数字化提供了基础。基于舌诊数字化的健康体检分析，具有数据采集客观、诊断准确、使用方便的特点。舌诊数字化、信息智能分析与前端展现技术相结合构建的中医健康管理系统可以实现舌诊有关的疾病诊断和预警，为相关疾病的预防调护提供建议[11]。中医舌诊管理平台利用数据库智能分析手段，从各个维度海量的舌诊健康数据及致病因素数据中，找出身体内变化细微，但具有风险的体征变化。通过建立“多维舌诊信息分析模型”，准确地分析预测受检者健康多维因素的趋势变化，在对健康状态的趋势判断基础上，对疾病的变化进行预判，预报期提前至起始阶段。医师对显性和隐性疾病征兆信息分析是疾病预警的前提，通过获取大量体检数据，利用这些数据，全面显示容易被人忽视的隐性疾病信息，医师可以对受检者的生活方式和行为进行指导，采取必要的预防调护措施，降低疾病的发生概率。在疾病预警信息的基础上，受检者就可以在疾病发生前采取预防干预手段，调治、逆转疾病的发生，达到治疗未病的目的[12]。

(二) 中医舌诊系统的研究进展

1. 中医舌诊体检系统的设计

(1) 结构设计：系统采用三层架构设计，各类用户通过 Web 页登录后与系统产生交互操作，系统通过数据库实时存储受检者自检数据、医师评价数据、系统的舌诊数据，通过对相关数据的处理，生成受检者的体检报告。该架构的优点在于系统部署、维护方便，可以更好地为患者和医务人员服务。

(2) 系统功能模块设计：该系统包含管理员、医师、受检者、主检人。受检内容包括个人基本数据、中医体质评测、生存质量情况、情绪、精神、睡眠等状态自评。主检人员操作舌诊仪器对受检者进行健康检查，主检人员不能修改生成的数据。

2. 舌诊系统中关键技术的研究　在舌诊系统研制中，关键技术在于舌象图像分割、图像处理及提取技术，以及数据处理及分类技术。朱洁华等[13]把舌图像划分成 36×36 的特征块(TTB)以分析局部纹理特征，提出了对每个小块分析色彩与纹理特征的两种算法，用 CIE Lab 彩色空间模式的分层 K－means 聚类法实现计算机对 TTB 的未监督聚类，提取舌象色彩与舌苔厚薄的信息，用 Gabor 滤波器提取图像纹理特征。赵忠旭等[14,15]针对舌象分析仪中颜色的测量和在不同设备间保持色彩的一致性和重复性的难题，提出了一种色貌评价与三刺激值匹配相结合，采用修正的多项式回归模型和神经网络对摄像机和显示器进行彩色校正的方法；应用基于数学形态学和 HIS 模型的舌图像分割算法，引入学习矢量化(LVQ)神经网络分类器，同时提出一种监督 FCM 聚类算法，并设计了多层去模糊处理，用于对彩色中医舌图像进行自动分类。通过大量图像实验，显示该方法能有较好效果，可满足实用要求[16-18]。苏开娜等[19]建立二分光反射模型，利用基于图像亮斑特征分析的方法，进行舌苔润燥检测与识别的研究。

3. 中医舌诊系统研究　有研究[20]在中医理论指导下，结合计算机及互联网技术，设计研制了舌诊辅助系统。主要内容有图像预处理、舌体分割、脏腑对应舌体区域划分、舌象识别等，对算法进行分析调试，在 Android 移动平台上设计和实现一套功能完整的辅助系统。

张红凯等[21]建立了数字化健康评价管理平台“云中医 APP 和云中医智能镜”，实现了中医四诊信息参数的无创、实时、准确获取。该平台通过服务器内建的中医健康状态辨识模型的分析计算，可向用户提供个性化的专业健康管理方案,实现人体健康状态的动态监测,展现了互联网+和大数据时代背景下的智能化中医健康服务的新思路。

有研究[22]运用色度学、数字图像处理技术、现代光学技术,与中医辨证论治学说以及丰富的临床经验相结合,借助计算机平台,研制了“中医舌诊自动识别系统”。在(相对)标准的照明系统中,由彩色摄像机摄入图像,经图像单元处理变成数字量信息,在彩色监视器中显示。颜色识别以 RGB 值控制,采用模糊数学原理进行聚类分析,自动完成色样匹配,识别结果采用中文输出。经与专家经验进行比较检验,结果令人满意。

有学者[23]研制数字化中医舌象分析仪,在标准的成像环境下采集受试者的彩色舌图像,再进行图像处理与分析,包括彩色校正、舌象分割和特征提取等,使用 FCM 聚类算法,对舌色、苔色、舌苔的厚度与湿度、齿痕、裂纹等舌象指标进行分类与定量化,同时实现了数据资料的压缩、存储和管理。

有研究进行中医诊断自动舌象分析与研究[24],自行设计制作了舌象采集工具,运用图像处理技术对图像的舌质颜色、舌苔厚薄、纹理特征等进行处理,通过舌图像的多种参数及量化特征,依据统计模式识别方法,建立了疾病诊断系统。

朱洁华等[13]以计算机技术和信息技术为平台,多学科融合与协作,进行中医舌诊专家系统的开发。计算机和信息技术的发展,为复杂信息的传输、处理和存贮提供了技术上的支持;人工智能技术的进步,则使模拟专家诊断成为可能。中医舌诊专家系统可以从多方面量化舌诊内容,保持了其判读的整体性。但是,目前研究仍主要偏重于对舌质和舌苔颜色的识别上,尚无法涵盖中医舌诊的所有内容。而且,由于系统复杂、技术环节多、要求精度高,目前尚有许多难题有待克服,同时由于设备占用空间较大、环境要求较高、造价比较昂贵,与临床推广尚有很大距离。

4. 小结 综上所述,结合计算机技术和互联网技术等现代科学技术的数字化舌象专家系统的研制取得了一定的进展,基本实现了对舌图和舌色参数的提取与分析,具有数据采集客观、诊断准确、使用方便的特点。舌诊数字化、信息智能分析与前端展现技术相结合构建的中医健康管理系统可以实现舌诊有关的疾病诊断和预警,为相关疾病的预防调护提供建议。中医舌诊管理平台利用数据库智能分析手段,基于各个维度海量的舌诊数据,准确地分析、预测受检者健康多维因素的趋势变化,对疾病的变化进行预测,医师可以对受检者的生活方式和行为进行指导，采取必要的预防调护措施，降低疾病的发生概率，达到治疗未病的目的。现代科技的发展为舌诊专家系统的研发和应用、推广提供了必要的条件。

医联体是当前医药卫生体制改革工作的重中之重，物联网技术的应用顺应了未来医学发展的趋势。医联体的建设在政策的推动下快速推进，但当前发展已然陷入瓶颈，进入了平台期。中医物联网模式的出现及应用范例的效果已经逐渐体现出中医＋物联网的独特优势，因此，非常有必要研究并发展中医物联网，以期运用物联网技术，助力中医医联体的建设与稳定，促进物联网普及，奠定未来智能中医的基础。

（钱鹏）

参考文献

[1] 孔晓波.物联网概念和演进路径[J].电信工程技术与标准化，2009，12：12-14.

[2] 孟群，杨龙频，赵飞，等.医疗物联网的发展现状及关键技术探索[J].中国卫生信息管理杂志，2013，4：279-285.

[3] 张稳，马锡坤，于京杰.基于无线网络平台的医疗物联网创新应用探讨[J].医学研究生学报，2015，8：850-852.

[4] 陆伟良，杜昱，侯惠荣，等.智慧医疗的现状及发展[J].中国医院建筑与装备，2016，3：82-84.

[5] 何国平，章笠中，何前锋.智慧医疗及医疗物联网应用概述[J].电信网技术，2013，(8)：19-26.

[6] 郭巍，王佳，荆伟龙，等.智慧医疗发展应用及其对策[J].医学信息学杂志，2016，(8)：2-8.

[7] 宋金鑫，李星颉，李明，等.基于物联网的智慧医疗及服务系统[J].黑龙江科技信息，2016，6：164-165.

[8] 蔡洪涛.物联网技术在医疗领域中实施远程监护的应用研究[J].中国市场，2016，19：54-55.

[9] 王彩峰，张海娜.基于 ZigBee 的物联网远程医疗系统研究[J].物联网技术，2016，5：49-50.

[10] 袁森."互联网＋医疗保健"的应用研究[J].互联网天地，2016，7：3-6.

[11] 祁建松，吴学会.基于舌诊数字化的中医体检系统的研究[J].天津中医药大学学报，2018，37(3)：202-205.

[12] 周霞继，陆小左，曹红宝，等.心脑血管系统疾病舌脉客观化互动式神经网络辨证诊疗系统的研制[J].天津中医药，2006，23(6)：520-522.

[13] 朱洁华,阮邦志,励俊雄,等.舌诊客观化研究的一种图象处理方法[J].中国生物医学工程学报,2001,20(2): 132-137.
[14] 赵忠旭,王爱民,沈兰荪.舌象分析仪中彩色校正的研究[J].电子测量与仪器学报,1999,13(3): 1-5.
[15] 王永刚,王爱民,沈兰荪.舌象分析仪舌色重现方法的研究[J].照明工程学报,2000,12(2): 4-10.
[16] 赵忠旭,王爱民,沈兰荪.基于数学形态学和HIS模型的舌图象分割算法[J].北京工业大学学报,1999,25(2): 67-71.
[17] 王爱民,赵忠旭,沈兰荪.中国舌象自动分析中舌色、舌苔分类方法的研究[J].北京生物医学工程,2000,19(3): 136-142.
[18] 王爱民,沈兰荪,赵忠旭.监督FCM聚类算法及其在中医舌象自动分类中的应用[J].模式识别与人工智能,1999,12(4): 480-485.
[19] 苏开娜,卢翔飞.基于图象处理的舌苔润燥分析方法的研究[J].中国图象图形学报,1999,4(增刊): 345-348.
[20] 刘龙飞.中医舌诊辅助系统[D].杭州: 浙江理工大学,2014.
[21] 张红凯,胡洋洋,张伟妃,等.基于舌、面、问诊数字信息的"云中医"移动健康管理平台的建立[J],中国中医药科技,2018,25(2): 151-154.
[22] 余兴龙,竺子民,金国藩,等.中医舌诊自动识别系统[J].仪器仪表学报,1994,15(1): 67-71.
[23] 卫保国,沈兰荪,王艳清,等.数字化中医舌象分析仪[J].中国医疗器械杂志,2002,26(3): 164-166.
[24] 喻非.用计算机进行中医舌诊[N].人民日报,2001-1-11(4).

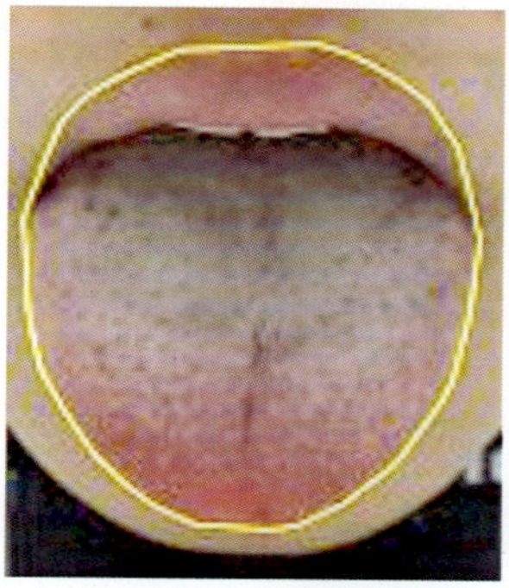

彩图 1　包含唇色的切割舌图

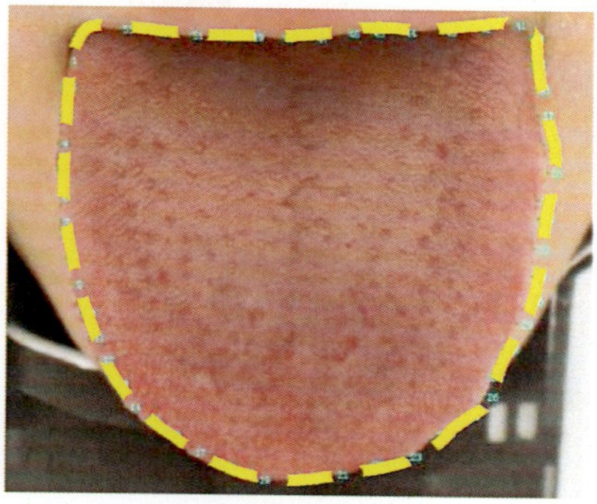

彩图 2　舌体轮廓标定点示意图

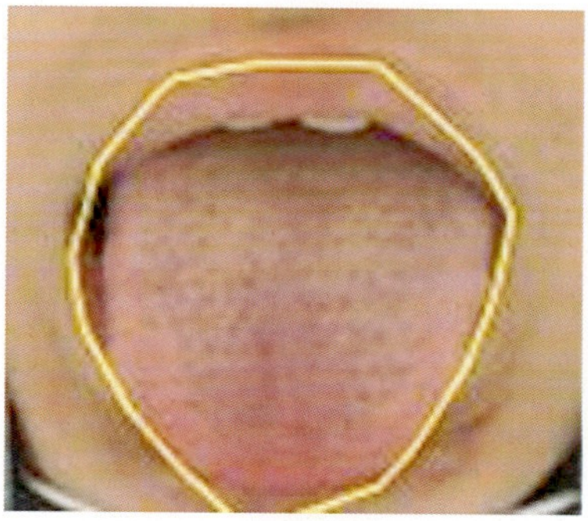

彩图 3　传统主动形状模型算法的分割结果

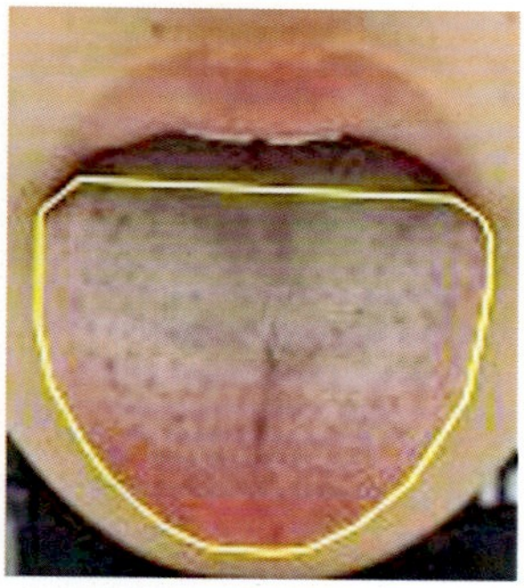

彩图 4　基于主动模型法提取舌轮廓图

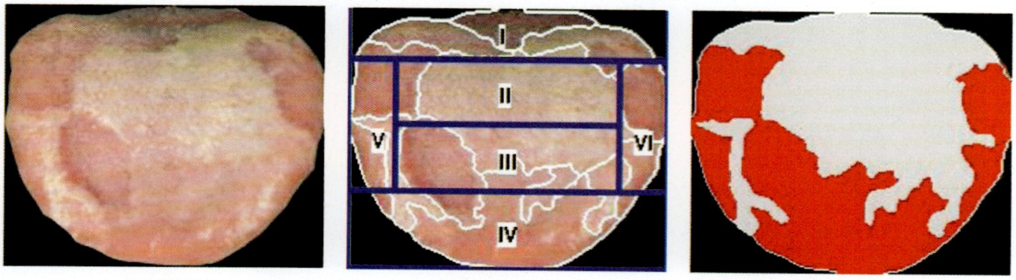

(a) 原图　　(b) 区域划分　　(c) 苔质分离

彩图 5

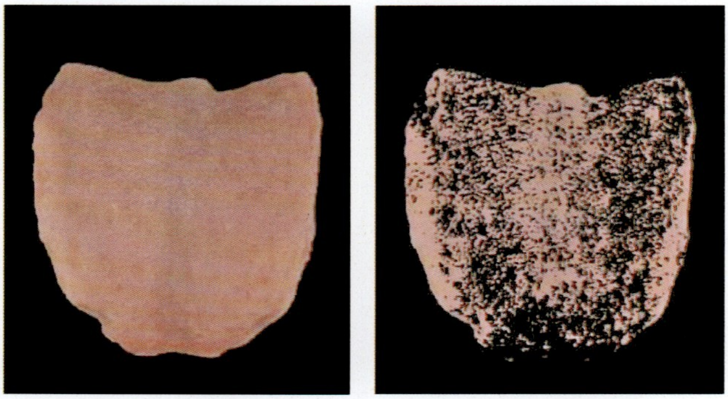

(a) 原图　　(b) 提取后的舌苔

彩图 6

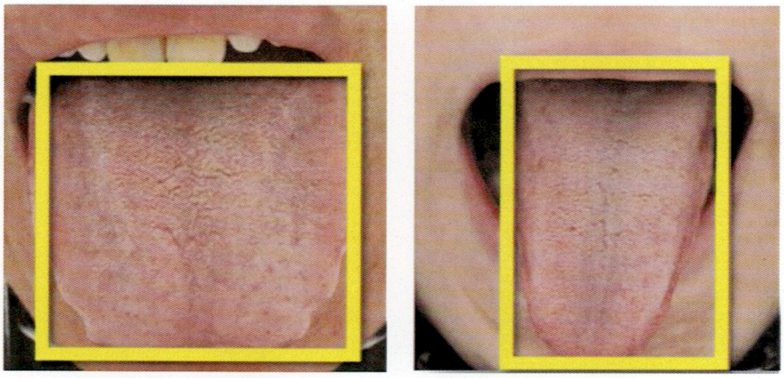

(a) 胖大舌外接矩形　　(b) 瘦薄舌外接矩形

彩图 7　胖大舌与瘦薄舌的外接矩形

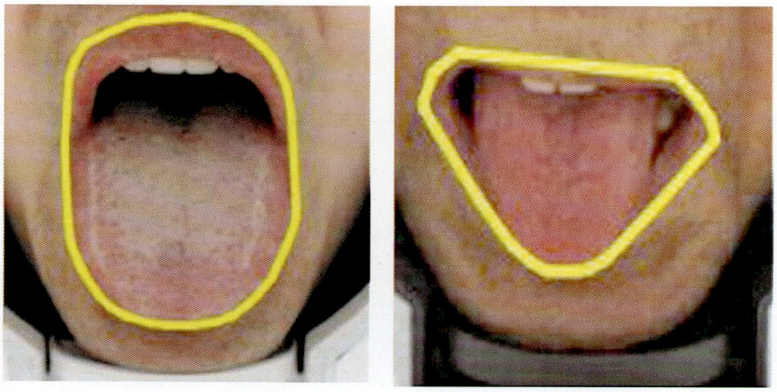

(a) 胖大舌　　(b) 瘦薄舌

彩图 8　胖大舌与瘦薄舌

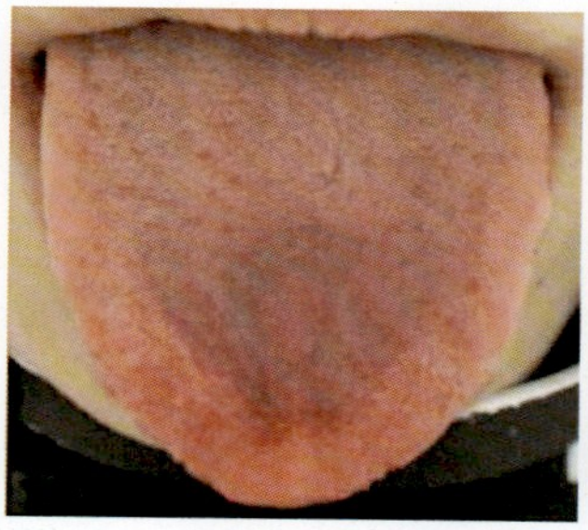

(a) 正常舌

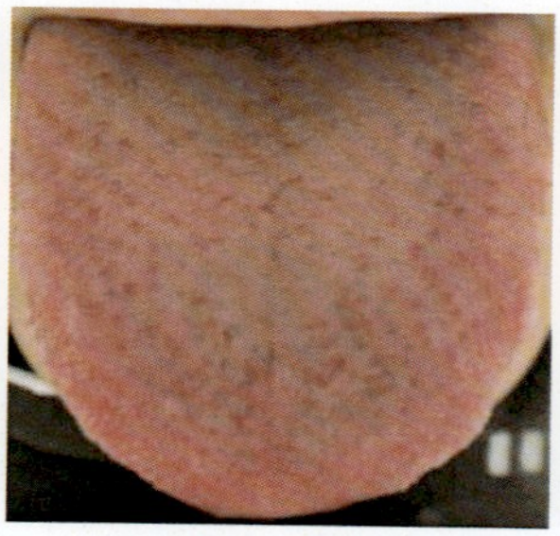

(b) 点刺舌

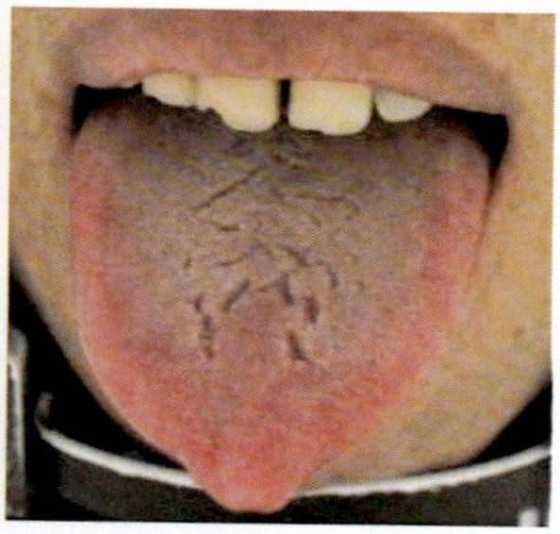

(c) 裂纹舌

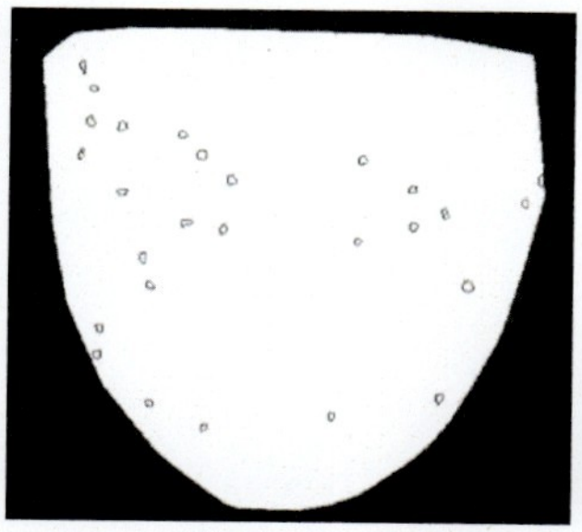

(d) 正常舌灰度图

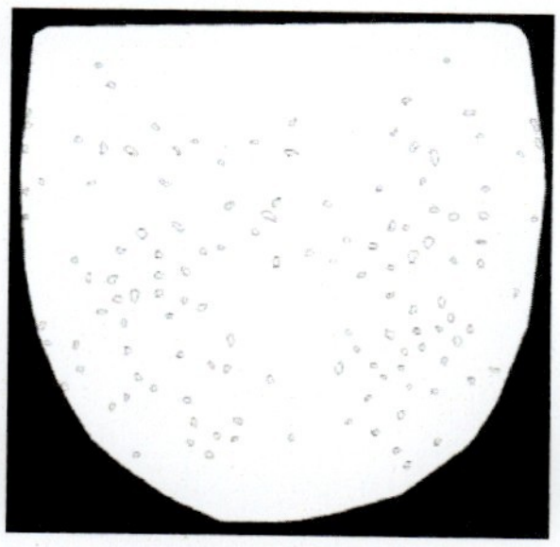

(e) 点刺舌灰度图

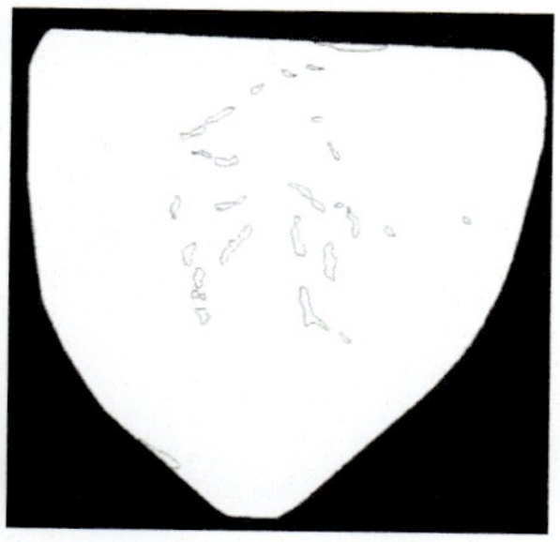

(f) 裂纹舌灰度图

彩图 9　舌二值图像

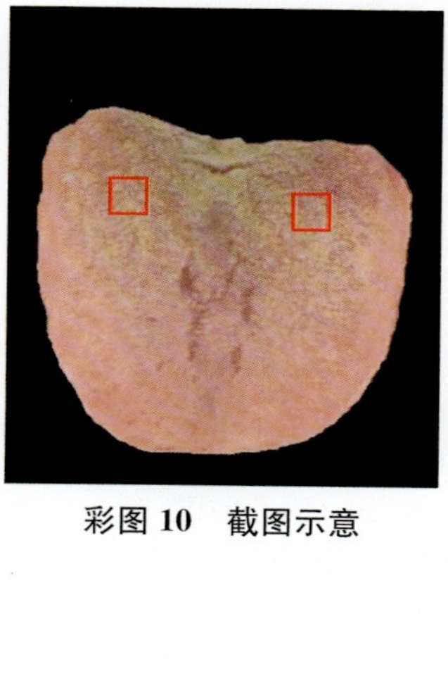

彩图 10　截图示意

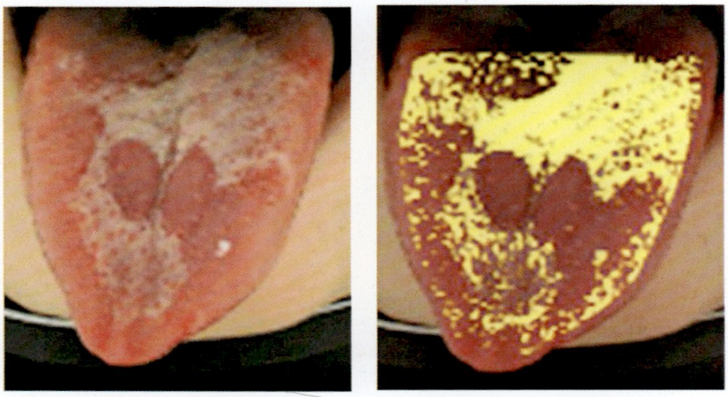

(a) 待处理图　　(b) 苔质分离示意图

彩图 11　苔质分离

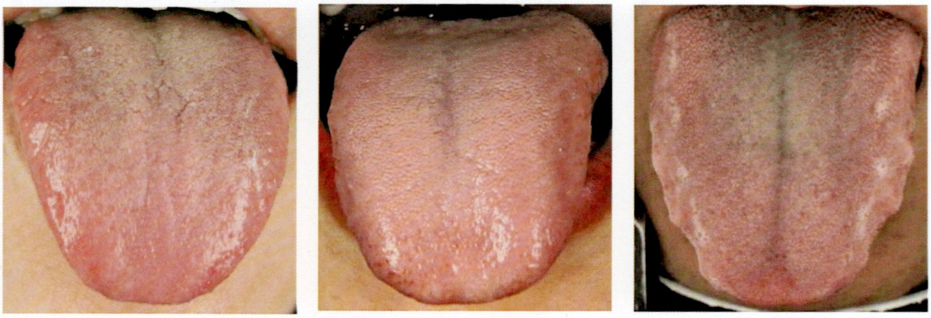

(a) 对照组　　(b) CKD1期　　(c) CKD2期

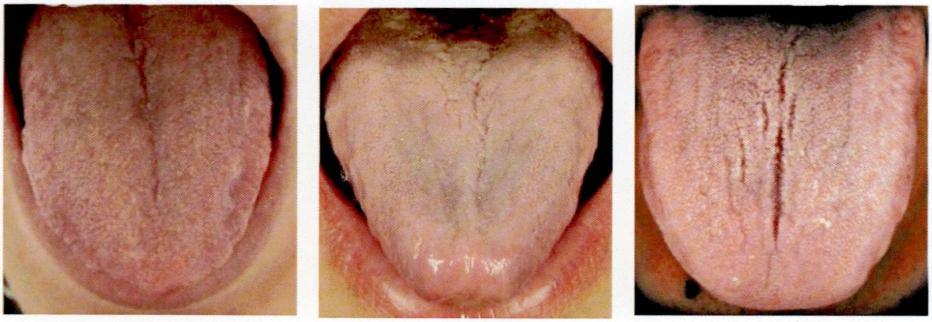

(d) CKD3期　　(e) CKD4期　　(f) CKD5期

彩图 12　慢性肾功能衰竭不同期舌象图

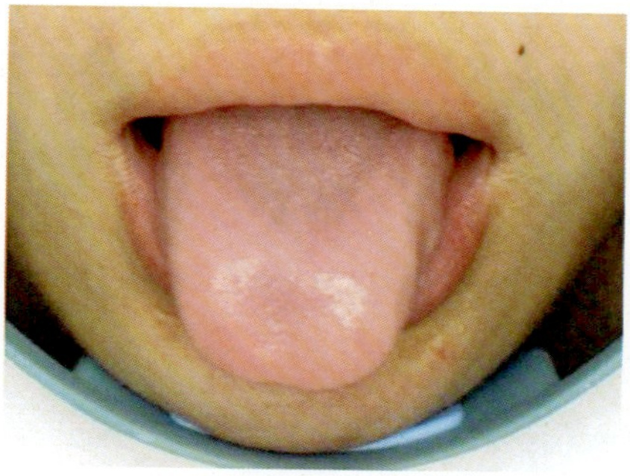

彩图 13　淡红舌，薄白苔

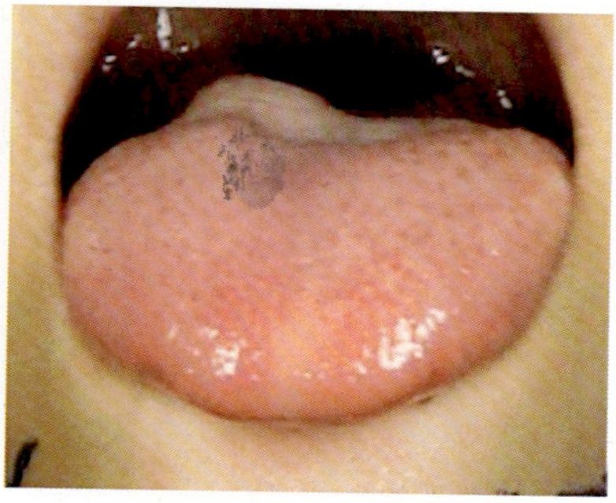

彩图 14　儿童舌象

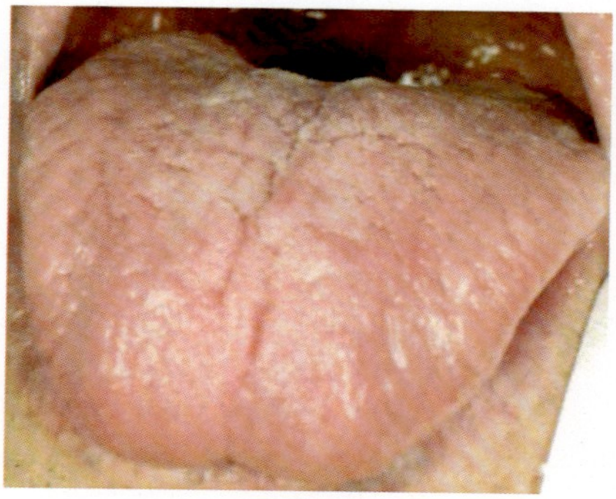

彩图 15　老人舌象

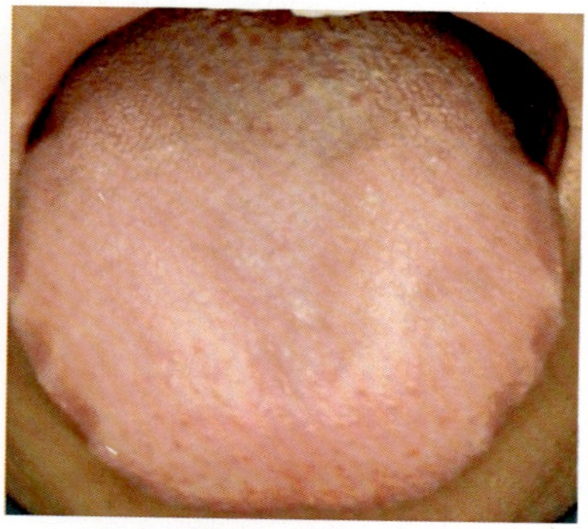

彩图 16　月经期舌象

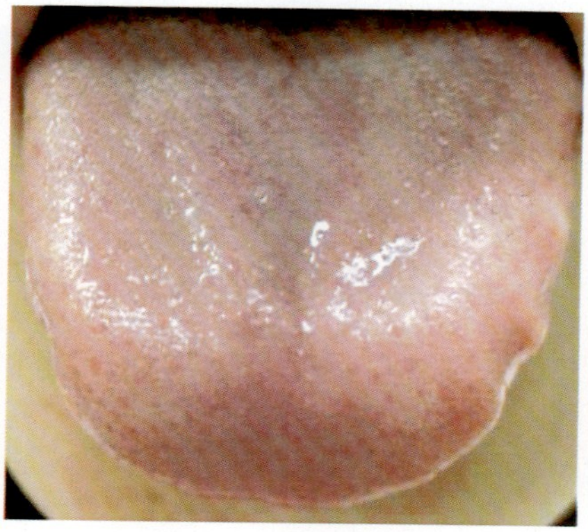

彩图 17　月经期后舌象

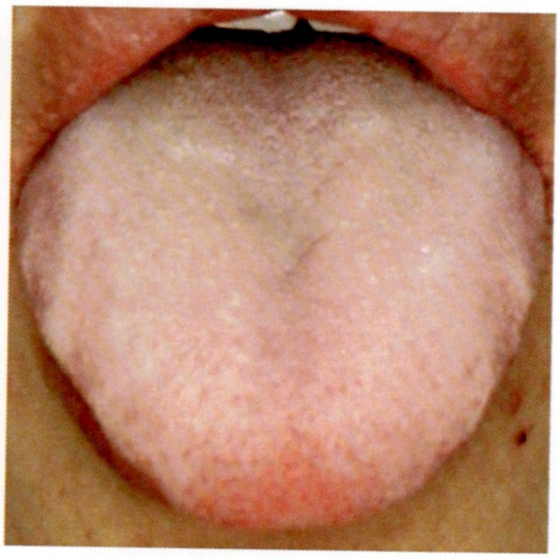

彩图 18　舌胖大而质淡

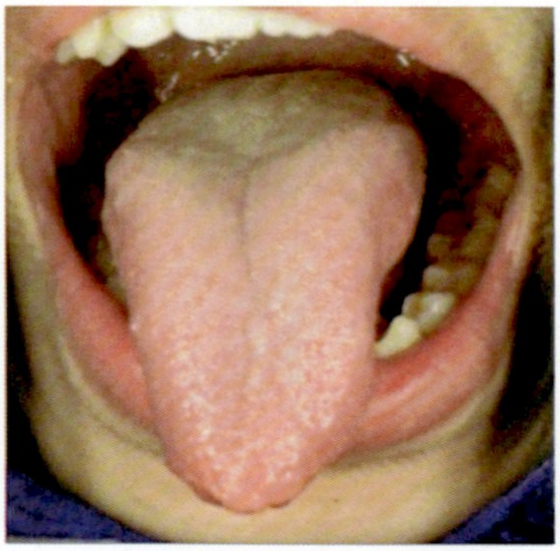

彩图 19　舌偏瘦而舌色偏红

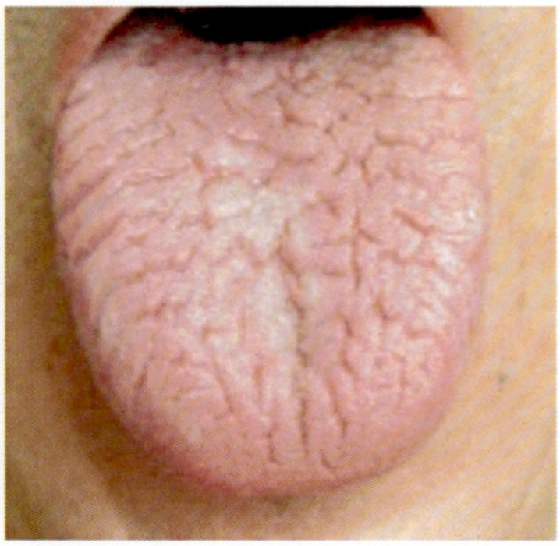

彩图 20　裂纹舌

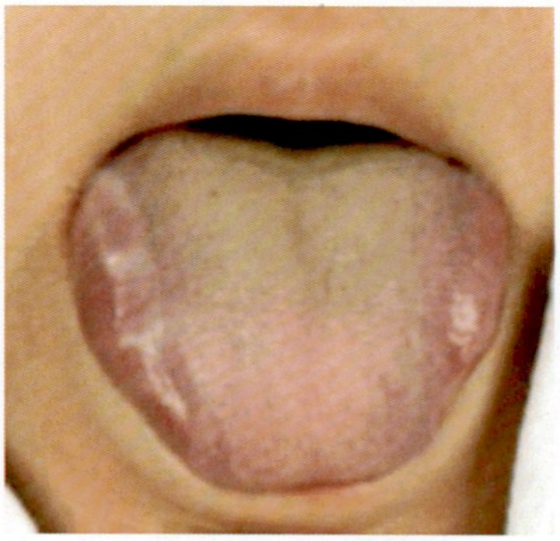

彩图 21　齿痕舌

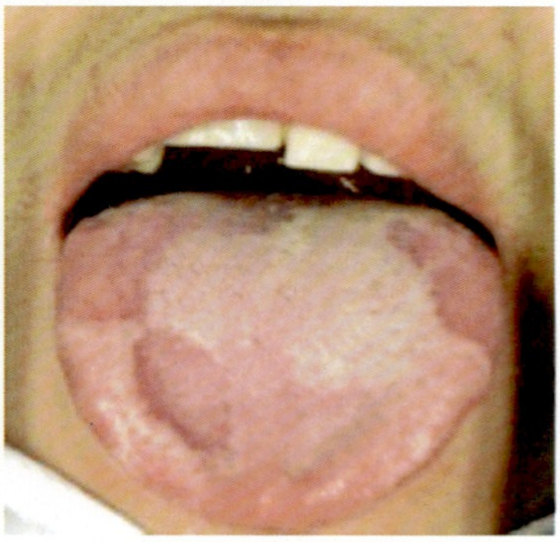

彩图 22　地图舌

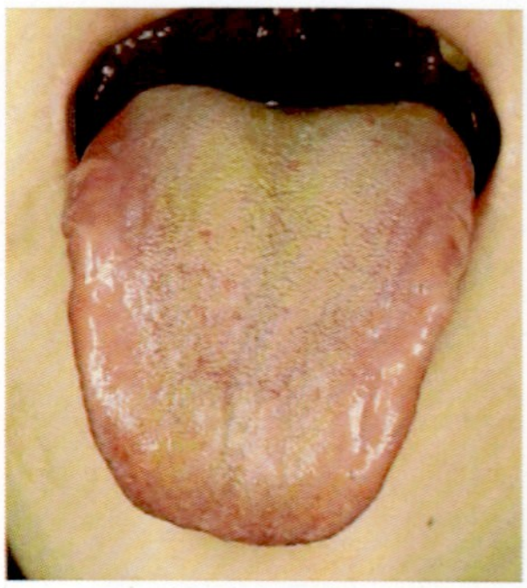

(a) 夏季舌象

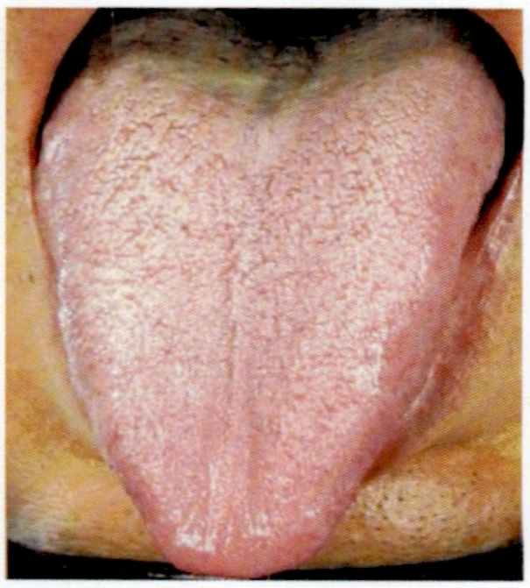

(b) 秋季舌象

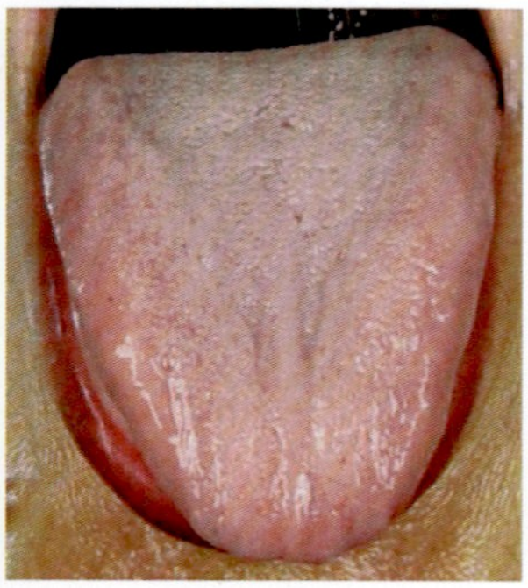

(c) 冬季舌象

彩图 23　不同季节舌象